Mit Vollgas zu Glück und Erfolg

Wie Sie erfolgreich durch ein Leben voller Stress steuern

Dr. Patrick K. Porter

Mit Vollgas zu Glück und Erfolg
Wie Sie erfolgreich durch ein
Leben voller Stress steuern

Dr. Patrick K. Porter

Übersetzung: Thomas „Tom" Oberbichler

ISBN: 978-1-937-111-11-3
ver. 2.0

Inhalt

"„Ich brauche immer noch eine gesunde Erholung, um mein Bestes zu geben. Meine Gesundheit ist das größte Kapital, das ich habe und ich will intelligent damit umgehen."

- Ernest Hemingway

Für meine talentierte Frau Cynthia.
Ohne Ihre Motivation, Fähigkeiten und Liebe
wäre dieses Werk nie fertig gestellt worden.

„Du musst die Veränderung sein, die du in der Welt sehen willst."

- Mahatma Gandhi (1869 – 1948)

DANKSAGUNG

In meinem vorigen Buch „Erwecke das Genie" beschrieb ich Genie als höhere Ordnung von Denken. Es gibt eine Synergie jenseits von Überleben und Erfolg, von der wir alle zehren. Dieses Buch ist eine Fortsetzung dieser Botschaft und die hat nicht mit mir begonnen und endet auch sicherlich nicht mit mir.

Ich bin dankbar in solch einer wunderbaren Zeit geboren worden zu sein, die als „Informationsexplosion" bekannt ist und mit Ihnen, liebe Leserin, lieber Leser die Techniken zu teilen, die mir geholfen haben mein Lernpotential zu erwecken. Ich bin dankbar für die Inspiration und Weisheit der vielen großen Köpfe und Lehrer, die mein Leben geformt haben.

Ich möchte mich persönlich bei all meinen Lehrmeister_innen bedanken, einige von ihnen habe ich getroffen, andere (noch) nicht. Die wichtigsten sind Swami Sri Sathya Sai Baba, Paramahansa Yoganada, Hamid Bey, James Allen, Paul Adams, Gil Gilly, J. J. Hurtak, Milton Erickson, Richard Bandler, John Grinder, Walter Cannon, Dr. Herbert Benson und Jerry DeShazo. Ich bin dankbar für die vielen Schüler_innen, Freundinnen und Freunde, Klient_innen, die immer wieder die Wirksamkeit dieser Techniken bewiesen haben.

Ich bin dankbar in einer Familie mit acht Brüdern und Schwestern geboren worden zu sein. Michael, Michelle, David, Walter, Sarah, Bill, John und Fran – alle wahrlich erweckte Genies. Ich bin damit gesegnet, den Mut meines Vaters miterlebt zu haben, der diese Grundsätze angewandt hat, um den Alkoholismus zu überwinden und so die Motivation fand in den Bereich der mentalen Wellness, des Selfness, zu gehen. Mit seinem Beispiel lehrte er seinen 8 Kindern eine proaktive Lebensweise. Ich bin meiner Mutter dankbar, die den größten Teil ihres kurzen Leben damit verbrachte sich um so einen Stamm zu kümmern. Sie war eine furchtlose Anführerin.

Ich bin meiner Frau Cynthia dankbar, die unzählige Stunden damit verbrachte, mir zu helfen das Buch „Mit Vollgas zu Glück und Erfolg" zusammenzustellen. Ohne ihre besondere Kreativität würden wir alle viel versäumen.

Ich danke ganz bescheiden Dr. George Grant, ein großartiger Autor und Wissenschaftler, für sein wohlüberlegtes Vorwort zu diesem

Buch. Danke an Dr. Scott Newman für die Nutzung seiner Forschungsergebnisse im Kapitel über Stress und an Dr. Dan Smith für seine Einsichten und Expertenkenntnisse im Bereich der Neurotransmitter. Vielen Dank an Greg, Stephanie, Marina und Morgan Mulac, für ihre Hilfe die Botschaft in die Welt zu tragen!

Mein ganz besonderer Dank gilt Jerry DeShazo, Dale Ann Springer John Conkle, Mitzi Lynton, Jennifer Severo, John Shoecraft, Rev. Michele Whittington, Steve Francisco, Gail Larson, Inna Komarovsky, Beverly Nader, Bill Bartmann und die anderen, die sich entschieden ungenannt zu bleiben, für ihre Zeit, ihr Talent und für das Teilen ihrer Geschichten, die beweisen, wie wertvoll die Konzepte in „Mit Vollgas zu Glück und Erfolg" sind und wie sie im Alltag, im wirklichen Leben angewendet werden.

In tiefer Dankbarkeit denke ich an meine wunderbare Editorin Lauran Strait, deren frische Perspektive und Einsichten diesem Text Leben verliehen haben. Einen besonderen Dank auch an Heidi Porter, für die harte Arbeit den ersten Entwurf zu transkribieren und formatieren.

Ich danke Ihnen, liebe Leserin, lieber Leser, für die Motivation dieses Buch fertig zu stellen. Ich freue mich auf Ihre Beiträge zu diesem bemerkenswerten Planeten, während Sie lernen „Mit Vollgas zu Glück und Erfolg" unterwegs zu sein.

Patrick Porter

*„Er hatte das Gefühl, dass sein ganzes Leben eine
Art Traum war und manchmal fragte er sich,
wessen Traum es war und ob sie ihn genossen."*

Douglas Adams (1952 – 2001)
Per Anhalter durch die Galaxie

VORWORT

Welch große Ehre das Vorwort zu Dr. Patrick Porters neuem Buch „Mit Vollgas zu Glück und Erfolg – Wie Sie erfolgreich durch ein Leben voller Stress steuern" zu schreiben! Als ich das Manuskript zu dem Buch las, wurde mir klar, dass Dr. Porter ein Bedürfnis entdeckt hatte, das niemand sonst bediente: das Bedürfnis, dass wir alle mit den alltäglichen Ansprüchen der heutigen schnelllebigen Hightech-Welt zurecht kommen und gleichzeitig einen gesunde, stressfreien Lebenstil genießen wollen.

Wir sind eine Gesellschaft, die alles haben will und dieses Buch ist eine Anleitung dafür. Auf diesen Seiten finden Sie den Bauplan, um ein gesundes Leben zu führen, physisch, psychisch und spirituell ausgeglichen zu sein und dabei gleichzeitig Erfolg zu haben und finanziellen Reichtum zu genießen.

Nachdem ich meinen Universitätsabschluss und meine Doktorarbeit dem Thema Stress gewidmet hatte, kam ich zu dem Schluss, dass Stress tatsächlich tödlich ist. Stress ist für mehr als 85 % aller Krankheiten in unserer modernen Gesellschaft verantwortlich.

Auf diesen Seiten finden Sie eine genaue und praktische Anleitung, um mit Stress umzugehen, Ihr Leben zu verbessern und sogar ungeliebte Gewohnheiten zu überwinden, während Sie Ihre hektischen täglichen Termine einhalten. Dieses Buch ist voll mit Tipps, wie Leser und Leserinnen ein ausgeglichenes Leben führen können. Als ich das Buch durchlas, war es für mich inspirierend, vor allem das Kapitel über die Wirkung von Stress auf das Immunsystem und den Hormonhaushalt.

Dieses Buch ist eine Pflichtlektüre für alle Eltern, Wissenschaftler_innen, Student_innen und Lehrer_innen, eine Unterstützung auf dem Weg von nicht perfekt zu perfekt, von Unausgeglichenheit zur Harmonie, vom Opfer zum Sieger, zur Siegerin, beim Verwandeln von Krankheit in Wohlgefühl.

Jedes Kapitel bietet tiefe Einsichten in das Streben nach Ausgeglichenheit im Leben. Besonders interessant ist der Teil „Kann Stress Beziehungen schaden oder zerstören?" Dieser Abschnitt ist wie ein GPS-System für Paare, um Harmonie und Einstimmigkeit in der Beziehung zu erreichen.

Ein anderer Schlüsselabschnitt für alle Werktätigen ist „Warum gibt es so viel Stress am Arbeitsplatz?" Wie Dr. Porter feststellt, bietet das Leben im 21. Jahrhundert wenig Gelegenheiten zur Erholung oder Entspannung. Wir spüren jeden Tag den Druck, mit dem frenetischen Tempo des modernen Leben mitzuhalten. Das gilt heute für fast alle Kulturen. Daher bin ich der Ansicht, dass diese Grundsätze weltweit in jeder Schule, in jedem Unternehmen, an jedem Arbeitsplatz gelehrt werden sollten.

Die heutige, auf Technologie aufgebaute, Welt ist eine der größten Paradoxien der Geschichte der Menschheit. Gerade die Gadgets, die wir erfunden haben, um unser Leben zu vereinfachen, haben unser Leben auch komplizierter gemacht und zwar so sehr, dass der menschliche Körper stärker unter dem Wüten von chronischem Stress leidet als je zuvor. Dr. Porter hat einen Weg gefunden, die Technologie zu nutzen, um den Hightech-Stress zu bekämpfen, die visuelles/auditives Entrainment genannt wird. In Kapitel Vier beschreibt Dr. Porter diese Licht- und Tontechnologie und ihre Vorteile für die Menschen, die sie nutzen, im Detail. Ich benutze genau diese Licht- und Tontechnologie in meinen Kliniken in Toronto, Kanada, genauso wie bei den „Lunch & Learn" Seminaren, die ich für Forbes 500 Unternehmen weltweit anbiete.

Ich empfehle diese augenöffnende, inspirierende und leicht lesbare Anleitung allen Menschen, die wirklich ihr größtes Potential ausleben wollen. „Mit Vollgas zu Glück und Erfolg" ist wahrlich ein Handbuch fürs Leben und ist, meiner Meinung nach, das beste Gegengift, um in unserer modernen Welt voller Stress erfolgreich und glücklich zu sein.

Dr. George Grant, B.Sc., M.Sc., M.Ed., Ph.D., D.N.M., C.Chem., R.M.

Vorwort zur deutschen Ausgabe

Als Kommunikationstrainer und Empowermentcoach beschäftige ich mich schon seit Jahren mit dem Thema Stress und unterstütze Menschen erfolgreich dabei mit dem Stress in ihrem Leben umzugehen.

Im Juli 2011 habe ich Dr. Patrick Porter und seine zauberhafte Frau Cynthia Porter bei einem Seminar in Orlando, Florida kennengelernt.

Unmittelbar nach unseren ersten Gesprächen testete ich die kreativen Visualisierungs- und Entspannungsprozesse mit Licht- und Tontechnologie selbst und Patrick schenkte mir ein Exemplar seines wunderbaren Buchs „Thrive in Overdrive", das ich sogleich las. Ich bin seitdem von dieser Technologie und den Inhalten und Methoden, für die Dr. Patrick Porter steht, begeistert!

Wir unterhielten uns über die unbegrenzten Möglichkeiten für die Persönlichkeitsentwicklung und mir war schnell klar, dass ich dieses Werk auch einem deutschsprachigen Publikum zugänglich mache.

Jetzt, ein halbes Jahr später, habe ich das Buch übersetzt – als „Mit Vollgas zu Glück und Erfolg" liegt es für Sie bereit.

Ich selbst nutze kreative Visualisierung und Entspannung mit Licht- und Tontechnologie täglich, freue mich über meine Erfolge im privaten, beruflichen und körperlichen Bereich und verwende die Erkenntnisse aus „Mit Vollgas zu Glück und Erfolg" auch in den Trainings und Coachings, die ich gebe.

Vielen Dank an meine wunderbare Frau, Chris Pape, die mich als Lektorin der deutschsprachigen Ausgabe unterstützt hat und maßgeblich am Entstehen beteiligt ist.

Ich wünsche Ihnen viel Freude beim Lesen und Umsetzen von „Mit Vollgas zu Glück und Erfolg"!

Tom Oberbichler

Tom Oberbichler

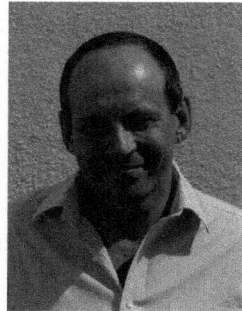

NLP Trainer und NLP Coach - Society of NLP – Dr. Richard Bandler, Autor und Redner.

Ich bin ein Genießer - glücklich leben in einer Welt voller glücklicher Menschen ist meine Vision.

Ich liebe Veränderungen und freue mich, dass sie so leicht zu erreichen sind. Ich beschenke gerne mich und andere – am liebsten mit einem Lächeln – noch besser mit einem herzlichen Lachen.

Ich lebe, lache und reise gerne, bin neugierig und verliebe mich immer wieder aufs Neue – ins Leben und in meine wunderbare Frau, Chris Pape. Mit ihr gemeinsam führe ich die www.wonderful-academy.at

Lebensfreude und Glück sind zwei Wunder, die immer größer werden, je mehr wir sie teilen!

Ich lade Sie ein zu einer Reise zu Gelassenheit, Wahlmöglichkeiten, Lebensfreude, Glück, Liebe und Erfolgen.

be wonderful!

Chris Pape

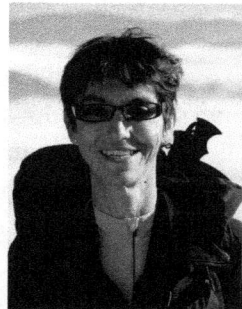

NLP Trainerin und NLP Coach - Society of NLP – Dr. Richard Bandler, Hypno-MasterCoach DVH, NGH

Geboren in Frankreich, zweisprachig und in verschiedenen Ländern aufgewachsen bin ich schon sehr früh auf die vielfältigen Formen Leben zu gestalten neugierig geworden. Von meiner Familie habe ich die Liebe zu den Menschen mitbekommen und die Schönheiten unserer gemeinsamen Welt mit Ihnen zu teilen ist mir eine der größten Freuden!

Deshalb führe ich mit meinem Mann, Partner, bestem Freund und Vertrauten Tom Oberbichler gemeinsam in Wien die www.wonderful-academy.at

Mit den revolutionären Technologien von NLP und von KVE bringen wir die Menschen zu Glück, Begeisterung und Lebensfreude!

Erstrahlen Sie in Ihrem eigenem Licht!

Sie sind das schönste Geschenk für die Erde!

be wonderful!

Einleitung

Warum habe ich dieses Buch geschrieben?

Ich kann die Welt verändern. Ich weiß, dass ich damit für manche Menschen wie ein Egomane klinge, aber ich habe tatsächlich etwas gefunden, das für mich ein *magisches Elixier* ist, mit dem Potential unsere Welt in einen Ort des Friedens, der Harmonie und Vielfalt umzuwandeln, während wir weiterhin unser Leben auf der Überholspur führen. Dieses Elixier existiert in so großem Überfluss, dass es für alle Menschen greifbar ist. Es kostet keinen Cent und Sie müssen es nicht verdienen. Das Beste ist: Es ist so einfach – sogar ein Kind kann es verwenden.

Wenn ich Ihnen erzähle: Es ist für Sie möglich, frei zu sein von Ihrem überladenen Leben voll Stress, Ärger und Frustration und Sie können zur gleichen Zeit Energie im Überfluss haben, sich jeden Tag optimistisch anfühlen, jede Nacht wie ein Baby schlafen, jeder Ihrer Leidenschaften nachgehen und Ihre Träume leben – glauben Sie mir? Die meisten Menschen würden mir antworten, dass ich eine Schraube locker habe. Und warum auch nicht? Wo auch immer sie hinsehen, sehen sie Stress. In ihrem Privatleben haben sie Hypotheken, Kreditkartenabrechnungen, Haushalt, Steuern, weinende Babies oder pubertierende Teenager, Ehekrisen und mehr. In der Arbeit haben Sie schwierige Kollegen und Kolleginnen, ewige Besprechungen, Meinungsverschiedenheiten mit dem Chef oder der Chefin, Probleme mit der Technik und Handys, die sie jetzt permanent an die Arbeit ketten, egal wo sie auch hingehen mögen, und mehr Aufgaben, als ein Mensch je erfüllen kann. Sie schauen in die Welt und sehen überladene Menschen, die verzweifelte, undenkbare Handlungen setzen. Sie sehen Terrorismus, Gewalt in den Wohnvierteln, Schießereien an Schulen, korrupte und unmoralische Menschen in der Politik, Riesenkonzerne, die von einer Handvoll von verkommenen Führern und Führerinnen in den Abgrund geführt werden, rasant steigende Energiepreise, globale Erwärmung und tödliche Krankheiten, die noch vor wenigen Jahrzehnten nicht einmal existierten. Wo kann jemand in all dem Freiheit von Stress finden?

Und trotzdem behaupte ich, dass es diese Art von Freiheit gibt und ich glaube, dass alle Menschen das Recht haben sie zu genießen - gemeinsam mit dem Recht, seine oder ihre Leidenschaften auszuleben und ein gesundes, glückliches Leben im Überfluss zu genießen. Sie halten gerade jetzt den Leitfaden in Händen, der Sie zu diesem magischen Elixier führt. In diesen Seiten werden Sie entdecken, wo Sie es bekommen, wie Sie es verwenden, warum es funktioniert und wie andere es verwendet haben, um ihr Leben und die Welt zu verändern.

Wenn ich auf mein Leben zurückblicke, wird mit jetzt bewusst, dass meine Reise zur Selbstentdeckung begann, als ich 12 Jahre alt war. Wie die meisten pubertierenden Jungen kam ich immer wieder in Schwierigkeiten. Mein Vater versuchte mich zu zähmen, indem er mir Hausarrest gab und mir geliebte Dinge wegnahm – ich blieb unbeeindruckt. Als alles scheiterte, hatte mein Vater eine Idee, die mein Leben veränderte.

Nachdem mein Vater sich vom Alkoholismus durch Entspannung, Visualisierung und Techniken der positiven Affirmation befreit hatte, begann er die Techniken, die er verwendete, an andere weiterzugeben. Indem er lernte, sein eigenes über-ladenes Leben zu managen, war er im Stande anderen Menschen dabei zu helfen das Gleiche zu tun. Er half ihnen mit dem Rauchen aufzuhören, Gewicht zu verlieren, Stress vor, während und nach Operationen zu kontrollieren, mit weniger Schmerz zu gebären und nachts besser zu schlafen.

Anstatt mich zu bestrafen, was ohnehin nicht funktionierte, kaufte er einen Kassettenrekorder und brachte mir bei, meine eigenen positiven Affirmationen aufzunehmen. Dann verlangte er von mir, dass ich mir diese Affirmationen zweimal täglich anhörte. Anfangs war es mir peinlich meine eigene Stimme auf dem Band zu hören. Da ich nicht so richtig wusste, was ich sagen sollte, war auf den Bänder nichts als ein wilder Mix von Worten, die ich bei meinem Vater gehört hatte. Ich empfand den ganzen Vorgang als Bestrafung. Dann las ich eines Tages in einer Zeitschrift, dass eines meiner sportlichen Idole Visualisierungen als Vorbereitung für den Wettkampf benutzt hatte. *Jetzt wurde ich neugierig.* Ich hatte mir bereits das Ziel gesetzt, Kapitän unseres Football-Teams zu werden und ich konnte die Affirmationstechniken meines Vaters verwenden, um dieses Ziel zu erreichen.

Wenn Sie mein erstes Buch „Erwecke das Genie" gelesen haben, dann wissen Sie bereits, dass ich nicht nur mein Ziel erreichte, Kapitän des Football-Teams zu werden, sondern ebenfalls

Kapitän des Ringer- und des Laufteams wurde.

Als ich 20 Jahre war, hatte ich mehr erreicht, als ich jemals hätte träumen können, als mein Vater acht Jahre zuvor diesen Kassettenrekorder für mich kaufte. Ich war so begeistert von den Techniken, die ich anwandte, dass ich sie mit anderen teilen wollte, obwohl ich noch kaum mit dem College fertig war. „Ich will dir in deiner Praxis helfen!" sagte ich eines Tages zu meinem Vater.

„Du bist zu jung", sagte er sofort „Du gehst noch aufs College. Wer wird einem Kind zuhören?"

„Wenn ich Ihnen meine Geschichte erzähle, dann werden sie mir zuhören, da bin ich mir sicher." sagte ich.

Obwohl mein Vater an meiner Fähigkeit andere zu begeistern zweifelte, gab er mir den Titel eines Entspannungstechnikers – was eine Bezeichnung war, die mein Vater für mich erfand und die schlicht bedeutete, dass es meine Aufgabe war, anderen zu helfen sich zu entspannen. Mein Vater organisierte mir Termine mit einigen seiner anspruchsvolleren Klienten und gab mir den Auftrag zu sehen, was ich erreichen könnte. Nicht ein Einziger von diesen oder meinen späteren Klienten beschwerte sich über meine Jugend. Ich nehme an, sie waren zu sehr damit beschäftigt ihr Leben zu verbessern.

Diese Jahre, die ich als Entspannungstechniker verbrachte, gaben mir seltene Einblicke in das innere Funktionieren der Menschen. Ich lernte, was Menschen funktionieren lässt. Ich bekam einen Einblick wie Wertesysteme und Glaubenssätze die Gedanken und Handlungen von Menschen beeinflussen. Ich lernte die physischen, mentalen und emotionalen Auswirkungen von Stress kennen, die für einige meiner Klienten zerstörerisch waren. Am wichtigsten war, dass ich wirklich gut dabei wurde, Menschen zu helfen, die Ursachen ihres Stress zu entdecken, sich auf ihren Körper einzustellen und mit der richtigen Abfolge von Wörtern und Suggestionen, tiefe, bedeutungsvolle Ebenen der Entspannung zu erreichen, sodass sie ihr Leben verbesserten.

Später gründete ich ein Persönlichkeitsentwicklungsunternehmen, das sich darauf konzentrierte, Menschen dabei zu unterstützen, ihr Idealgewicht zu erreichen, mit dem Rauchen aufzuhören und Stress zu reduzieren und baute es zu einer Kette von Franchiseunternehmen aus. Ich lernte von klein auf, was genau im menschlichen Geist vorgeht. Ich hörte die Hoffnungen, Träume und Ängste meiner Klienten. Ich ermutigte sie, lieh ihnen meine Schulter und trocknete ihre Tränen. Ich gab ihnen Motivation, um bei ihren Vorsätzen zu bleiben, harte Liebe, wenn sie nach Entschuldigungen suchten und High-fives, wenn sie ihre Kilos und Zentimeter wegschmolzen oder sich ein für allemal von ihrer Rauchsucht befreiten. Und durch all das entdeckte ich das magische Elixier, dass ich Sie in diesem Buch lehren werde – das magische Elixier, das Sie verwenden werden, um Ihr überladenes Leben in ein Leben voll innerer Ruhe und positiver Selbstzufriedenheit umzuformen – ein neuer Lebensstil, der Ihnen helfen wird eine neue Wirklichkeit für die Welt zu erschaffen. Auf der Überholspur zu leben ist nicht schlecht; es ist in dieser schnelllebenden Welt der Weg, um Dinge zu erreichen und zu erledigen. Der Trick ist zu lernen, wie Sie auf der Überholspur leben und sich dabei wohlfühlen, statt sich von Stress überladen zu lassen.

Wie können Sie das Meiste für sich aus dem Buch herausholen?

Einer der größten Vorteile, den mir das Anwenden von kreativer Visualisierung und die damit erreichten sportlichen Erfolge brachte, war ein Sportstipendium, das ich für das College erreichte. Da die Trainer wussten, dass ihre Athleten wertvolle Studienzeit durch die harten Trainings verpassten, und da wir gezwungen waren einen bestimmten Notendurchschnitt zu erreichen, um weiterhin an den Sportprogrammen teilzunehmen, schrieben sie uns klugerweise alle in ein spezielles Schnelllernprogramm ein. Die Techniken, die ich dort lernte, waren so effektiv, dass ich in der Lage war, meine Studien in der Hälfte der Zeit zu absolvieren, die die meisten Studenten brauchten. Ich war so begeistert von den Ergebnissen und von der Fähigkeit des Verstandes zu lernen, dass ich durch meine ganze Karriere hindurch immer wieder Schnelllerntechniken studiert habe. Bis heute verstehe ich nicht, warum diese mächtige Lernmethode auf Sportler und Sportlerinnen beschränkt bleibt und warum Colleges und Highschools diese Techniken nicht allen Schülern und Schülerinnen beibringen.

Dieses Buch ist auf der Grundlage von beschleunigtem Lernen geschrieben. Es ist für jeden Lerntyp geschrieben. Anders gesagt Sie können dieses Buch auf verschiedene Weisen lesen. In meinem vorherigen Buch „Erwecke das Genie" beschreibe ich ausführlich eine sehr effektive Methode für Speed-Reading. Was hier folgt, ist eine kurze Zusammenfassung dieser Methode.

Das Erste, was Ihnen an diesem Buch auffallen wird ist, dass fast alle Überschriften als Fragen formuliert sind – und nicht als Aussagen. Ihr Verstand arbeitet am besten mit Fragen, denn – als menschliches Wesen – scheinen wir einen unstillbaren Hunger nach Antworten zu haben. Wenn ich Fragen stelle wie: „Warum wird Stress auch der stille Killer genannt?", dann reize ich Ihre Neugier. Wenn ich einfach schreibe: „Stress ist der stille Killer", dann habe ich die neugierige Seite Ihrer Natur nicht angesprochen.

Daher empfehle ich Ihnen, dass Sie damit beginnen die Kapitel-Überschriften zu lesen – und falls sie noch nicht in Frageform formuliert sind, wandeln Sie die Überschriften in eine Frage um. Zum Beispiel heißt die Überschrift des dritten Kapitels: „Die Lösung für Stress – Kreative Visualisierung und Entspannung". Ihre Aufgabe ist es, das in eine Frage wie: „Warum ist kreative Visualisierung und Entspannung die Lösung für Stress?" umzuwandeln. Jetzt ist Ihr Geist eingebunden, er ist neugierig auf die Antwort.

Während Sie diesen Prozess durchlaufen, installieren Sie in Ihrem Inneren auf der anders-als-bewussten Ebene ein Ablagesystem, das die Informationen speichert, kategorisiert und or-ganisiert. Sie werden tatsächlich schon wissen, was Sie lesen, bevor Sie es lesen, was den ganzen Vorgang beschleunigt und Ihr Verstehen enorm vertieft.

Nützliche neue Informationen zu erhalten und zu behalten ist das wichtigste Ziel, wenn Sie irgendein Selbsthilfebuch lesen. Die Art und Weise, wie Sie auf der anders-als-bewussten Ebene speichern, was Sie lesen und lernen, bestimmt das Ausmaß von dem, was Sie sich merken und verstehen. Alles, was Sie gelernt haben, von dem Moment an, als Sie das erste Mal die Stimmen Ihrer Eltern hörten, ist für Sie bis heute immer noch abrufbar. Allerdings können Sie nicht alle Informationen auf der bewussten Ebene Ihres Denkens abrufbar haben; das wäre so viel an Informationen, dass Sie nicht funktionieren könnten. Das ist der Punkt, an dem Ihr anders-als-bewusster Geist auftritt.

Jeden Tag werden Sie mit mehr als 50.000 verschiedenen Botschaften bombardiert, einige davon sind positiv, viele von ihnen sind negativ. Daher hat Ihr Gehirn eine Strategie entwickelt, um ziemlich schnell zu vergessen, was unwichtig ist, damit Sie sich auf das konzentrieren können, was im gegenwärtigen Moment gebraucht wird. Um das meiste aus diesem Buch herauszuholen, lesen Sie jede Überschrift, suchen Sie die Zeilen heraus, die fett oder kursiv gedruckt sind, schauen Sie sich Zeichnungen und Einschübe an, richten Sie Ihre Aufmerksamkeit auf alles auf der Seite, das Ihre Aufmerksamkeit erweckt. Danach schließen Sie das Buch, nehmen ein bis drei reinigende Atemzüge und öffnen erst danach wieder das Buch und lesen das nächste Kapitel. Während Sie so zu lesen beginnen, werden Sie erstaunt entdecken, wieviel Sie schon wissen, bevor Sie auch nur den ersten Absatz gelesen haben. Das Beste ist, Sie können diese Strategie beim Lesen von so gut wie jedem Sachbuch anwenden.

Stellen Sie sicher, dass Sie diesen Vorgang bei jedem Kapitel wiederholen. Es kann den Anschein erwecken, dass Sie so länger bräuchten, um durch das Buch zu kommen. In Wirklichkeit lesen Sie so viel schneller, weil Ihnen der Inhalt schon ein Stück bekannt ist. Zusätzlich wird es Sie auch erstaunen, wieviel von dem Inhalt Sie so ganz leicht behalten.

Was sind Gedankenexperimente und warum ist es wichtig, dass ich sie mache?

Das ganze Buch hindurch und am Ende der meisten Kapitel werden Sie *Gedankenexperimente* finden, die so gestaltet sind, dass diese Sie dabei unterstützen, jedes einzelne Konzept völlig zu verstehen und es auf Ihr Leben anzuwenden. Ich habe den Begriff der Gedankenexperimente nicht allein entwickelt; ich habe ihn von einem Mann entlehnt, den ich für den größten Geist unserer Zeit halte: Albert Einstein.

Im Alter von 16 Jahren bewarb sich Einstein für die Zulassung zum Zürcher Polytechnikum. Obwohl der Schuldirektor skeptisch war, dass jemand, der noch so jung war, die Aufnahme schaffen könne, ermöglichte er es Einstein an der Aufnahmeprüfung teilzunehmen. Einstein bestand erwartungsgemäß den mathematischen und wissenschaftlichen Teil der Prüfung. Die allgemeinen Abschnitte waren leider außerhalb seiner jugendlichen Erfahrung und so wurde er nicht zum Polytechnikum zugelassen.

Dieses Scheitern stellte sich jedoch als wichtiger, positiver Wendepunkt in seinem Leben heraus, denn dadurch beschloss er eine Schule zu besuchen, die von Johann Heinrich Pestalozzi, einem Schweizer Erziehungsreformer, gegründet worden war. Während er Schüler dieser einzigartigen Schule im Dorf Aurau war, regten Einsteins Lehrer ihn immer wieder dazu an, sich Bilder vorzustellen. Einstein entwickelte dort sein erstes Gedankenexperiment – er sah sich selbst auf einem Lichtstrahl reiten – und das führte letztendlich dazu, dass er die Relativitätstheorie formulierte.

In dem Buch „*Einstein, sein Leben und Universum*" schreibt Walter Isaacson: „Diese Art von visualisierten Gedankenexperimenten wurde zu einem Eckpfeiler in Einsteins Karriere. Über die Jahre stellte er sich in seinem Geist solche Dinge wie Blitze und fahrende Züge vor, sich beschleunigende Aufzüge und fallende Maler, blinde zweidimensionale Käfer, die auf gebogenen Zweigen klettern genauso wie eine Vielfalt technischer Neuheiten, die darauf ausgerichtet waren, zumindest theoretisch Ort und Geschwindigkeit von rasenden Elektronen festzulegen."

Die Gedankenexperimente, die Sie in diesem Buch finden, helfen Ihnen nicht nur, Ihre Fähigkeiten als kreativer Visualisierer oder kreative Visualisiererin stark zu verbessern, sie binden auch Ihr Inneres vollständig ein, um das zu erschaffen, was Sie sich für Ihr Leben wünschen.

Jedes Gedankenexperiment ist so gestaltet, dass es alle Ihre Sinne anspricht – Sehen, Hören, Riechen, Schmecken und Fühlen – so kommen die Veränderungen, die Sie für Ihr Leben haben wollen, leicht und die Erfahrung ist reichhaltig, angenehm und vollständig. Dieses Buch zu lesen ohne die Gedankenexperimente zu machen, wäre wie die Beschreibung eines köstlichen Desserts zu lesen, bei der Ihnen das Wasser im Munde zusammen läuft – ohne davon zu kosten oder wie Musiknoten auf dem Papier zu sehen und dabei nie die wunderbare Melodie zu hören, die von diesen Noten dargestellt wird. Die Gedankenexperimente sind das Sahnehäubchen auf dem

Kuchen – also schenken Sie sich die Zeit, um zu spielen und zu lernen, zu experimentieren und das wahre Ich zu finden, das darauf wartet von Ihnen zum Leben erweckt zu werden.

Welches Ziel habe ich für Sie, die Leserin, den Leser?

Mein Ziel für Sie, liebe Leserin, lieber Leser, ist, dass Sie Ihr Leben so verändern, dass wir zusammen die Welt verändern. Ich weiß, dass das möglich ist, weil *Sie*, so wie ich, *die Fähigkeit haben, die Welt zu verändern*. Die Wirklichkeit ist allerdings so, dass wir die Welt erst verändern können, sobald wir gelernt haben, unser eigenes Leben zu verändern. Indem Sie diese Seiten durchlesen, sehe ich, wie *Sie* ein Erwachen erleben; Ich sehe, wie Sie entdecken, wie Sie Ihr Leben selbst verändern, indem Sie, zusammen mit einigen universellen Prinzipien, Ihre innere Macht nutzen– und das sehr viel leichter, als Sie es sich je erträumt hätten. Ich sehe, wie Sie ein Leben voller Begeisterung und Wunder leben, weil Sie festgestellt haben, dass Sie in Ihrem Inneren nur ein Bild von dem zu sehen brauchen, was Sie sich wirklich für sich wünschen, damit Sie es auch bekommen. Ich sehe auch, wie Sie die wahre Freude erleben, die entsteht, sobald Sie sich in Ihr Leben und in die Welt, in der Sie leben, verlieben, weil Sie den grenzenlosen Charakter des unendlichen Universums entdecken.

Alles ist gut. Es ist leichter, als Sie denken. Die Lösungen für Ihre alltäglichen Probleme sind jetzt für Sie verfügbar. Genau genommen waren diese Lösungen schon immer da, sie haben darauf gewartet, dass Sie erwachen und sich von den Einschränkungen befreien, die Sie in der Kindheit gelernt haben; dass Sie die engstirnigen Auffassungen loslassen, die Sie von den Menschen um Sie angenommen haben und dass Sie den Stress und die Verwirrung loslassen, die Sie in Sehnen, Verzweiflung und der Illusion des Mangels verstrickt gehalten hatten. Ich möchte, dass Ihnen jetzt klar wird: Sobald Sie das sehen, was Sie haben wollen und wirklich glauben, dass Sie es bekommen, beweisen Ihnen Ihre ungesehenen inneren Kräfte, dass Sie Recht haben, indem sie Wege für Sie schaffen, um jedes Problem zu lösen, jedes Hindernis zu überwinden und Alles zu bekommen, was Sie in Ihrem Leben haben wollen.

KAPITEL EINS

STRESS – DER STILLE KILLER

Es kann sein, dass Stress die am weitesten verbreitete Krankheit unserer Zeit ist. Der konstante Druck, der damit einhergeht, in einer schnelllebigen Zeit zu leben, hat eine Umwelt geschaffen, in der fast alle unter Stress leiden. Stress kommt in allen Lebensbereichen auf Sie zu. Ihr Privatleben ist ein kompliziertes Gleichgewicht zwischen zerbrechlichen Familienbeziehungen, nie endender Haushaltsarbeit, Karriere und der finanziellen Situation. In Ihrem Arbeitsalltag müssen Sie mit herausfordernden Kunden und Kundinnen, technischen Problemen, unkooperativen Kolleginnen und Kollegen, Staus, schwer oder gar nicht zufrieden zu stellenden Vorgesetzten oder nicht einzuhaltenden Fristen umgehen. Zur gleichen Zeit bieten die Medien die tägliche Dosis von Gewalt, Terrorismus, Naturkatastrophen, politischen und wirtschaftlichen Skandalen und ein Heer von unvorstellbaren Schrecken. Mit all dem Stress, ist es da ein Wunder, dass Angstzustände die häufigsten mentalen Erkrankungen in den USA sind und etwa 40 Millionen amerikanische Erwachsene (18 Jahre oder älter) davon betroffen sind – das entspricht grob 18,1 % der erwachsenen Bevölkerung.

Natürlich können wir uns sagen: *„Nimm dich zusammen!"*, nur wenn das so einfach wäre, dann würden wir uns schon von Anfang an weder gestresst noch ängstlich fühlen. Sobald der Stress sich einmal in Sie verhakt, kann es ganz schön schwierig sein, ihn wieder los zu werden. Vielleicht spürten Sie ihn als Kopfschmerz, Schlaflosigkeit, Angst, Depression, Verdauungsstörung, Reizdarmsyndrom, chronisches Erschöpfungssyndrom, Fibromyalgie (Faser-Muskel-Schmerz) oder irgendeines der ungezählten physischen Leiden.

Was genau ist also Stress?

Ich kann Ihnen als erstes einmal sagen, was Stress nicht ist: Stress ist nichts Konkretes, Sie können nicht auf etwas hinzeigen und sagen: „Das dort ist Stress!" Sie können nicht in die Apotheke an der Ecke gehen und vom Apotheker eine kleine Flasche mit Stress verlangen. Stress ist nicht *wirklich*. Er ist ein Symptom von Ursache und Wirkung. Er entsteht aus Ihrer Reaktion auf Situationen und Ereignisse.

Vielleicht überrascht es Sie, zu erfahren, dass unsere Lebensumstände nicht unser Stresslevel bestimmen. Es sind unsere *Gedanken* und *Handlungen*, die das Ausmaß von Stress in unserem Leben bestimmen. Daher ist Stress nichts, das uns passiert, er passiert vielmehr durch uns. Anders gesagt, wir selbst schaffen Stress in unserem eigenen Leben.

Die Medizin definiert Stress als <u>physischen</u> oder <u>psychologischen Reiz</u>, der eine <u>physiologische</u> Reaktion bewirkt. Diese Reaktionen können zu einem schlechten physischen, mentalen oder emotionalen Gesundheitszustand führen. Stress unterbricht die Homöostase (Selbstregulation) und wird meist von unangenehmen Erfahrungen oder solchen, die mit Angst in Zusammenhang stehen, ausgelöst – diese Erfahrungen können wirklich oder vorgestellt sein. Wie oft haben Sie schon gesagt: „Heute bin ich wirklich im Stress."? Das sind keine Worte, die Sie übergehen sollten. Die Auswirkungen von Stress auf Ihre Gesundheit, Produktivität und Lebens-qualität sind verheerender als die meisten Menschen zugeben wollen. Nach den Angaben der Nationalen Gesundheitsinstitute (der USA) werden 80 – 90 Prozent aller Erkrankungen direkt oder indirekt von Stress ausgelöst.

Wie oft beschweren Sie sich über die schmerzende Schulter, die Nackenschmerzen, bohrenden Kopfschmerz oder den verstimmten Magen? Bevor Sie das als „einfach Stress" abtun, denken Sie noch einmal nach. Stress zeigt sich typischerweise an Ihren schwächsten Stellen, obwohl er tatsächlich den ganzen Körper betrifft. Langzeitig anhaltender Stress kann Sie frühzeitig altern lassen oder, sogar noch schlimmer, krank machen. Es gibt keinen einzigen Teil Ihres Körpers, der von den zerstörerischen Auswirkungen des Stress sicher ist – Herz, Gehirn, Muskeln, Immunsystem, Gelenke – jede einzelne Zelle Ihres Körpers ist vom Stress betroffen und macht Sie angreifbar für Krankheiten, Schmerz oder alles beide zusammen. Eine Vielzahl von Variablen bestimmt, wo sich der Stress in Ihrem Körper zeigt. Genetik, Lebensweise und die Arten von Stress, denen Sie im Alltag ausgesetzt sind, gehören dazu.

Der Stress aus Arbeitsalltag, Familienleben und persönlichen Herausforderungen unterdrückt das Immunsystem. Es ist daher von entscheidender Bedeutung, dass wir alle ein Programm der Stress-Reduzierung und Entspannung in unseren Lebensalltag integrieren. Indem wir Angst und Stress minimieren und Entspannung fördern, können wir unser Immunsystem optimieren und aus einem Raum mit unbegrenzten Ressourcen heraus handeln.

Es gibt einige Menschen, die mit der Fähigkeit geboren wurden, in einer stresserfüllten Welt ruhig zu bleiben. Dieses Buch ist für den Rest von uns – diejenigen, die Hilfe brauchen, um zu entspannen, Energien aufzuladen, um uns zu verjüngen. Es ist auch für diejenigen von uns, die in einer Welt, die mit Negativem gefüllt ist, positiv bleiben wollen und es ist für die unter uns, die sich danach sehnen, die Welt, in der wir leben, zu einem besseren Ort zu machen. In den folgenden Seiten werden wir uns genauer darüber unterhalten, wie Stress Ihren Körper und Ihr Wohlergehen beeinträchtigen kann und danach erarbeiten wir genau, wie Sie Ihren Körper und Ihren Geist vor den verheerenden Auswirkungen von Stress schützen.

Es sollte hier jedoch auch festgehalten werden, dass mancher Stress gut tut. Es gibt eine Form von Stress, die *Eustress* genannt wird. Das ist die Form von Stress, die wir spüren, wenn wir mit Gelegenheiten und lohnenden Herausforderungen konfrontiert sind. Ein gesundes Ausmaß von Eustress gibt uns Motivation und Antrieb und erlaubt uns als menschliche Wesen zu wachsen und uns zu entwickeln. Ohne den kleinen „Kick" von Eustress könnten wir Selbstverwirklichung nie erreichen. Beispiele für Eustress sind etwa Abschlussprüfungen, Hochzeiten, ein Umzug oder der Sieg bei einem Wettbewerb. Wenn sich jedoch Eustress in Distress verwandelt, wird der Stress unerwünscht.

Warum ist Stress der stille Killer?

Unser Körper hat als natürlichen Teil unserer Physiologie eine eingebaute Reaktion auf Stress. Diese physische Reaktion, bekannt als Fight-or-flight Reaktion (Flucht oder Kampf), wird immer ausgelöst, wenn wir ein belastendes oder angstauslösendes Ereignis durchleben.

Walter Cannon, ein Physiologe an der Harvard Universität, hat den Begriff Fight-or-flight Reaktion geprägt. Er sagt, dass unsere Gehirne – als Teil des genetischen Codes - auf diese Fight-or-flight Reaktion ausgerichtet sind, um uns vor physischem Schaden zu bewahren. Diese Fight-or-flight Reaktion kann durch äußere Umstände ausgelöst werden und genau so gut durch starke Sorgen oder Angst.

Diese Reaktion geht vom Hypothalamus aus, einem Teil unseres Gehirns, der – wenn er durch ein stressendes Ereignis aktiviert wird - eine Sequenz von elektrischen Impulsen der Nervenzellen und die Freisetzung von chemischen Botenstoffen in Gang setzt.

Diese Freisetzung von chemischen Botenstoffen wie Adrenalin, Noradrenalin und *Cortisol* in die Blutbahn bewirkt eine dramatische physische Veränderung. Die Atemfrequenz steigt. Blut wird vom Verdauungstrakt hin zu Muskeln und Extremitäten gelenkt, wo die zusätzliche Energie gebraucht wird, um zu fliehen oder zu kämpfen. Die Pupillen erweitern sich und der Blick wird schärfer. Die Wahrnehmungsfähigkeit steigt und das Reaktionsvermögen steigt. Das Schmerzgefühl ist verringert. In anderen Worten: Der Körper bereitet sich physisch und mental darauf vor zu kämpfen oder zu fliehen.

Durch die ganze menschliche Entwicklung war die Fight-or-flight Reaktion wichtig für das Überleben. Wenn ein Höhlenmensch auf einen Säbelzahntiger traf, brauchte er die Energie und die gesteigerte Wahrnehmungsfähigkeit, um sich gegen das Tier zu wehren oder zu fliehen.

In unserer modernen Welt, die gefüllt ist mit Arbeitsdruck, familiären Herausforderungen und finanziellen Sorgen – jedoch sehr wenigen wilden Tigern - wird die Fight-or-flight Reaktion sehr selten von tatsächlicher körperlicher Bedrohung ausgelöst. Stattdessen wird die Fight-or-flight Reaktion heute meistens von Sorgen und Ängsten in Gang gesetzt.

Schon durch ihre Natur umgeht die Fight-or-flight Reaktion die logische linke Gehirnhälfte. Das hat seinen Grund darin, dass unsere Vorfahren nicht die Zeit für eine logische Debatte hatten, wenn ein menschenfressender Tiger in ein paar Metern Entfernung sich schon die Lefzen leckte. Heutzutage kann eine Umgehung des logischen Verstandes zu verzerrtem Denken und übertriebenen Gefühlen der Ängstlichkeit, der Angst führen. Es kann sein, dass jemand auf die kleinste Bemerkung überreagiert oder sich angewöhnt sich sogar beim kleinsten Anlass zu Sorgen zu machen und schwarz zu malen.

Dieses Schwarzmalen ist die Angewohnheit in Ihrem Geist so lange eine Angst aufzubauen, bis Sie eine Katastrophe erwarten. Zum Beispiel hören Sie im Radio, dass sich ein starker Sturm nähert. Während es in so einer Situation eine gute Idee ist, Vorkehrungen zu treffen, beginnt eine schwarzmalende Person damit *was wäre, wenn* Szenarien zu entwerfen, so lange bis die Angst irrational wird und sich in Panik verwandelt. *Was wäre, wenn* uns der Tornado trifft? *Was wäre, wenn* Ihr Partner, Ihre Partnerin am Heimweg einen Unfall hätte? *Was wäre, wenn* Ihre Wohnung mit Ihnen in die Luft fliegt?

Es ist so gut wie unmöglich eine positive Einstellung zu entwickeln, während ein Mensch schwarzmalt oder im Überlebensmodus gefangen ist. Wenn der Zugang zum logischen Teil Ihres Geistes blockiert ist, ist es nicht realistisch zu erwarten, dass Sie klare Entscheidungen treffen und die Konsequenzen dieser Entscheidungen verstehen.

Die Forschung stellt jetzt fest, dass Vergiftungen und Störungen des autonomen Nervensystems auftreten können, falls es einen kollektiven Aufbau von Stresshormonen gibt, die nicht ordentlich verstoffwechselt werden – oft führt das zu chronischen Krankheiten wie Migräne, Reizdarmsyndrom oder Bluthochdruck. Gleichzeitig steigt das Risiko für Störungen des Hormon- und Immunsystems, die zu chronischem Erschöpfungssyndrom und Krankheiten wie rheumatischer Arthritis, Hauttuberkulose (lupus), Allergien und ja, sogar Krebs führen.

Vielleicht denken Sie: „Ich fühle mich nie derart im Stress." Das liegt daran, dass Stress sich nicht immer so äußert, dass Sie Stress *empfinden*. Stress wirkt oft direkt auf den Körper und kann nur an den Symptomen, die er erzeugt, erkannt werden wie Kopfschmerz, Depression, Anspannung und Angst.

Beginnen Sie zu verstehen, warum Stress ein stiller Killer ist?

Wie wirkt sich Stress auf meinen Körper aus?

Wie ich schon oben erwähnte, ist Stress nicht etwas, das uns passiert, es ist etwas, das wir uns selbst in unserem Leben schaffen. Schauen wir uns einige der physischen Reaktionen an, mit denen unser Körper auf Stress reagiert, wie eine Überladung Ihre Gesundheit beeinträchtigen kann und warum es äußerst wichtig für Ihr Wohlergehen ist, Stress zu reduzieren.

Überladungsproblemzone #1: Das Herz

Jedes Mal, wenn die Fight-or-flight Reaktion ausgelöst wird, egal ob durch tatsächlichen oder vorgestellten Stress, bewirken eine erhöhte Herz- und Atemfrequenz, ein erhöhter Blutdruck, dass mehr Sauerstoff schneller im ganzen Körper verteilt wird. Zur gleichen Zeit tritt eine schnelle Freisetzung von Zuckern und Fettsäuren in die Blutbahn ein. So kann Ihr Körper mit Kraft und Durchhaltevermögen auf einen Notfall reagieren.

Chronischer Stress kann dagegen zu Bluthochdruck und einer übermäßigen Belastung des Herzens führen. Falls der zusätzlich ausgeschüttete Zucker vom Körper nicht verbraucht wird, kann er erhöhte oder unregelmäßige Zuckerwerte bewirken. Dieser schwankende Blutzucker kann bewirken, dass Sie sich müde fühlen und auch zu einer Diabetes-Erkrankung führen. Stress verursacht auch die Ausschüttung von Cortisol durch den Körper, das einen Anstieg der Cholesterolbildung in den Arterien auslösen kann. Zusammengefasst: Stress kann zu einer Herz-Kreislauferkrankung massiv beitragen.

Überladungsproblemzone #2: Das Gehirn

Sind Sie einer der Menschen, die am besten unter Zeitdruck arbeiten? Verwenden Sie Stress für Ihre Motivation? Falls ja, kann es sein, dass Sie Ihrem Gehirn Langzeitschäden zufügen, die frühen Erinnerungsverlust bewirken oder sogar zur Alzheimer-Krankheit führen können.

Es ist möglich, dass Sie unter Stress sehr gut funktionieren, da Ihr Gehirn einen kurzfristigen Zuckerschub erhält, wenn Sie unter Druck stehen. Wenn das geschieht, sind Ihre Sinne geschärft und Ihr Gedächtnis verbessert. Problematisch wird das Ganze, wenn es länger als zwei Stunden andauert. Das ist der Moment, in dem Ihr Körper annimmt, dass Sie mehr physische Kraft brauchen als geistige und damit beginnt, den Zucker wieder zu den Muskeln zu leiten, wodurch ihr Gehirn einen Zuckermangel erleidet. Gleichzeitig bringen die Stresshormone das Arbeiten der Nerven durcheinander. Ein anderer Teil des Hirns, der Hippocampus, der mit Lernen und Gedächtnis verbunden ist, kann über die Zeit kleiner werden, bedingt durch den Zuckermangel und die Schäden an den Nerven. Die Forschung kennt die umfassende Wirkung eines verkleinerten Hippocampus noch nicht, aber sie weiß, dass sie vergesslich machen kann und Ihr Denken in Mitleidenschaft zieht.

Überladungsproblemzone#3: Das Immunsystem

Jedes Mal, wenn die Fight-or-flight Reaktion ausgelöst wird, rauschen Stresshormone durch Ihren Körper und signalisieren den im Moment nicht zentralen Funktionen zu stoppen oder zu verlangsamen, damit alle Systeme, die mit der unmittelbaren Reaktion auf den Notfall beschäftigt sind, eine extra Ladung Energie erhalten. Ihr Immunsystem wird für solche Notoperationen nicht gebraucht. Daher hört es während des Höhepunkts der Stressreaktion auf zu funktionieren oder arbeitet nur stark reduziert. Dieses System funktioniert sehr gut, solange der Stress eine kurze Zeit anhält, wenn allerdings die Stresshormone immer weiter ausgeschüttet werden, leidet Ihr Immunsystem, was Sie anfällig für Krankheiten macht.

Dr. Marc Schoen, ein klinischer Assistenzprofessor an der David Geffen Medizinschule der UCLA (University of California, Los Angeles), begann 2001 die Auswirkungen von Stress auf das Immunsystem zu untersuchen, nachdem er auf einer Reise nach Hawaii erkrankt war - einer Reise, die er nach einer lang anhaltenden Stressperiode unternahm. In seinen Untersuchungen hat Dr. Schoen eine stressbedingte Störung identifiziert, die er den *Nachlasseffekt* nennt, eine Krankheit, die nach einer stressbelasteten Zeit auftritt, sobald der oder die Betroffene Zeit hat sich zu erholen.

Inna Komarovsky, eine Aufbaustudentin an der Clemson Universität, sagt, dass der Nachlasseffekt jedesmal wie eine Uhr zuschlägt, sobald die Prüfungen vorbei sind. Sie muss zwischen ihrem überladenen Stundenplan, ihrem Job, ihrem Verlobten und Praktika Zeit finden, um zu studieren. „Der Tag ist einfach nicht lang genug", sagt sie, „so ende ich immer dabei Nachtschichten einzulegen." Wenn sie dann endlich ihre letzte Prüfung hinter sich hat und der Stress vorbei ist, ist sie reif für ein entspannendes Wochenende und wird unweigerlich krank.

Nach Schoen sind die Erfahrungen Komarovskys viel weiter verbreitet, als sich die meisten Menschen bewusst sind. Wenn das Immunsystem unterdrückt wird, kehrt es danach nicht wieder an den Ausgangspunkt zurück, es pendelt sich auf einem niedrigen Stand ein und lässt den Körper so angreifbar für nahezu jede Infektion, die er während der Stressperiode getroffen hat. „Während es in der Medizin wohl bekannt ist, dass Stress gesundheitsschädlich ist", meint Schoen, „ist es viel weniger weit verbreitet, dass viele von uns erst beginnen unter stressbedingten Krankheiten zu leiden, wenn der Stress *vorbei* ist. Viele von uns werden krank, *nachdem* wir ein anstrengendes Projekt in der Arbeit erledigt haben, *während* oder *nach* einem Urlaub oder *erst* in der Pension, *nach* einem anspruchsvollen, schnellen und stressigen Arbeitsleben."

Überladungsproblemzone #4 Körperfett

Ich habe einmal einen Artikel geschrieben - „Warum Stress dicker macht als Schokolade". In den Jahren, in denen ich meine

Idealgewichtskliniken leitete, hatte ich immer wieder Klienten und Klientinnen, die mich fragten: „Warum können meine FreundInnen alles essen, was ihnen unter die Finger kommt, ohne auch nur ein Kilo zuzunehmen und ich nichts als Salat knabbere, ohne dass sich die Waage auch nur ein wenig nach unten bewegt?"

Nach einer kleinen Untersuchung fand ich die Antwort in einem mächtigen Hormon, das Cortisol genannt wird. Cortisol hat die Aufgabe, dem Körper nach Stressperioden zu signalisieren, dass es Zeit ist sich zu entspannen und Energien aufzuladen; es ist ein Weg des Körpers, uns zu verlangsamen, damit wir uns nicht zu sehr verausgaben. Nachdem ich die Akten meiner Klienten und Klientinnen durchgesehen hatte, stellte ich fest, dass fast alle, die sich beklagten, dass sie kein Gewicht verlieren konnten, sogar während ihrer Diät mit mindestens einem sehr starkem Stressfaktor lebten, der vermutlich hohe Cortisolwerte bedingte. Die Botschaft von Cortisol, dass wir es langsamer angehen sollen, neigt dazu, dass wir uns müde fühlen, lethargisch und hungrig. Daher haben wir unter dem Einfluss von Cortisol die Tendenz, herumliegen und fernschauen zu wollen und dabei Kleinigkeiten zu essen – von hier kommt der Begriff Stress-esser, Stress-esserin – und das ist, warum Stress dicker machen kann als Schokolade.

Cortisol löst auch die Ablagerung von Fett im adipösen Gewebe des Bauches aus. Wenn der Großteil des Fett in der Bauchgegend ist, verleiht das die Figur eines Apfels. Noch wichtiger, es kann zum Cushings-Syndrom führen, das die Ablagerung von Fett in der Bauchhöhle beinhaltet. Cushings-Syndrom ist gefährlich und kann zu Diabetes- und Herzkreislauferkrankungen führen.

Welche Beziehung haben Hormone und Stress?

Anti-Aging Spezialisten und Spezialistinnen wissen jetzt, dass die Hormonspiegel von zwei Faktoren beeinflusst werden: Altern und Stress. Was wir wir mit Sicherheit tun können ist unsere Stressfaktoren kontrollieren. Wenn der Hormonspiegel sinkt, treten Krankheiten auf, die üblicherweise mit dem Altern verbunden sind. Diese Krankheiten wie Übergewicht, Herzinfarkt, Schlaganfall, Osteoporose, Krebs und Demenz wurden alle als natürliche Begleiterscheinungen des Alterns akzeptiert. Studien über das Altern zeigen heute allerdings, dass wir das Risiko für diese Erkrankungen wesentlich reduzieren können, indem wir den Stresslevel in unserem

Leben verringern.

Haben Sie jemals bemerkt, wie manche Menschen vor-ze-itig zu altern scheinen, oder waren Sie schockiert über die Nach-richt, dass ein 38-Jähriger einen tödlichen Herzinfarkt hatte? Aller Wahrscheinlichkeit nach waren ihre Körper Opfer von chronischem Stress, der die Hormonspiegel senkte und diese Körper zu vorzeiti-gem Altern zwang.

Die meisten Menschen kennen die Sexualhormone Östro-gen, Progesteron und Testosteron, aber nur wenige sind sich der Hormone bewusst, die den Metabolismus antreiben und die Aus-wirkungen von Stress bekämpfen.

Hormone der Schilddrüse

Der Blutkreislauf, die Körpertemperatur und Gehirnfunk-tionen werden von den Hormonen der Schilddrüse angetrieben. Auch das Energielevel und der Sexualtrieb werden von diesen Hor-monen beeinflusst. Wenn die Schilddrüse optimal arbeitet, schützt sie vor Herzkrankheiten und Schlaganfällen, senkt Cholesterol, verbessert die Arbeit des Gehirns und hilft Gedächtnisprobleme zu vermeiden. Wenn der Körper zu oft in der Fight-or-flight Reaktion ist, kann die Funktion der Schilddrüse abnehmen und in manchen Fällen sogar ganz aufhören Hormone zu produzieren.

Insulin

Fast alle kennen jemanden, der oder die Diabetes Typ II später im Leben entwickelt hat. Diabetes Typ II wird als Lifestyle-Krankheit bezeichnet, weil sie von solchen Lifestyle-Entscheidun-gen wie schlechter Ernährung, mangelnder Bewegung, Übergewicht und *chronischem Stress* verursacht wird. Eine angemessene Um-stellung des Lifestyles kann Diabetes Typ II verhindern und sogar beseitigen. Wenn das Hormon Insulin gehemmt wird, führt das zu einem Insulin-Widerstandssyndrom. Wenn das nicht bemerkt wird, kann das schnell zu Diabetes oder anderen ernsten Erkrankungen führen wie Bluthochdruck, überhöhtes Cholesterol und/oder Trygl-izeride, Schlaganfall und Gicht.

Cortisol

Cortisol wird seit Kurzem als neues Wundermittel für die Gewichtsreduktion angepriesen. Da niederes Cortisol zur Fettablagerung führen kann, wird vorausgesetzt, dass eine Gewichtsreduktion eintritt, wenn der Körper angeregt wird mehr Cortisol zu produzieren. Das ist eine gefährliche Annahme. Die meisten Menschen sind sich nicht bewusst, dass Cortisol ein natürliches Hormon ist, das vom Körper produziert wird und dass es zuallererst der Stress ist, der seinen Schwund verursacht. Cortisol ist das Stressmanagementsystem des Körpers und es hat seine Grenzen.

Cortisol wird von den Nebennieren ausgeschüttet, kleinen Drüsen, die genau über den beiden Nieren sitzen. Lassen Sie sich nicht von der geringen Größe der Nebennieren täuschen. Die Hormone, die dort erzeugt werden, sind lebensnotwendig für das menschliche Leben. Als der Lungenkrebs meiner Schwägerin Ihre Nebennieren erreichte, konnte sie kaum mehr ihre Finger bewegen. Mächtige Steroide verlängerten ihr Leben um ein paar Monate, aber es war eine Tatsache, dass zu viele ihrer körpereigenen Systeme, ohne die wichtigen Hormone – im besonderen Cortisol, die von den Nebennieren ausgeschüttet werden, nicht weiterleben konnten. Unsere Körper können ohne diese Hormone nicht leben.

Chronische und akute Fight-or-flight Reaktionen erhöhen die Ausschüttung von Cortisol durch den Körper. Wenn der Cortisolspiegel hoch ist, kann das sogar zur Gewichtszunahme führen, weil Cortisol für Ihren Körper ein Signal zum Verlangsamen ist. Andere Symptome können Angst, Vergesslichkeit, Schlaflosigkeit und Bluthochdruck sein. Wenn das zu lange andauert, erschöpfen sich die Cortisolvorräte des Körpers und eine Nebennierenermüdung setzt ein – die Folge sind ein schwaches Immunsystem, Depressionen und chronische Erschöpfung.

DHEA

DHEA ist ein weiteres Hormon, das auf Stress reagiert und von den Nebennieren freigesetzt wird. Falls es in angemessenem Umfang freigesetzt wird, hilft es die Cholesterolwerte zu senken und reduziert so das Risiko für Herzinfarkte und Schlaganfälle. DHEA hilft auch dabei, Körperfett zu reduzieren, regt den Metabolismus und das Immunsystem an, erhält die sexuelle Vitalität und macht gut gelaunt. DHEA wird als Anti-Stress-Hormon angesehen und kann helfen, Depressionen und Angstzustände zu vermeiden.

Melatonin

Melatonin ist ein Hormon, das mit den Schlafmustern verbunden ist. Es beeinflusst die Fähigkeit des Körpers sich zu verjüngen und zu heilen. Es wird von der Zirbeldrüse freigesetzt, die an der Basis des Gehirns sitzt. Melatonin wird aus Seratonin hergestellt, dem Hormon, das ganz stark mit Stimmungen verknüpft ist. Über Seratonin lernen Sie im nächsten Abschnitt noch mehr. Falls hohe Stresslevel den Schlaf stören, wird die Produktion von Melatonin verhindert, das Immunsystem wird beeinträchtigt und die Verjüngung und Heilung von Zellen wird verhindert. Während der tieferen Stufen des Schlafes stellt der Körper natürliche Killer-Zellen her, jene Zellen, die Krebszellen und andere freie Radikale im Körper verschlingen. Ungenügendes oder erschöpftes Melatonin kann Ihr Risiko, Krebs oder andere Immunschwächekrankheiten zu entwickeln, erhöhen. Zudem kann ein Melatoninmangel zu Irritationen und frühzeitigem Altern führen.

Wie Sie sehen, kann chronischer Stress dazu führen, dass sich nahezu alle Hormone, die Ihr Körper produziert, erschöpfen. Und diese Erschöpfung der Hormone ist gleich bedeutend mit frühzeitigem Altern und Krankheit. Im nächsten Abschnitt besprechen wir, wie Stress die Neurotransmitter im Gehirn beeinträchtigt und so Ihre Gefühle und gedanklichen Prozesse beeinflusst.

Wie kann Stress Beziehungen stören oder zerstören?

Als unsere Kinder klein waren, machten meine Frau und ich jedes Jahr im Sommer lange Urlaub mit ihnen. Für vier bis sechs Wochen waren wir auf Campingurlaub, wanderten und sahen uns Sehenswürdigkeiten im ganzen Land an. Als die Kinder älter waren, beschlossen wir Kanada von einem Ende zum anderen zu durchqueren. Eines Tages, als wir auf einer sich windenden Straße durch die kanadischen Rocky Mountains fuhren, kamen wir zu einer Schlange Autos, die am Straßenrand angehalten hatten. Menschen lehnten sich aus den Fenstern und machten Fotos. Wir blickten in die Richtung der Kameraobjektive, konnten jedoch nichts erblicken. Erst später sahen wir zwei Bärenjungen, die im Gras neben der Straße herum tollten. So wie die andern Touristen nahm ich meine

Kamera heraus und begann Fotos zu machen. Die Bärenmutter war nirgends zu sehen und uns war klar, dass sie nicht weit entfernt von ihren Jungen war.

Alle fotografierten aus der Sicherheit der Autos heraus; bis ein unerschrockener Tourist beschloss, dass er noch näher heran wollte. Er ging über die Straße in Richtung auf die spielenden Bärenjungen zu. Innerhalb von Augenblicken tauchte die Bärenmutter hinter einem Busch auf. Überraschenderweise störte ihr Auftauchen den entschlossenen Touristen nicht. Je näher er kam, desto aufgeregter wurde die Bärenmutter. Obwohl Menschen aus den Autos dem Mann zuriefen, er solle umkehren, ging er immer weiter. Schließlich richtete sich die Bärenmutter auf ihren Hinterbeinen auf und stieß ein Gebrüll aus, das sogar uns, die wir in den Autos saßen, zutiefst erschrocken zusammenfahren ließ. Der Fotograf war so erschrocken, dass er seine Kamera fort warf und zu seinem Auto rannte.

Mir wurde dabei klar, was passiert, sobald wir in Stress geraten. Wie die Bärin denken und handeln auch Menschen anders, wenn sie in ein stressiges Geschehen verwickelt sind. Die Bärenmutter war ganz ruhig, während ihre Jungen vor all den Menschen herum tollten und spielten – solange die Zuschauer in sicherer Entfernung blieben. Sobald die Bärin sich oder ihre Jungen bedroht fühlte, reagierte sie unmittelbar.

Während sich die Bärin sicher fühlte, war sie in einem Zustand, den wir Ressourcenzustand nennen; sie war ruhig und mehr als zufrieden ihre Jungen spielen zu lassen. Sobald sie Gefahr spürte, wechselte sie sofort in einen Nicht-Ressourcenzustand und konnte nicht anders, als so zu reagieren. Das steht im Zusammenhang mit der Fight-or-flight Reaktion, über die wir schon gesprochen haben.

Wenn Sie in einem Ressourcenzustand sind, heißt das, dass Sie Zugang zu allen Ressourcen haben, die Ihnen zur Verfügung stehen. Ich könnte auch sagen: Sie haben Zeit, um sich die Dinge zu überlegen. Es ist leicht für Sie liebevoll, umsorgend und geduldig mit Menschen zu sein, während Sie in einem Ressourcenzustand sind.

Schauen wir uns zum Beispiel die Geschichte von Judy Jones an. Sie ist zugleich Vizepräsidentin einer erfolgreichen Softwarefirma und alleinerziehende Mutter. Während sie eines warmen Frühlingstages von der Arbeit nach Hause fuhr, spielte das Radio eines ihrer Lieblingslieder. Unglücklicherweise hörte Judy es jedoch nicht, genauso wenig, wie ihr die Schönheit der Landschaft um sie herum auffiel. Sie hatte in 45 Minuten eine Besprechung und war unverzeihlich zu spät. So wie sich der Verkehr bewegte, würde sie 30 Minuten brauchen, nur um nach Hause zu kommen. Sie musste sich dann noch umziehen, ein Dutzend Akten zusammensuchen und dann quer durch die Stadt zu ihrer Besprechung rasen. Obwohl es für sie keinesfalls möglich war pünktlich anzukommen, war sie fest entschlossen, es dennoch zu versuchen. Sie kam in eine rote Welle und jeder Autofahrer, dem sie begegnete, schien entschlossen zu sein, sie aufzuhalten. Als sie endlich daheim ankam, stürmte sie durch die Tür und warf sie zu. Ihr Sohn Jimmy erschrak dermaßen, dass er einen Teller fallen ließ, der zerbrach. Was glauben Sie, passierte dem kleinen Jimmy?

Weil sie dermaßen unter Stress war, reagierte Judy nicht so, wie sie unter normalen Umständen reagieren würde. Sie wurde wütend auf Jimmy. Sie schrie und sagte Dinge, die sie später zutiefst bereute, sie schämte sich und fühlte sich schuldig.

An einem anderen Tag, ein paar Wochen danach, bekam Judy eine zweite Chance. Es war ein Freitag Abend und sie fuhr nach Hause. Das Radio spielte eines ihrer Lieblingslieder und sie summte mit. Früher an diesem Tag hatte sie ein Gespräch mit ihrem Chef, in dem sie eine Beförderung samt Gehaltserhöhung erhalten hatte. Sie freute sich darauf, das Wochenende mit Jimmy zu verbringen. Es gab keinen anderen Ort, an dem sie hätte sein müssen. Während sie fuhr, hatte es den Anschein, als ob alle Ampeln extra für sie auf grün schalteten. Sie fühlte sich entspannt und wohl. Als sie durch die Tür hereinkam, ließ der kleine Jimmy eine Tasse fallen und sie zerbrach in viele Stücke. Wie reagierte Judy dieses Mal? Sie streichelte Jimmy über den Kopf und sagte zu ihm: „Alles ist in Ordnung!" Sie brachte ihn in Sicherheit und sammelte die Scherben auf. Dieses Mal war es überhaupt kein Problem. Warum? Weil Judy dieses Mal in einem ressourcenvollem Zustand war. Sie überreagierte nicht, weil sie nicht überladen war.

Die Beziehung zwischen Judy und Jimmy verschlechterte sich im ersten Szenario und verbesserte sich im zweiten. Wenn Judy in der Lage gewesen wäre, auch, während sie fühlte, dass sie in Eile war, in einem ressourcenvollen Zustand zu bleiben, hätte sie es vermeiden können Jimmys Gefühle zu verletzen - genauso wie ihre eigenen Schuldgefühle, die folgten.

War es für Judy im ersten Szenario möglich ruhig und vernünftig zu bleiben? Einige Menschen würden sagen: „Auf keinen Fall!" Ich weiß allerdings, dass es nicht nur möglich, sondern sogar wahrscheinlich ist, sobald sie die richtigen Werkzeuge hat. Genau genommen glaube ich das so stark, dass ich sogar zu behaupten wage, dass wir die ganze Welt positiv verändern, eine ganze neue Wirklichkeit schaffen – sobald jede und jeder auf dem Planeten das lernt und anwendet, was ich Ihnen in diesem Buch zeige.

Warum ist es so wichtig Stress zu abzubauen?

Lassen Sie uns die Auswirkungen von Stress auf Beziehungen auf andere Weise betrachten. Stellen Sie sich Ihren Körper als Stromkreis vor. In einem Stromkreis gibt es ein Element, Kondensator genannt, das dazu dient, die Spannung auf einem voreingestellten Niveau zu halten. Sobald dieses Niveau erreicht ist, hat er die Energie abzubauen und in den Stromkreis abzuleiten.

Unser Körper funktioniert auf ähnliche Art und Weise. Sie bauen den Tag über Energie auf. Normalerweise wird diese E-nergie verarbeitet und abgebaut, während Sie schlafen. Falls Sie allerdings einen Job mit hohem Stresslevel haben, baut sich diese Energie schneller auf als normal. Es ist notwendig, dass Sie diese Energie in bestimmten Abständen abbauen. In der Arbeit können Sie sie vielleicht nicht freisetzen, da Sie sonst Gefahr laufen, Ihren Job zu verlieren. Zu dem Zeitpunkt, an dem Sie zu Hause ankommen, sind Sie bereit zu explodieren. Ohne dass Ihnen das bewusst ist, sucht Ihr Körper nach einem Ventil. Wutausbrüche im Verkehr passieren, wenn Menschen diese Energie im Verkehr freisetzen. Die meisten Menschen stauen die Energien in sich auf, bis sie nach Hause kommen und dann – bei der ersten Gelegenheit - entladen sie sie auf die Menschen, mit denen sie sich am sichersten fühlen, auf Menschen, die ihnen vergeben und sie wieder annehmen werden. Meistens sind das ihre Familienmitglieder und die nächsten Freunde und Freundinnen.

Das mag einmal in Ordnung sein, und vielleicht kommen wir sogar zweimal damit davon. Nur, was geschieht, wenn Menschen andauernd diese Energien auf Familienmitglieder entladen?

Betrachten wir die Beziehung von David und Maureen, die derzeit sehr stressbeladen ist. Das Paar lernte sich während der Schule in einem der örtlichen Lokale kennen. Parties mit Freundinnen und Freunden war ein sehr großer Bestandteil ihrer frühen Beziehung. Nach ihrem Abschluss beschlossen Sie ihre Partnerschaft zu besiegeln. Einige ihrer Schulfreunde heirateten zur gleichen Zeit und die Party ging weiter. Nach einigen Jahren war Maureen bereit für Kinder. Sie beschloss mehr auf ihre Gesundheit zu achten und hörte auf zu trinken. David hingegen war – ohne es zu bemerken – von Alkohol abhängig geworden – um seinen Stress abzubauen. So gingen die Parties und das Feiern für David weiter. Davids Trinken war der Anlass für unzählige Streits zwischen dem Paar. Eines Tages, aus Angst seine Frau zu verlieren, beschloss David weniger zu trinken. Er war nicht bereit, es ganz zu lassen, aber er stimmte zu, sein Bestes zu tun.

Für einige Wochen gelang es David zu seinen Freitagsabend-Trinkgesellen Nein zu sagen. Er ging nach Hause und verbrachte die Abende mit Maureen vor dem Fernseher. Dann, an einem Freitag, erfuhr David, dass er eine Beförderung und eine bedeutende Gehaltserhöhung erhalten hatte. Seine Freunde überredeten ihn, dass er schlichtweg mit ihnen zum Anstoßen auf ein Getränk gehen müsse. In all dem Spaß und der Aufregung in der Bar verlor David den Überblick über die Zeit. Es war egal, er hatte seiner Frau ja aufregende, gute Nachrichten zu erzählen.

Grinsend kam er um Mitternacht nach Hause. Er umarmte sie und sagte: „Ich habe tolle Nachrichten!" Maureen roch den Alkohol in seinem Atem.

Maureen hörte ihm nicht zu. Sie konnte nur an all die anderen Momente denken, in denen David versucht hatte sie zu umarmen, als sein Atem nach Alkohol roch. Es fiel ihr auf, dass David sie seit Wochen nicht berührt hatte; es hatte den Anschein, dass er alkoholisiert sein musste, um sie zu berühren. Maureen stieß ihn weg und rannte aus dem Raum. David war sich noch nicht bewusst geworden, wie sehr der Stress aus seinem Job sein Intimleben beeinträchtigt hatte, und dass er Alkohol nutzte, um ihn abzubauen.

In diesem Szenario steuern David und Maureen auf große Schwierigkeiten zu. Wenn David nicht andere Wege lernt seinen Stress abzubauen, wird er weiterhin nicht fähig sein, sich und andere zu lieben.

Davids Geschichte ist nur ein Beispiel, wie Menschen auf negative Weise Stress abbauen. Einige Menschen verwenden verschreibungspflichtige Medikamente, andere werden abhängig von Fernsehen, Essen oder Sex. Während Sie dieses Buch lesen, finden Sie einfache Techniken, um den Stress abzubauen, der sich in Ihrem Leben aufbaut – im Job, in Beziehungen, in der Arbeit, im Verkehr, in der Umwelt – damit vermeiden Sie, Ihre Beziehungen dauerhaft zu schädigen. Als menschliche Wesen, die im 21. Jahrhundert leben, müssen wir wachsam sein und darauf achten unseren Stress positiv abzubauen, oder er kann sich in unser Leben schleichen und uns – wie 2 Radiostationen, die sich überlagern und stören – daran hindern, die wunderbare Musik zu hören, die unsere Welt ist.

Warum herrscht soviel Stress am Arbeitsplatz?

Maggie Wood arbeitet für eine der größten Firmen in Silicon Valley. Sie saß bei einer Konferenz zufällig neben mir und wir begannen uns zu unterhalten. Als Maggie mir sagte, dass sie 4 Enkel hat, fiel ich beinahe von meinem Sessel. „Oh" sagte ich, „Sie sehen wie 35 aus."

„Oh, nein, ich bin in meinen 50ern." sagte sie. „Ich arbeite in Silicon Valley. Ich muss jung aussehen. Falls nicht, verliere ich meinen Job."

„Pfuh, das ist heftig!" sagte ich. „Wie machen Sie es?"

„Ich mache das, was alle tun, die in der Hightech-Industrie arbeiten. Sobald ich Urlaub habe, verschwinde ich ganz still und habe eine Schönheitsoperation. Ich war bereits zweimal zum Facelifting", sagte sie mit einem Achselzucken.„Ich hatte seit sechs Jahren keinen richtigen Urlaub. Ich stehe auch jeden Tag um fünf auf und laufe 4 km. Man muss fit bleiben!"

„Tja", sagte ich, „Sie sehen toll aus. Nur, wie lange denken Sie, dass Sie dieses Tempo durchhalten können?".

„Oh", seufzte sie „Das ist längst nicht alles. Letztes Jahr bekam ich diesen Traumjob. Zumindest dachte ich, es wäre ein Traumjob. Jetzt bin ich mir da nicht mehr so sicher. Es wird von allen erwartet, dass sie zwölf Stunden pro Tag arbeiten. Du arbeitest neun Stunden im Büro, dann fährst du nach Hause und legst von dort aus noch zwei, drei Stunden drauf. Und es ist undenkbar den Teil der Home-Office-Arbeit auszulassen. Sie sehen genau, wann du eingeloggt bist und wann nicht. Es wird nicht offen gesagt – nur, wenn du die Stunden nicht leistet, behältst du üblicherweise den Job nicht."

„Silicon Valley hört sich nach viel Stress an." sagte ich.
Maggie erzählte mir noch, dass sie schon immer davon geträumt hatte eine Romanschriftstellerin zu sein. Unmittelbar bevor sie ihren „Traumjob" angenommen hatte, war sie einem Schreibklub beigetreten und hatte begonnen an ihren Fähigkeiten zu arbeiten. „Das Schreiben geht mir ab." sagte sie. „Aber es bleibt einfach keine Zeit."

Ich fragte sie: „Warum suchen Sie sich nicht einen Job mit weniger Stress?"

„Machen Sie Scherze? Ich lebe in Kalifornien. Da müssen alle durch, um ihr Auslangen zu finden."

Maggie stimmte zu, dass ich über ihre Geschichte schreibe, ohne ihren richtigen Namen zu verwenden. Sie war fest davon überzeugt, dass sie gekündigt wird, sollte irgendjemand aus ihrer Firma die Geschichte lesen.

Meiner Meinung nach ist Maggie ein Opfer der Hochdruck-Gesellschaft, die wir zusammen für uns geschaffen haben. Leben im 21. Jahrhundert, vor allem in den USA, bietet wenig Zeit für Ruhe und Entspannung. Wir fühlen jeden Tag den Druck mit dem hektischen Rhythmus des Lebens mitzuhalten. Stress und Burnout haben nicht nur zugenommen, sie sind zu einer Epidemie geworden. Wir leben in Angst davor zurück zu bleiben. Als Konsequenz nehmen auch körperliche, emotionale und psychische Erkrankungen zu. Nach einer Untersuchung der amerikanischen psychologischen Gesellschaft (APA), sind 54% der Amerikaner und Amerikanerinnen über das Ausmaß von Stress in ihrem Le-ben besorgt. Außerdem sagen 62% von ihnen, dass ihre Arbeit bedeutende Auswirkungen auf das Ausmaß von Stress hat.

Die Statistiken zeigen, dass pro Arbeitstag eine Million Beschäftigte wegen Problemen im Zusammenhang mit Stress fehlen. Diese Epidemie kostet Unternehmen 200 – 300 Milliarden Dollar pro Jahr, berechnet unter Einbeziehung von Fehlzeiten, eingeschränkter Produktivität, Unfällen und direkten medizinischen, rechtlichen und Versicherungskosten. Arbeitsstress kann definiert werden als die schädlichen körperlichen und emotionalen Reaktionen, die sich einstellen, sobald die Anforderungen eines Jobs nicht den Fähigkeiten, Ressourcen oder Bedürfnissen der Beschäftigten entspricht. Lassen Sie uns einige erschreckende Statistiken betrachten, die sehr anschaulich zeigen, um wie viel unser Stresslevel zu hoch geworden sind.

Stress in Amerika

- Die amerikanischen Beschäftigten haben die wenigsten Urlaubstage aller entwickelten Gesellschaften.
- 2005 gaben 33% der Beschäftigten an, dass sie sich stark unter Stress fühlten.
- Die Hälfte der Beschäftigten gab an, dass sie sich in der Arbeit

stark unter Stress fühlten.

- 44% der berufstätigen Mütter gaben zu, dass sie sich auch zu Hause über die Arbeit sorgten und ein Viertel gab an, dass sie mindestens einmal pro Woche Arbeit nach Hause brachten.
- 19% der berufstätigen Mütter berichteten, dass sie oft auch am Wochenende arbeiteten.
- 37% der berufstätigen Väter sagten, sie würden es erwägen eine neue Stelle mit geringerer Bezahlung anzunehmen, wenn sie eine bessere Work-Life-Balance bietet.
- 36% der berufstätigen Väter gaben an, dass sie mindestens einmal pro Woche Arbeit mit nach Hause brachten und 30% sagten, dass sie oft oder immer auch am Wochenende arbeiteten.

Diese düsteren Statistiken zeigen auf, wie wenig Zeit sich die Menschen für sich selbst nehmen. Jobs wie der von Maggie, in denen Menschen zwölf Stunden pro Tag arbeiten, überlastet und mit Stress gefüllt, mit wenig oder gar keiner Zeit, um herunterzukommen und sich zu erholen, sind weiter verbreitet als je zuvor. Und so wie Maggie, glauben die Menschen, sie müssten im Schnellgang arbeiten und leben, einfach um am Ball zu bleiben. Niemand hält inne und wird sich bewusst, wie sehr unser Leben aus dem Gleichgewicht gekommen ist.

Warum sabotiert Sie Stress, wenn Sie sich verändern wollen?

Stress ist unser schlimmster Saboteur, weil wir genau so funktionieren, wie die Bärenmutter, die immer aufgeregter wurde, je näher die Bedrohung kam. Unsere Körper reagieren; es ist die Fight-or-flight Reaktion. Wenn Sie andererseits in einem offenen, ressourcenvollen Zustand sind, schränken Sie Zeit, Energie und Ressourcen nicht ein. Die Veränderung, die Sie wollen, erhält Ihren vollen Fokus, ihre volle Aufmerksamkeit.

Nehmen wir Davids Alkoholproblem als weiteres Beispiel. Eines Tages entschied David, dass er nicht länger Alkoholiker sein wollte. Er wollte seine leidende Ehe retten. David begab sich selbst für 30 Tage in ein Rehabilitationszentrum. Auf seine übliche ehrgeizige Art gab er im Programm alles. Er war Mittelpunkt und Star jeder Therapiesitzung. Er verließ die Rehabilitation alkoholfrei und fühlte sich so gut wie seit Jahren nicht. Die Berater empfahlen ihm, seine Therapie mit den Anonymen AlkoholikerInnen (AA) fortzusetzen. Aber David glaubte nicht, dass er das bräuchte. Er war geheilt.

Dann kehrte David zu seinem alten Leben zurück. Maureen war nicht so optimistisch, was seine angebliche Heilung betraf und bestand darauf, dass er an AA-Treffen teilnahm. Ihr Nörgeln machte ihn wütend. Keinesfalls würde er seine Zeit mit ein paar gescheiterten Existenzen vergeuden. Als er seine alte Arbeit wieder aufnahm, stapelten sich unerledigte Dinge in großen Haufen auf seinem Tisch. Er würde Wochen brauchen, um sich da durch zu arbeiten. Seine Trinkgesellen begannen damit, ihn subtil in Versuchung zu führen, indem sie ihm Geschichten aus den guten alten Zeiten erzählten. Jeder Auslöser, der ihn früher zum Trinken veranlasst hatte, schien zehnmal so stark zu sein. Bald wurden Stress, Ärger und Verwirrung zu stark und er willigte ein, wieder mit seinen Kumpels zum Trinken auszugehen. Ich denke, Ihnen ist schon klar, wie die Geschichte von dort aus weiter ging.

Als David in dem Rehabilitationszentrum war, frei von seinem alltäglichen Stress, war er in der Lage in einem ressourcenvollem Zustand zu bleiben. Die Veränderung erschien ihm leicht. Sobald er in seinen Alltag zurückkehrte, fiel er sofort zurück in seinen üblichen gestressten Zustand, der ihm nur den Alkohol als einzige Option ließ.

Jedes Mal, wenn sie etwas in Ihrem Leben verändern wollen – ob es eine Diät ist, rauchfrei leben, oder etwas so Einfaches wie die Verbesserung Ihres Golfschwungs – bestehen bestimmte Auslöser, die Sie leicht in einen gestressten Zustand drängen können. Außerdem arbeiten unser Körper und unser Geist hauptsächlich aus Gewohnheit. Wir entwickeln eine normale Funktionsweise. In dem Moment, wo wir diese verändern, erlebt unser Körper Stress. Verschränken Sie zum Beispiel für einen Augenblick Ihre Hände. Stellen Sie nun fest, welcher Daumen oben auf liegt. Tauschen Sie die Daumen und achten Sie darauf, wie sich das anfühlt. Es ist etwas unbequem, nicht wahr?

Wenn Sie einige Tage lang üben, die Hände mit dem anderen Daumen zu verschränken, gewöhnt sich Ihr Körper an diese neue Gewohnheit und Sie empfinden es nicht länger als unbequem. Ich fordere Sie auf: tun Sie es und stellen Sie fest, wie schnell Sie dabei sind.

Wozu ich Sie jetzt gerade aufgefordert habe, ist nur eine kleine Veränderung. Können Sie sich jetzt vorstellen, was Ihr Körper mitmacht, um sich neu einzustellen, sobald Sie beginnen eine größere Veränderung vorzunehmen. Die gute Nachricht ist, dass ich eine Lösung habe, die es Ihnen ermöglicht, Veränderungen nahezu ohne Anstrengung vorzunehmen.

Sobald wir beginnen unser Leben zu verbessern, ist der erste Schritt, das Verhältnis von Stress zu dem Problem herauszufinden. Ich garantiere Ihnen, es gibt immer eines. Sobald Sie das erledigt haben, können Sie die Techniken verwenden, die Sie in diesem Buch lernen, um Strategien zur Anwendung zu bringen. Das ist es, worum es in diesem Buch wirklich geht: Sie zu lehren, wie Sie in einem ressourcenvollen Zustand bleiben, wenn der Stress intensiv oder chronisch wird, damit Sie in Ihrem Leben all das haben können, was Sie wollen. Sie werden lernen, wie Sie mit körperlichem Stress umgehen (wie Stress sich auf den Körper auswirkt), mit mentalem Stress (wie Stress sich auf die Psyche auswirkt) und mit emotionalem Stress (wie Stress sich auf die Verbindung zwischen Körper und Psyche auswirkt).

Was sind die alltäglichen Stressauslöser, an die niemand denkt?

Während wir Stress meistens als emotionale Reaktion betrachten, können Stressauslöser in der Umgebung auch Auswirkungen auf unseren Körper haben, ohne dass wir uns dessen bewusst sind. Haben Sie zum Beispiel schon einmal festgestellt, wie müde Sie sich nach einer langen Autofahrt oder einem Flug anfühlen? Sogar wenn Sie während der Fahrt oder dem Flug geschlafen haben, fühlen Sie sich normalerweise müde, wenn Sie ankommen. Warum? Weil – auch wenn es den Anschein hat, dass Sie nur im Auto oder im Flugzeug sitzen – jedes der Moleküle Ihres Körpers tatsächlich mit Geschwindigkeiten bis zu 800 km/h durch die Welt rast. Niemand weiß, welche Auswirkungen das auf Ihren Körper haben kann.

Wie schaut es mit Elektrosmog aus? Viele Wissenschaftler auf der ganzen Welt glauben, dass extreme Niederfrequenzstrahlung genauso schädlich für den menschlichen Körper sein kann wie andere Verschmutzungen. Was ist Elektrosmog? Es handelt sich um Energie, die von nahezu allen Geräten und Vorrichtungen ausgestrahlt wird, die einen Stromanschluss haben. Das beinhaltet alles vom Fernseher bis zum Kühlschrank, Mikrowellengeräten, Waschmaschinen, elektrischen Decken, Toastern, Rasierapparaten und so weiter. Extreme Niederfrequenzstrahlung wird auch von Überlandstromleitungen, Handyfunktürmen, Radiofrequenzen und den Stromleitungen in Wohnungen ausgestrahlt.

Elektrosmog hat sich seit den frühen Tagen der industriellen Revolution langsam und stetig aufgebaut. Wissenschaftler schätzen, dass wir derzeit rund 200 Mal mehr an extremer Niederfrequenz-strahlung ausgesetzt sind als zu Anfang des 20. Jahrhunderts. Manche Forscher glauben, dass Menschen, Tiere und Pflanzen auf die natürliche Schwingungsenergie des Planeten eingestimmt sind, die ungefähr bei acht Herz liegt und dass extreme Niederfrequenzstrah-lung Verwirrung in dieses System bringt und zu Funktionsstörungen der Zellen führt. Anders gesagt, die elektrochemische Verbindung wird desorganisiert und sobald das geschieht, können Krankheiten, Stress, Anspannung, Angst und viele andere neurologische Symp-tome auftreten. Das ganze Ausmaß der Auswirkungen von extremer Niederfrequenzstrahlung ist heute noch nicht bekannt, es ist jedoch interessant, dass es in Russland nicht erlaubt ist, Häuser in der Nähe von Hochspannungsleitungen zu bauen, weil das Krebsrisiko bei Familien, die viele Jahre in der Nähe von Hochspannungsleitungen lebten, höher ist.

Überlegen Sie einmal, wieviel Zeit wir heutzutage in ge-schlossenen Räumen verbringen. Die meisten Menschen bekommen nur ein paar Atemzüge frische Luft, wenn Sie von ihren Autos in die Arbeit gehen, über den Parkplatz eines Einkaufszentrums spazieren oder ihre müden Körper am Abend durch die Einfahrt nach Hause schleppen. Wir verbringen heute den größten Teil unseres Tages in geschlossenen Räumen, in einer Umgebung mit Umlaufluft, die voll ist von Milben, Allergenen, Bakterien, Schimmel und Keimen, die unser Immunsystem schwer belasten.

Haben Sie schon einmal überlegt, wie stressig sogar Wetter sein kann? Probieren Sie einmal dieses Szenario aus: Sie erwachen zum Trommeln der Regentropfen auf Ihr Fenster und wünschen sich nichts mehr als noch tiefer unter die Decke zu kriechen und weiter zu schlafen. Heute nicht! Heute haben Sie Besprechungen, Verpfli-chtungen und Besorgungen zu machen und Sie müssen die Kinder in die Schule bringen. Also zwingen Sie sich aufzustehen, rasen durchs Haus, um fertig zu werden und stürzen hinaus in den strömenden Regen. Sie hetzen vom Haus zum Auto, fahren die Kinder in die Schule – auf rutschigen Straßen mit verrückten, gehetzten Fahrern um Sie herum. Endlich springen Sie über Pfützen, um in das Büro-gebäude zu gelangen und kommen an ... tropfend nass, schlapp und völlig gestresst. Und das ist nichts als ein Regentag!

Ist Ihnen aufgefallen, dass Meteorologen nicht nur das Wetter vorhersagen, sondern Sie auch warnen, wann Ihre Allergien am heftigsten sein werden oder wann die Feuergefahr so groß ist, dass Ihr Haus in Flammen aufgehen könnte, noch bevor Sie heimkommen? Die Wettervorhersager geben uns einen Verschmutzungsbericht, Hitzewarnungen und raten den Menschen in geschlossenen Räumen zu bleiben, wann immer sie können. Nun, wie soll das denn möglich sein, in der herausfordernden Welt, in der wir heute leben? Und, ich denke ein Wetter von 0 Grad ist nicht berichtenswert genug, also müssen wir heute auch noch wissen, dass es sich mit dem Windfaktor sogar noch 10 Grad kälter anfühlt? Stress! Stress! Stress! Und von Hurrikans, Tornados, Überflutungen, Dürre und Erdbeben habe ich noch gar nicht gesprochen!

Ich denke, Sie verstehen, was ich meine. Das Potential für emotionalen, mentalen und körperlichen Stress umgibt uns jeden Tag und wenn wir nichts dagegen unternehmen, werden wir überlastet und unsere Gesundheit und unser Lebensqualität leidet.

Fordert Stress still und leise seinen Tribut von Ihnen?

Der Stressquotiententest, der folgt, ist eine Gelegenheit für Sie, das Ausmaß von Stress in Ihrem Leben festzustellen und zu sehen, inwiefern Stress Ihren persönlichen Erfolg möglicherweise sabotiert. Ich möchte, dass Sie Ihre Zustimmung zu den zwanzig Aussagen auf einer Skala von Null bis Vier bewerten.

Stressquotiententest

Bewerten Sie Ihre Zustimmung zu den folgenden Aussagen, indem Sie folgende Kriterien verwenden:

0=nie 1=selten   2=manchmal 3=regelmäßig   4=immer

Ringeln Sie unter jeder Aussage die Zahl ein, mit der Sie am meisten übereinstimmen.

1.   Ich arbeite mehr als 40 Stunden in der Woche.
            0   1   2   3   4
2.   Wenn ich mich gestresst oder überfordert fühle, esse ich oder verwende Suchtmittel.
            0   1   2   3   4

3.   Meine Arbeit beeinträchtigt mein Familienleben.
       0   1   2   3   4
4.   Ich habe Schuldgefühle und bin enttäuscht.
       0   1   2   3   4
5.   Ich mache mir große Sorgen, was andere von mir denken.
       0   1   2   3   4
6.   Ich habe den Eindruck, dass ich wenig Kontrolle über meinen Job habe.
       0   1   2   3   4
7.   Mein Arzt hat mich gewarnt und aufgefordert, den Stress in meinem Leben zu reduzieren.
       0   1   2   3   4
8.   Ich bin besorgt, dass andere das wirkliche Ausmaß von Stress und Angst in meinem Leben bemerken.
       0   1   2   3   4
9.   Ich werde wütend – mit meiner Familie, mit Freund_innen, im Verkehr.
       0   1   2   3   4
10.   Ich habe Angst um meinen Arbeitsplatz.
       0   1   2   3   4
11.   Ich gerate in Stress, wenn das Ausmaß der Aufgaben in meinem Job sich auf meine Leistung auswirkt.
       0   1   2   3   4
12.   Veränderungen in der Arbeit und neue Technologien überfordern mich.
       0   1   2   3   4
13.   Ich melde mich krank, weil ich es einfach nicht mehr aushalte.
       0   1   2   3   4
14.   Ich verberge meinen Stress vor meiner Familie.
       0   1   2   3   4
15.   Ich hatte vor kurzem belastende Erlebnisse (Tod in der Familie, Scheidung, Umzug, Jobwechsel, …)
       0   1   2   3   4
16.   Ich habe Schwierigkeiten einzuschlafen oder wache mitten in der Nacht auf und habe dann Schwierigkeiten wieder einzuschlafen.
       0   1   2   3   4
17.   Ich wache auf und fühle mich besorgt, nervös oder müde.
       0   1   2   3   4

18.   Ich vermeide Sport oder soziale Aktivitäten.
       0   1   2   3   4
19.   Ich kann mich nur schwer motivieren.
       0   1   2   3   4
20.   Ich habe das Gefühl, dass mein Leben aus dem Gleichgewicht ist.
       0   1   2   3   4

Wenn Sie mit dem Bewerten fertig sind, zählen Sie Ihr Ergebnis zusammen und schreiben Sie die Summe hier nieder: _____

Lassen Sie mich die Wertung erklären:

0-10 = wenig Stress; verwenden Sie die kreativen Visua-
lisierungs- und Entspannungstechniken (KVE), die Sie in diesem
Buch lernen, um Ihren Stressquotienten niederzuhalten.

11-30 = mittlerer Stress; Sie leben auf der Überholspur und
sind kurz davor überlastet zu sein. Nehmen Sie sich jeden Tag Zeit,
um mindestens ein Mal am Tag eine KVE anzuwenden, praktizieren
Sie Entspannungstechniken.

31-55 = hoher Stress; Sie sind überlastet. Nehmen Sie sich
jeden Tag zwei Mal Zeit für KVE – einmal in der Früh, einmal am
Abend – am besten gleich, wenn Sie nach Hause kommen. Wenden
Sie Entspannungstechniken an. Falls es Ihnen vorkommt, als hätten
Sie zuviel Energie, wenn Sie KVE direkt vor dem Schlafengehen
anwenden, dann verwenden Sie es am späten Nachmittag oder gleich nach der Arbeit. Es gibt einige wenige Menschen, die empfinden,
dass die Anwendung von KVE in der Nacht, sie zu energiegeladen
macht und sie dann schwer einschlafen.

56-80 = extremer Stress; Ihre Gesundheit ist in Gefahr. Sprechen Sie mit Ihrem Arzt. Verwenden Sie KVE mindestens dreimal
täglich, trinken Sie mehr Wasser, praktizieren Sie täglich Entspannungstechniken.
       Egal, was Ihr Ergebnis war, Sie profitieren sehr viel von den
Techniken in diesem Buch und beginnen jetzt gleich, indem Sie folgende Übung machen.
Gedankenexperiment: Können Sie die Stressauslöser

in Ihrem Leben ausmachen?

Wie ich schon früher erwähnte, beinhaltet der erste Schritt zur Veränderung das Identifizieren Ihrer Stressquellen. Die meisten Menschen sind sich nicht bewusst, wieviele Entscheidungen Sie jeden Tag treffen, sie kennen die Anzahl der potentiellen Stressauslöser nicht, auf die sie treffen und sind sich nicht des Umfangs der Informationen, die auf sie einströmen, bewusst. Lassen Sie uns einen Blick auf die Stressauslöser in Ihrem Leben werfen.

Nehmen Sie ein Notizbuch, einen Kalender oder ein Heft und schreiben Sie die Wochentage als Überschriften auf sieben getrennte Seiten, Montag bis Sonntag und teilen Sie jede Seite in drei Spalten. Geben Sie den Spalten die folgenden Titel: **Stressauslöser, Meine Reaktion, Gesündere Reaktion.** Nehmen Sie sich jeden Tag ein paar Minuten Zeit, um die Stressauslöser, auf die Sie im Laufe des Tages getroffen sind, aufzuschreiben.

Wenn Sie zum Beispiel zu spät aufwachen, das wäre ein „Stressauslöser". Verkehr, Besprechungen, ein gehetztes Mittagessen, eine Meinungsverschiedenheit mit einer Kollegin, technische Probleme, ein krankes Kind, ein Streit mit dem Partner, eine lange Schlange im Supermarkt – einfach alles, das Sie aufregt, frustriert, verärgert oder nervös macht, wird in die Liste aufgenommen. Wenn Sie das Aufschreiben Ihrer Aktivitäten und Stressauslöser vom ersten Tag beenden, sehen Sie vielleicht das erste Mal bewusst, unter wieviel Druck Sie stehen. Am Ende des Tages setzen Sie sich hin und füllen die „Meine Reaktion"-Spalte aus. Haben Sie sich geärgert, waren Sie frustriert und besorgt? Haben Sie zu viel gegessen oder ein anderes Suchtmittel verwendet? Haben Sie später am Tag einen Wutanfall gegen Ihre eigene Familie bekommen? Jetzt konzentrieren Sie sich auf die „Gesündere Reaktion"-Spalte. Das ist die Spalte, der Sie am meisten Zeit und Aufmerksamkeit schenken. Gibt es eine bessere Möglichkeit für Sie mit jeder einzelnen Situation umzugehen? Was geschieht, sobald Sie in einem ressourcenvollen Zustand bleiben? Was ist das Ergebnis, sobald Ihnen das gelingt?

Es ist wichtig, dass Sie sich erinnern: sobald Sie in einem ressourcenvollen Zustand bleiben und keinen Stress erleben, bleibt Ihr Blutdruck normal, Ihre Atem- und Herzfrequenz bleiben normal, Ihr Körper ist frei von Schüben von Insulin, Cortisol, Schilddrüsenhormonen und das heißt: Sie sind bereits auf dem Weg zu mehr Gesundheit und haben das Risiko für Lebensstil-Krankheiten reduziert.

Ich empfehle Ihnen, diese Übung immer weiter zu machen. Die wenigen Minuten pro Tag, die Sie dafür brauchen, geben Ihnen Jahre an hoher Lebensqualität und verlängertes Leben.

„Und es kam der Tag, da das Risiko, in der Knospe zu verharren, schmerzlicher wurde als das Risiko, zu blühen" **- Anais Nin**

Ich rate Ihnen, diese Übung immer weiterzuführen. Mit den paar Minuten, die Sie dafür am Tag verwenden, schenken Sie sich Jahre von hoher Lebensqualität.

Beispielblatt:

Montag

Stressauslöser	Meine Reaktion	Gesündere Reaktion
verschlafen	frustriert	früher aufwachen
Verkehr	wütend	mich durch den Verkehr atmen
Besprechung	gelangweilt	Fragen stellen
Schnell gegessen	angespannt	bewusst kauen
Meinungsverschiedenheit mit einem Kollegen	frustriert	Die Situation aus einem anderem Winkel betrachten
Technisches Problem	wütend	mich ums Service kümmern
Michael war krank	rustriert	unterstützender sein

Tag:

Stressauslöser	Meine Reaktion	Gesündere Reaktion

Was sind also die guten Nachrichten?

Die gute Nachricht ist: Indem Sie lernen das magische Elixier anzuwenden, dass ich in den kommenden Kapiteln mit Ihnen teile, beruhigen Sie Ihren Geist, Ihren Körper und überwinden die schädlichen Wirkungen der Fight-or-flight Reaktion direkt – Sie erhalten in Wirklichkeit die Vorzüge ihres Gegenteils dazu: die Entspannungsreaktion.

Im nächsten Kapitel stelle ich Ihnen die universellen Prinzipien vor, die wir nutzen, um Sie zu unterstützen, den gesunden, glücklichen und stressfreien Lebensstil wieder zu erlangen, der Ihnen seit Ihrer Geburt zusteht.

"Das Schönste, was wir erleben können, ist das Geheimnisvolle. Es ist das Grundgefühl, das an der Wiege von wahrer Kunst und Wissenschaft steht. Wer es nicht kennt und sich nicht mehr wundern, nicht mehr staunen kann, der ist sozusagen tot und sein Auge erloschen."

- *Albert Einstein*

„Der Grund, aus dem die meisten Menschen ihre Ziele nicht erreichen, ist, dass sie sich gar keine Ziele setzen; oder sie nicht ernsthaft für glaubwürdig oder erreichbar halten. Sieger können dir sagen, wohin sie gehen, was sie planen auf dem Weg dorthin zu tun und wer das Abenteuer mit ihnen teilt."

- *Denis Watley*

KAPITEL ZWEI

DIE UNIVERSELLEN GESETZE,
DIE IHR LEBEN VERÄNDERN

Wir sind Energiewesen und alle guten Wissenschaftler und Wissenschaftlerinnen wissen, dass universelle Gesetze und Prinzipien die Energie bestimmen. Wenn Ihre Energie in Harmonie mit den universellen Gesetzen ist, fühlen Sie sich harmonisch. Wenn Ihre Energie nicht im Einklang mit den universellen Gesetzen ist, fühlen Sie sich unausgeglichen. Universelle Gesetze bestimmen das Ergebnis unserer Handlungen und Gedanken. Ja, es ist so einfach.

Diese universellen Gesetze beherrschen uns auf jeder Ebene unseres Seins – spirituell, körperlich und emotional. Stress stellt sich dann ein, wenn unsere Egos versuchen, diese Gesetze zu beherrschen. Anders gesagt, wenn wir einen Wunsch ausdrücken oder eine Handlung setzen, versuchen wir das Ergebnis zu lenken. Wenn Sie im Flow sind und in Einklang mit den universellen Gesetzen leben, erlangen Sie Gesundheit, Glück und Wohlstand. Macht es daher nicht Sinn, auf der Welle der Energie zu reiten, die das ganze Universum baut und erhält, statt gegen sie anzukämpfen?

Um wieviel leichter ist das Leben, wenn wir einfach Entscheidungen mit gutem Gewissen treffen und es dann den universellen Prinzipien überlassen für das Ergebnis zu sorgen? Ich denke, das fühlt sich an wie ein Jongleur, der dutzende von Bällen jahrelang in der Luft gehalten hat und endlich die Bälle fallen lässt, wohin sie auch mögen.

Ist das nicht eine Erleichterung?

Was ich beschreibe, ist das *Gesetz der Akzeptanz*, das Gesetz, das vermutlich für die meisten von uns am schwierigsten zu erlernen ist, weil wir in einer Gesellschaft leben, die ständig versucht uns zu kontrollieren. Wir sind alle Opfer einer gesellschaftlichen Form von Hypnose, die uns sagt, dass wir ein großes Haus haben müssen, mit einer Garage für drei Autos, einen smaragdgrünen Rasen und zwei teure Wagen in der Auffahrt – um unseren Wert in dieser Welt zu beweisen. Und so arbeiten wir zu hart und schlafen zu wenig. Wir machen uns Sorgen, jammern und haben nur selten Spaß. Wir kämpfen, manipulieren und kontrollieren und immer noch bekommen wir nicht, was wir uns wünschen. Wir greifen nach Alkohol, Essen und anderen Suchtmitteln, um uns Erleichterung zu verschaffen und enden mit noch mehr Problemen. Ist es ein Wunder, dass unsere Spielplätze leer sind und unsere Krankenhäuser voll?

Das Gesetz der Akzeptanz

Es war ein heißer Sommer in Phoenix, Arizona. Mein Vater und ich saßen auf Klappstühlen auf der Terrasse seiner kleinen Eigentumswohnung. Unsere Herzen waren so schwer wie die stickige Wüstenluft. „Wir könnten so vielen Menschen helfen," sagte ich. „Und hier sitzen wir und haben nur eine Handvoll Klienten und verdienen gerade genug, um die Rechnungen zu bezahlen."

Wir waren gerade von Michigan nach Phoenix umgezogen und begannen zu begreifen, dass die Aussichten für ein neueröffnetes Geschäft düster waren. Ein Geschäft in Phoenix zu starten war wesentlich teurer als in unserer Heimatstadt Battle Creek in Michigan.

„Wir brauchen Hilfe, um ins Rollen zu kommen … jemand, der in uns investiert", sagte ich. „Wir sind gute Therapeuten, aber wir brauchen ein Geschäftsmodell."

Nicht einmal eine Stunde später läutete das Telefon. „Nein, wir sind nicht interessiert" sagte mein Vater dem Anrufer, nachdem er einige Minuten zugehört hatte. „Wir wollen unser eigenes Unternehmen starten."

„Wer war das?" fragte ich.

„Oh, das war nur Dr. Adams. Er will hier in Phoenix eine Filiale eröffnen, damit er hierher kommen und seine Eltern in der Sonnenstadt besuchen kann. Er wollte wissen, ob wir es für ihn leiten würden, aber ich habe ihm gesagt, dass wir dabei sind unser eigenes Unternehmen zu starten."

„Vater", sagte ich, „wir hatten doch gerade ein Gespräch darüber, dass wir jemand suchen, der uns helfen kann. Dr. Adams hat in Michigan ein großartiges Businessmodel. Er ist bereit, hier in ein neues Therapiezentrum zu investieren, er will, dass wir es leiten und du hast NEIN zu ihm gesagt?"

„Wir brauchen seine Hilfe nicht", sagte er „wir wissen genau, was wir tun."

Aber wir wussten nicht, was wir taten und in dem Moment wurde mir bewusst, dass mein Vater sich gegen das Gesetz der Akzeptanz wehrte, ohne es zu wissen. Er war nicht bereit anzuerkennen, dass wir Hilfe brauchten. Genau in diesem Moment beschloss ich, das Gesetz der Akzeptanz für mich arbeiten zu lassen. „Wenn du es nicht tust, dann mach ich es." sagte ich.

Mein Vater versperrte mir den Weg zum Telefon. „Du bist nur 24 Jahre alt, Dr. Adams wird keinerlei Interesse haben, mit dir Geschäfte zu machen."

Nicht lange danach rief ich Dr. Adams zurück. „Wenn Sie wirklich daran interessiert sind, hier in Phoenix etwas zum Laufen zu bringen, geben Sie mir einen Checkliste mit den Dingen, die zu tun sind, und ich erledige das für Sie."

Wie mein Vater vorhersagte, hatte Dr. Adams Zweifel wegen meiner Jugend, aber er war bereit mir eine Chance zu geben. In weniger als einer Woche lieferte ich ihm alles, was er verlangt hatte. Innerhalb eines Monats hatten wir eine fixe Geschäftsvereinbarung. Nach vier kurzen Jahren war ich in der Lage das ganze Unternehmen von ihm zu kaufen. Dieses Unternehmen wuchs langsam zu einem internationalen Franchise. Heute sind mein Vater und ich dankbar, dass ich im Alter von 24 Jahren die Fähigkeit hatte zu erkennen, dass wir auf diesem Weg viel größere Chancen hatten zu erreichen, was wir uns wünschten; indem wir im Einklang mit dem Gesetz der Akzeptanz lebten.

Warum haben Schriftsteller, Künstler und Musiker Agenten? Sie haben sie, weil sie die Tatsache akzeptieren, dass während sie unglaublich talentiert in ihren Spezialgebieten sind, ihnen im Bereich von Finanzen und Geschäftstüchtigkeit, die Fähigkeiten fehlen und sie kein Netzwerk in der jeweiligen Industrie haben, um ihre Produkte allein zu verkaufen. Sie akzeptieren, dass es in Ordnung ist, andere Menschen beizuziehen, um die Dinge zu tun, die sie selbst nicht tun können. Sie versuchen nicht ihr ganzes Universum zu kontrollieren. Die kreativen Menschen, die bereit sind in Einklang mit dem Gesetz der Akzeptanz zu leben, bauen in der Regel ihre Fähigkeiten noch mehr aus und sind erfolgreicher, weil sie ihre Zeit und ihre Aufmerksamkeit darauf fokussieren, ihr Talent zu verfeinern.

Wenn etwas in Ihrem Leben nicht nach Wunsch läuft, ist es sehr wahrscheinlich, dass Sie nicht akzeptieren, dass Sie ein Problem haben. Wenn Sie nicht akzeptieren, dass Sie ein Problem haben, wie kann der zielorientierte Mechanismus Ihres Anders-als-Bewusstseins daran arbeiten, eine Lösung zu schaffen? Wenn Ihr Anders-als-Bewusstsein nicht weiß, dass Sie nicht wollen, was Sie bekommen, warum sollte es etwas ändern?

Bis Sie einen Zustand der Akzeptanz erreichen, indem Sie zu 100% ehrlich mit sich selbst sind, wird Ihnen Ihr Geist einfach den Status Quo geben. In anderen Worten, wenn Sie weiterhin das tun, was Sie immer getan haben, werden Sie weiterhin das erhalten, was Sie immer erhalten haben. Um eine Veränderung zu verwirklichen, müssen Sie zuerst akzeptieren, dass das, was Sie getan haben, nicht funktioniert.

Das ist der Grund, warum jedes 12-Stufen-Programm (auf der Grundlage des Originals der Anonymen Alkoholiker), das Gesetz der Akzeptanz beinhaltet. Als ich jung war, ging mein Vater regelmäßig auf Trinkzüge, die mehrere Tage, manchmal sogar Wochen andauerten. Er hatte danach die verblüffende Fähigkeit aus seiner betrunkenen Bewusstlosigkeit zu erwachen und so zu tun, als ob er nicht wüsste, wie schlimm er unser aller Leben verpfuscht hatte. Vater war so ein Meister der Verleugnung, dass er uns sogar überzeugte, dass er kein Alkoholproblem hätte.

Er verbrachte Jahre damit, zu versuchen zu beweisen, dass er kein Alkoholiker sei, wo er doch in Wirklichkeit ein so guter Alkoholiker war, dass meine Mutter in die Fabrik gehen musste, um seine Lohnzahlung abzuholen, bevor er sie in seine Hände bekam. Er hätte sonst getrunken und alles in einer Nacht verspielt.

Eines Tages, nach einem langen Trinkzug, kam er zu dem Schluss, dass er Hilfe brauchte. Er fand einen Kurs für Entspannung, der die Silva Methode genannt wurde und dachte sich, dass er ihm nützen würde. Indem er lernte, seinen Geist zu entspannen, wurde ihm bewusst, dass es die Bezeichnung Alkoholiker war, gegen die er sich so viele Jahre gewehrt hatte. Er begann zu verstehen, was wirklich los war – dass er ein Mensch war, der dermaßen unter Stress gestanden war, dass er keinen besseren Weg gefunden hatte, um den Stress abzubauen, als zu trinken. Von diesem Tag an akzeptierte er die Tatsache, dass Alkohol nur Macht über ihn hatte, wenn er ihn in seinen Körper tat und er daher ein Mensch war, der nie wieder Alkohol konsumieren wird. Aber das war egal, denn jetzt hatte er die Entspannungstechniken, die ihm halfen den Stress abzubauen, wann immer er das brauchte.

In dem Augenblick, als mein Vater das Gesetz der Akzeptanz anwendete, befreiten ihn unsichtbare Kräfte seines Geistes vom Alkoholmissbrauch. Er verwendete die Techniken, die er gelernt hatte und beschloss seine Ausbildung fortzusetzen und erlangte schließlich einen Doktortitel in Psychologie und Christlicher Beratung.

Sobald Sie akzeptieren, wo Sie sind und akzeptieren, dass Sie Hilfe benötigen, dann tritt das nächste Gesetz auf den Plan, das Gesetz der Anziehung und bringt die richtigen Menschen, die richtigen Erfahrungen, die richtigen Seminare und/oder die richtigen Entspannungsmethoden in Ihr Leben. Sobald Sie akzeptieren, wo Sie sind, senden Sie unbewusst ein Signal an die Welt um Sie, das sagt: Ich ziehe zu mir an, was ich benötige, um die nächste Ebene meines persönlichen Wachstums zu erreichen.

Gebet der Gelassenheit
Universum, gib mir die Gelassenheit die Dinge anzunehmen, die ich nicht ändern kann; den Mut die Dinge zu verändern, die ich ändern kann; und die Weisheit den Unterschied zu erkennen.

Das Gesetz der Anziehung

Ich aß den letzten Bissen auf und wartete bis Jerry fertig war. Das war gewöhnlich so, wenn wir abends essen gingen. Jerry war ein Gründungsmitglied des Leerer-Teller-Clubs; er aß immer jeden Bissen gewissenhaft, so als ob er vor ein Erschießungskommando käme und er noch genau einen Happen hätte. Mir war das allerdings ganz recht. Es war in diesen Momenten, dass ich sprach und Jerry zuhörte.

Etwas früher an diesem Tag hatte Jerry an einem Kurs teilgenommen, den ich für die Gesundheitsbehörde von Arizona hielt. Das Ziel des Kurses war es, zu zeigen, wie die Teilnehmer und Teilnehmerinnen Menschen unterstützen können, die schon zum zweiten Mal wegen alkoholisierten Autofahren verurteilt worden waren. Um das zu erreichen, präsentierte ich mein *Geheime-Lösungen*-Training. Die Schwierigkeit war, dass die Lösungen für die Doktoren der Psychologie, die ich unterrichtete, ein Geheimnis zu bleiben schienen. Sie verstanden einfach nicht, wie jemand die Gedanken eines Menschen genauso betrachten konnte, wie sie die Software eines Computers betrachten.

„Ich muss ihr Genie erwecken," sagte ich zu Jerry.

Jerry legte seine Gabel weg und bedeutete mir, diesen Gedanken anzuhalten, während er zu Ende kaute. „Das ist ein großartiger Titel für ein Buch!" rief er aus.

„Was?" fragte ich.

„Erwecke das Genie!"

Es war für Jerry nichts Neues, dass ihm Buchtitel einfielen. Wir scherzten oft darüber, dass er das *Buch der Buchtitel* schreiben sollte. Als ich mir seine Worte noch einmal durch meinen Kopf gehen ließ, hatte ich plötzlich die Idee. Ich hatte noch zwei Tage mehr für die Gesundheitsbehörde.

„Jerry", schlug ich vor, „Ändern wir das Thema für morgen und nehmen wir den Kurs auf Video auf. Ich kann den Kurs transkribieren und ein Buch darüber schreiben. Wir nennen es dann *Erwecke das Genie*."

Jerry war hervorragend im Aufschieben. Er hatte vor Kurzem ein Verlagshaus in Arizona gegründet, PureLight Publishing, um seine unendliche Liste von Buchtiteln selbst zu verlegen. Mit seiner Aufschieberitis hatte er sich selbst davon abgehalten, das Verlagsgeschäft ins Laufen zu bekommen. Dann war da ich. Englisch war der einzige Gegenstand, in dem ich in der Schule nicht Spitze war. Ich war vermutlich der letzte Mensch, der versuchen sollte ein Buch zu schreiben.

Trotz alledem sagte Jerry: „Wenn du es schreibst, dann verlege ich es."

Ich kritzelte einen Vertrag auf eine Serviette und legte ihn Jerry zum Unterschreiben vor.

Jerry sah ihn durch. „Wir brauchen einen Zeitrahmen für

diesen Vertrag," sagte er. „Wie lange brauchst du, um das Buch zu schreiben?"

„Sechs Monate", sagte ich. Sechs Monate klangen nach einer langen Zeit.

Wir unterschrieben beide auf der Serviette und hatten unseren Vertrag.

Es war ein Risiko. Ich hatte keine Vorstellung davon, auf welches Unterfangen ich mich eingelassen hatte. Ich hatte noch nie von jemanden gehört, der ein Buch auf diese Weise geschrieben hatte. Sowohl Jerry als auch ich wussten, dass, wenn ich mir etwas wirklich vornehme, ich das auch umsetze.

Wir nahmen wie geplant die nächsten beiden Tage auf Video auf und ließen dann die Aufzeichnung transkribieren. Es war zu diesem Zeitpunkt, dass ich den Spruch „Schreiben ist Editieren" verstand – zum Glück hatte ich eine perfekte Editorin geheiratet.

Ich hatte Cynthias Talent entdeckt, als ich in Denver lebte und sie in Phoenix. Sie schickte mir immer meine Briefe korrigiert zurück – in schönstem Rot. (Na gut, sie schickte nicht wirklich alle zurück, aber wenn Sie sie fragen, könnte sie Ihnen erzählen, dass sie alle zurückschicken wollte!) Ich wusste sofort, dass sie die richtige Frau für mich ist. Wer wäre besser geeignet, um mein Buch zu editieren? Ich schrieb also und Cynthia editierte. Sobald sie mit ihrem Teil fertig war, schickten wir Kopien an Freunde, Freundinnen und Familienmitglieder, um deren Rückmeldungen zu erhalten. Mit jeder einzelnen Rückmeldung, die wir erhielten, nahm das endgültige Manuskript immer mehr Gestalt an. Sobald es fertig war, legte ich eine Kopie des Servietten-Vertrags auf das fertige Manuskript und schickte es an Jerry.

Ich wünschte, ich hätte ein Mäuschen sein können, an dem Tag, an dem Jerry die Lieferung per Post erhielt. Ich bin mir sicher, dass er das Buch auch veröffentlicht hätte, wenn ich zwei Jahre gebraucht hätte, um es fertigzustellen, aber er hätte nie erwartet, dass ich den ganzen Vorgang in sechs Monaten zu Ende bringe. Ich wollte einen Bestseller, aber Jerry hatte sein Verlagsimperium noch nicht gegründet. Was würde der Meister der Aufschieberitis tun? Da wir die Situation erkannten, beschlossen Cynthia und ich ihn zu unterstützen, um PureLight so richtig schnell ins Laufen zu bringen.

Anfangs stellte sich das alles sehr einfach dar. Wir fanden eine großartige Druckerei, die den ersten Auftrag erledigen konnte und uns in allem unterstützte, was wir auf dem Weg benötigten. Ich hatte mir während einer Visualisierungssitzung das perfekte Cover vorgestellt – ein Bild von Einstein, der durch das Weltall reist. Ich kannte auch einen talentierten Künstler in Sedona, Arizona, dem ich zutraute, das Cover umzusetzen, das ich mir vorgestellt hatte.

Als wir das Bild allerdings erhielten, war es schrecklich. Ich rief den Künstler an.

„Das bekommst du für 2.000,-." sagte er.

Ich war verärgert, um es milde auszudrücken. Mit diesem Cover konnte ich das Buch nicht veröffentlichen, aber ich wusste auch nicht, wie ich meine Vision verwirklichen konnte. Es fühlte sich wie ein unüberwindliches Hindernis an. Ich ging in mein Büro, legte mich in den Liegesessel, schloss meine Augen und machte einen tiefen Visualisierungsprozess von dem Cover, das ich wollte. Während ich dabei war, beschloss ich, es im Bestsellerregal in der Buchhandlung zu sehen. Nachdem ich fertig war, entschloss ich mich spazieren zu gehen. Ich wanderte zu einem Einkaufszentrum in der Nähe meines Büros. Dort traf ich dann Sam.

Sam war ein energiegeladener T-Shirt Maler und ein richtig guter. Ich setzte mich auf einen Stuhl in der Nähe seines Geschäftes und sah im zu, wie er ein T-Shirt nach dem anderen produzierte, jedes schöner als das zuvor. Nachdem der Ansturm des Tages vorbei war, ging ich auf Sam zu. Ich stellte mich vor und fragte ihn, ob er neben T-Shirt-Malen auch andere künstlerische Projekte machte.

„Natürlich" sagte er. „Ich habe Plattencover gemacht und ich habe ein Atelier voller Bilder."

„Könnte ich Sie engagieren, um ein Buchcover zu machen?" fragte ich.

Sams Augen leuchteten auf. „Natürlich können Sie das, und ich - „

Da unterbrach ich ihn und erzählte ihm von meiner Enttäuschung über den Künstler in Sedona – ohne zu erwähnen, wieviel ich für das enttäuschende Kunstwerk bezahlt hatte..

Sam versicherte mir, dass ich ihn nicht zu bezahlen bräuchte, falls ich mit seiner Arbeit nicht vollständig zufrieden sein sollte. „An was für eine Art von Cover denken Sie?" fragte er mich.

Ich zeigte auf ein T-Shirt mit einem Weltraumbild. „Ich habe mir so etwas Ähnliches vorgestellt, nur mit einem Bild von Einsteins Gesicht im Vordergrund darüber gelegt – so als ob Alberts Geist selbst die Leser und Leserinnen anblickte."

Sam sprang auf und lief in den Nebenraum. Was hatte ich gesagt, dass er so wortlos verschwand? Nach wenigen Momenten kehrte er zurück, grinste und hielt einen Zeichenblock in der Hand. „Sie werden nicht glauben, was ich in meiner Freizeit getan habe!" rief er aus.

„Was?" fragte ich.

Sam blätterte durch den Zeichenblock und zeigte mir dutzende Skizzen von Albert Einstein. „Ich hatte keine Ahnung, warum ich all diese Bilder von Einstein zeichnete." sagte er. „Ich glaube, es war für Ihr Buchcover."

Da, auf dem Zeichenblock, war das perfekte Bild. „Dieses Bild und der Hintergrund dort drüben – wieviel macht das aus?" fragte ich und hielt meinen Atem an.

„Ist Ihnen 450,- zu viel?" fragte Sam. „Sie bekommen bei mir ein druckfertiges Produkt."

Der Rest ist Geschichte. Es ist erstaunlich, was Sie um die Ecke finden können, sobald Sie bereit sind zu visualisieren und sich dann trauen zu fragen.

Der Rest der Buchproduktion verlief wie geschmiert, und es war die Zeit gekommen es zu promoten. Ich stellte schnell fest, dass – außer Sie sind ein *New York Times* Bestseller - kein Verleger Ihr Buch promoten will. Ich war zurück in der Planungsphase – wieder. Cynthia und ich besuchten Jerry. „Schau", sagten wir, „unser Geschäft läuft gut, wir können also einen Teil unserer Zeit verwenden, um das Buch zu bewerben. Wir kaufen uns ein Wohnmobil und touren durchs Land. Du organisierst die Events."

Jerry war einverstanden und die Reise begann. Nach langer Zeit entwickelten sich die Dinge gut. Gerade als wir unsere Reise starteten, erhielt „*Erwecke das Genie*" den Preis als bestes Ratgeberbuch des Jahres 1994 von der Nordamerikanischen Buchhändlervereinigung. Sehr oft stellten wir fest, dass das Buch bereits ausverkauft war, wenn wir in einem Ort ankamen. Eine Reihe von Buchhändlern erzählten uns, dass sie überzeugt waren, dass es das einzigartige Cover war, dass die Aufmerksamkeit der Kunden und Kundinnen erregte. Am besten war, dass wir in einigen Orten erfuhren, dass „Erwecke das Genie" die Spitze ihrer Bestsellerliste erreicht hatte! Alles, was ich mir in den kreativen Visualisierungsprozessen vorgestellt hatte, hatte sich verwirklicht – mit dem besten Ratgeberbuch-Preis als Sahnehäubchen.

Ich weiß, dass einige Skeptiker sagen würden, dass das alles nur Zufall war und ich würde ihnen zustimmen; ich erlebte zufällige Ereignisse auf der Grundlage von dem, was ich mir für mich und mein Buch visualisiert hatte. Jedes Mal, wenn Sie bemerken, dass Sie Erfahrungen als Zufälle, Glücksfälle, Glück, Schicksal, Gelegenheit, günstige Entwicklung, Unglück, Vorsehung beschreiben, sind sie wahrscheinlich gerade dabei, die Auswirkungen des Gesetzes der Anziehung zu empfangen.

Das Gesetz der Anziehung spielte auch in meinem Liebesleben eine große Rolle. Auch als junger Mann spürte ich schon sehr stark, dass meine Arbeit eine Mission war. Ich war mir sicher, dass ich in dieses Leben gekommen war, um etwas Wichtiges zu tun und ich realisierte, dass ich mehr brauchte als eine Ehefrau; ich brauchte eine Lebenspartnerin, die mit mir zusammen arbeitet. Also setze ich mich eines Tages hin und machte eine Auflistung der Fertigkeiten, die ich in einer Ehefrau finden wollte. Ich meditierte einige Minuten über das Gesetz der Anziehung, steckte dann das Blatt in eines meiner Lieblingsbücher und vergaß es komplett.

Einige Monate später hörte ich mit, wie mein Vater meiner Mutter erzählte, dass er plante einen der kommenden Kurse zu streichen, weil sich zu wenig Leute angemeldet hatten.

„Hast du etwas dagegen, wenn ich den Kurs abhalte? Für Übungszwecke?" fragte ich.

„Natürlich nicht – mach nur. Aber erwarte dir nicht zu viel," sagte er. „Es haben sich nur einige wenige Menschen angemeldet."

Sobald ich die Gelegenheit ergriffen hatte, beschloss ich,

den Kurs mit einer Kleinanzeige in der lokalen Zeitung zu bewerben. Die Anzeige lautete etwa: *„Lernen Sie die Macht Ihres Geistes kennen"* und nannte meine Telefonnummer. Ich war (genauso wie mein Vater) sehr erstaunt, als sich fast dreißig Personen anmeldeten. An diesem ersten Abend saßen die TeilnehmerInnen und ich in einem Kreis und alle stellten sich der Reihe nach vor. Dann kam sie an die Reihe; sie hieß Cynthia und ich wusste schon an diesem Tag, dass sie meine Frau würde.

Nach dem Kurs gingen mein Freund Ray und ich noch Eis essen."Hast du das Mädchen gesehen?" sagte ich. „Sie werde ich heiraten."

„Ja, klar." grinste Ray. „Das hättest du gerne."

Als der zweite Abend lief, war ich fest überzeugt, dass Cynthia und ich füreinander bestimmt waren – so lange, bis ich feststellte, dass sie nicht kam. Sie kam auch nicht zum dritten Abend. Vielleicht hatte Ray ja recht und mit Cynthia zusammen zu sein, war wirklich mehr, als ich erhoffen durfte. Ich hatte einen Zusammenbruch und rief sie an. Es stellte sich heraus, dass sie in einen Autounfall verwickelt gewesen war und eine ernste Nackenverletzung erlitten hatte. Nun, das schlug eine gehörige Delle in mein *Eines Tages wird sie meine Frau sein*-Szenario.

Als Cynthia wieder gesund war, begann sie bei einigen der Aktivitäten, die ich veranstaltete, aufzutauchen.

Nachdem wir uns etwa eineinhalb Jahre lang immer wieder bei Veranstaltungen gesehen hatten, kamen wir zusammen und hatten unsere erste Verabredung. Später an diesem Abend gestand mir Cynthia, dass sie von Anfang eine Schwäche für mich gehabt hatte, seit diesem ersten Abend im Kurs und dass sie mit der Absicht mich zu sehen bei den Aktivitäten und Veranstaltungen aufgetaucht war. Sie erzählte mir auch, dass sie sich am Vorabend des ersten Kurses bei ihrer Mutter beklagt hatte, dass es so wenig freie Männer gäbe. Ihre Mutter hatte gesagt: „Wenn du jemand mit gleichen Interessen finden willst, musst du an Orte gehen, wo solche Menschen sein könnten. Mach das, was dir Spaß macht und der Richtige wird auftauchen."

Am nächsten Morgen sah Cynthia meine Anzeige in der Zeitung und entschied, dass das Thema sie sehr interessierte. War es Zufall oder das Gesetz der Anziehung, dass ich auch dort war?

Das ist aber noch nicht das Ende der Geschichte. Ungefähr neun Monate nach unserer Hochzeit beschlossen Cynthia und ich nach Louisville, Kentucky, zu ziehen, damit wir unsere eigene Praxis besitzen und leiten konnten. Während wir packten, fiel ein kleiner Zettel aus einem Buch und glitt auf den Boden. Cynthia hob ihn auf und las ihn. Zu spät wurde mir klar, dass es meine Wunschliste von vor zwei Jahren war. Ich versuchte sie ihr wegzunehmen, aber sie ließ nicht los. Ich war erleichtert, als ich sah, dass sie lächelte. Endlich gab sie mir den Zettel. „Lies laut vor," sagte sie.

Als ich die Liste vorlas, wurde uns beiden bewusst, dass Cynthia genau die Fähigkeiten hat, die ich mir gewünscht hatte.

„Warte hier." sagte sie und verschwand die Treppen hoch. Nach einigen Minuten kam sie mit ihrem Notizbuch zurück. Sie blätterte durch die Seiten und reichte es mir dann. Da war sie, Cynthias eigene Liste mit den Fertigkeiten, die sie bei ihrem Lebenspartner suchte. Dort war ich beschrieben.

„Das Einzige, was du vergessen hast, ist die wallende Haarpracht." scherzte ich.

Wir lachten beide.

Unsere Ehe dauert jetzt schon 19 wunderbare Jahre. Wir sind dankbar dafür, wie uns das Gesetz der Anziehung zusammenbrachte und uns beiden gab, was wir im Leben brauchen und uns wünschen. Wir sind fest überzeugt, dass unsere Ehe das ganze Leben andauert, weil wir von unsichtbaren Kräften zusammengeführt wurden und weil wir beide einen Partner, eine Partnerin suchten, die in die gleiche Richtung schauen kann, nicht nur in die Augen.

Das Gesetz von Ursache und Wirkung

Die meisten Menschen haben von dem *Gesetz von Ursache und Wirkung* gehört, aber nur wenige begreifen wirklich die Rolle, die es in unserem Leben spielt. *Was du säst, das erntest du.* Das scheint doch einfach, nicht wahr? Nun, das Gesetz von Ursache und Wirkung kann in positive oder negative Richtung funktionieren. Während Sie dieses Kapitel lesen, ist es Ihre Aufgabe herauszufinden, wie Sie das Gesetz von Ursache und Wirkung anwenden, um das Leben zu erschaffen, das Sie sich wünschen. Sie lernen dieses Gesetz so zu beherrschen, dass es für Sie positive und dynamische Früchte trägt.

Als ich an einem stickigen Nachmittag im August im Umkleideraum der Schule saß, hatte ich keine Ahnung, wie die Ereignisse des Tages mein Leben verändern würde. Ja, ich hatte drei Jahre lang für diesen Augenblick trainiert. In meinem Geist war ich angekommen. Möglicherweise würde ich meine Vorhersage Teamkapitän zu sein nicht verwirklichen, aber ich war endlich ein Mitglied der Schulauswahl im Football. Egal auf welcher Position ich spielte, es war auf jeden Fall ein toller Erfolg.

Ich dachte zurück an die Zeit, als ich vor drei Jahren diese gewagte Vorhersage machte. Ich wog weniger als 50 kg. Ich brachte nicht einmal zehn Liegestütze zusammen – 1,5 km Laufen? Keine Chance. Ich spielte Football, aber ich war als dreißig Sekunden Wunder bekannt. Das heißt, wenn noch dreißig Sekunden zu spielen waren, schaute der Trainer auf die Ersatzbank, sah mich mit glasigen Augen sitzen ...

„Porter!" rief er. „Bist du bereit, reinzugehen?"

Ich sprang auf, setzte schnell meinen Helm auf und lief raus auf das Spielfeld. Dann beobachtete ich die Uhr.

30, 29, 28, ...

Ich beobachtete, wie die dreißig Sekunden heruntertickten, ohne einen einzigen Spielzug zu machen. Zusätzlich zu meinem miesen körperlichen Zustand war ich auch noch beim Studieren schlecht. Ich schaffte die Prüfungen mit Mühe und Not und musste daher mit einem von Nachprüfungen bestimmten Sommer rechnen. Ich hatte schon eine Klasse wiederholt. Mein Vater hatte beschlossen, mich zum Lernen zu motivieren – so oder so.

Er hatte gerade das Buch von James Allen „*Wie ein Mensch denkt*" zu Ende gelesen. Er beschloss, dass ich sein „wissenschaftliches Experiment" würde. Eines Tages im Sommer konfrontierte er mich also.

„Hast du ein Ziel für die Mittelschule?" fragte er mich.

„Ja", sagte ich mit typischer jugendlicher Unbesonnenheit „Ich will raus!"

Mein Vater blieb geduldig. „Was ist mit der Zeit, wo du dort bist?"

Ich dachte einen Augenblick nach. „Ich werde Kapitän des Footballteams."

Falls mein Vater daran zweifelte, dass ein dreißig Sekunden Wunder Teamkapitän werden könnte, dann zeigte er es nicht. Ohne zu zögern, erinnerte er mich: „Nur glauben ohne Arbeit funktioniert nicht."

„He?"

„Wir brauchen einen Plan," sagte er. Er holte einen Kalender hervor. „Wo beginnst du?"

Ich wunderte mich immer noch. „Was meinst du?"

„Du musst irgendwo beginnen", sagte er. „Wenn du nicht den ganzen Sommer in deinem Zimmer verbringen willst, dann brauchen wir einen Plan, um dich fürs Football spielen vorzubereiten." Er begann Eintragungen im Kalender zu machen. Ich schaute vorsichtig über seine Schulter und sah, dass er jeden Tag die gleichen Worte eingetragen hatte „Lies *Wie ein Mensch denkt*". Er drehte sich um und schaute mir in die Augen. „Wir beginnen mit deinem Kopf." sagte er. „Der Körper kommt dann nach."

Als ich drei Jahre später in dem Umkleideraum saß, wurde mir klar, dass mein Vater recht gehabt hatte. Ich war nun ein Muskelpaket von 90 kg. Ich war ein schneller Sprinter und brachte beim Bankdrücken 125 kg hoch. Niemand konnte mich halten. Ich war frei von jeder Angst.

Tatsächlich hinderte mich nur eine Sache mein Ziel zu erreichen, dass ich zögernd vor drei Jahren für mich gesetzt hatte. So wie alle Schulen hatte auch Springfield seine Lieblinge. Einige bekannte Familien schienen königliche Rechte auf ihrer Seite zu haben. Obwohl Newton, der Trainer, ein guter Trainer war, hielt er den Status Quo aufrecht. Ich war schon Kapitän des Ringerteams und des Laufteams – nur Kapitän des Footballteams zu werden schien außer meiner Reichweite zu sein. Ich hatte die athletischen Fähigkeiten, aber ich wusste, dass ich diese unsichtbare soziale Grenzen nie überwinden konnte.

Wie ich so da saß, über die Vergangenheit nachdachte und mich mit Freunden unterhielt, kam Herr Ward hereinspaziert. Ich mochte Herrn Ward, ich sah ihn oft in der Früh, wenn ich nach dem Training als Cool-down noch langsam lief und er reichte mir immer wieder ein Glas Wasser. Ich war allerdings verwirrt. Was war mit Trainer Newton passiert? Dann kam der Sportliche Leiter, Herr Peterson, herein.

„Jungs," sagte er. „Ich will, dass ihr euren neuen Trainer kennenlernt."

Als der neue Trainer, Ward, zum Team sprach, konnte ich meine Ohren nicht trauen. Er tat etwas, dass noch nie in der Geschichte der Schule vorgekommen war, er ließ alle Spieler den Kapitän wählen. Sogar die Neuzugänge und die jungen Spieler hatten eine Stimme.

Ich musste mir auf die Lippe beißen, um mein Lächeln zu verbergen. Vor zwei Tagen hatte ich ein Krafttrainingsteam gegründet, weil ich nicht gerne allein trainiere. Viele von den jüngeren Sportlern machten mit und waren meine Krafttrainingspartner geworden. Während andere Erfahrenere die Jungen im Sport hänselten, unterstützte ich sie dabei stärker zu werden. Ich hatte sogar ein Sommerprogramm gestartet, um sie im Bereich der Schnelligkeit zu unterstützen. Ich organisierte einen Ausflug, um Western Michigan spielen zu sehen und die Jüngeren waren mit Freude und Eifer dabei. Während ich all das tat, hatte ich keine Ahnung, dass ich an der Verwirklichung meines Ziels arbeitete. Als ich Trainer Ward zuhörte, wusste ich jedoch: Das war meine Chance!

Als die Stimmen gezählt wurden, gab es das Ergebnis, das ich erwartet hatte. Ich war Kapitän des Teams. Und ich lernte zugleich eine wertvolle Lektion; unsichtbare Kräfte hatten sich mit mir verschworen, um meine Ziele zu erreichen. Das Gesetz von Ursache und Wirkung hatte seinen Zauber in meinem Leben wirken lassen. Nichts konnte mich aufhalten!

Das Gesetz der Vergebung

Als Dorothy das erste Mal in mein Büro kam, dachte ich, es wäre meine einzige Aufgabe, sie von körperlichen Schmerzen zu befreien. Als ich begann, mich mit ihr zu unterhalten, kam Dorothys ungeheurer Ärger auf ihre Eltern zum Vorschein.

Dorothy war ungefähr 60 Jahre alt. Ich bin sicher, es war lange her, dass ihre Eltern ihr weh getan hatten, und dennoch schien ihr Körper immer noch die Wut zu beherbergen. Ihre Gelenke, vor allem ihre Knie waren so wund und unbeweglich und die Schmerzen so fürchterlich, dass sie eine Gehhilfe brauchte, um durch einen Raum zu gehen.

Dorothy hatte von einem Freund über meine Arbeit gehört und bat mich, ihr zu helfen sich von ihren Schmerzen zu befreien. Sie sehnte sich danach, ohne Hilfsmittel gehen zu können. Alle meine Techniken, die normalerweise meinen Klienten sehr gut halfen, hatten bei Dorothy keinerlei Wirkung. Ich tat mein Bestes, um meine Frustration zu verbergen, aber unsere Sitzungen führten nirgendwo hin.

Ich beschloss einen Schritt zurückzumachen und sie einfach durch eine geführte Entspannung zu leiten, um zu sehen, ob es mir gelingt, dass sie zumindest ein wenig loslässt. Ungefähr in der Mitte der Sitzung kam mir jedoch eine Idee. Ich forderte sie auf an die Menschen zu denken, die ihre Schmerzen und Anspannungen verursacht hatten und ihnen eine nach dem anderen zu vergeben. Zunächst machte sie mit, bis sie bei ihren Eltern ankam. Ihr Körper erbebte und ihre Lippen zitterten. „Ich kann es nicht." sagte sie. „Ich kann meinen Eltern nicht vergeben für das, was sie mir angetan haben."

Für mich war es nicht wichtig zu wissen, welche schrecklichen Dinge Dorothys Eltern gemacht hatten. Es wäre ohnehin nicht hilfreich gewesen, sie die Szenen noch einmal erleben zu lassen; für sie war es nur wichtig ihnen zu vergeben, damit sie aufhören konnte, die Wut in ihrem eigenen Körper zu halten.

Bald war Dorothy am Rande eines völligen Zusammenbruchs. Für einige Minuten weinte sie und schlug um sich herum und dann geschah das Erstaunlichste: sie seufzte tief und ihr Körper entspannte sich, als ob sie in den Sessel schmelzen würde. „Ich vergebe euch," murmelte sie sanft. Sie erzählte mir später, dass ihr plötzlich klar wurde, dass die Wut, die sie in ihrem Körper gehalten hatte, sie verkrüppelt hatte.

Als die Sitzung endete, lächelte Dorothy auf eine Art, wie ich es noch nie bei ihr gesehen hatte. „Als ich meiner Mutter und meinem Vater vergab," sagte sie, „fühlte es sich an, als ob eine warme Flüssigkeit durch meine Knie fließt. Das war das seltsamste Gefühl, das ich je hatte."

Dorothy und ich sprachen über ihre Erfahrung. „Meine Eltern sind beide seit Jahren tot.", sagte sie. „Ich fühle mich lächerlich, weil ich so lange an dieser Wut festgehalten habe."

„Stellen Sie sich Ihren Körper wie die Festplatte eines Computers vor," sagte ich. „Ihr Geist ist die Software und Ihr Körper ist die Hardware. Jeder Gedanke, den Sie denken, muss durch Ihren Körper verarbeitet werden. Negative Gedanken müssen sich irgendwo ausdrücken. Die Knie stehen für Flexibilität. Sie wurden unflexibel durch die Wut, die Sie gegen Ihre Eltern hegten. Solange Sie an dieser Wut festhielten, war da kein Platz für positive Gedanken oder für Heilung."

Dorothy durchlebte eine der tiefgehendsten Veränderungen, die ich je miterleben durfte. Einige Monate später rief ein lokaler Fernsehsender an und wollte mich für einen Nachrichtenbeitrag interviewen. Ich sagte: „Mir ist es lieber, dass Sie meine glücklichen Klienten und Klientinnen interviewen."

Am Tag der Aufnahme traf Dorothy um 20 kg leichter und mit einem Lächeln, das den ganzen Raum erstrahlen ließ in meinem Büro ein. „Als ich das erste Mal in Dr. Porters Büro kam, brauchte ich eine Gehhilfe, dann verwendete ich einen Gehstock und jetzt – brauche ich gar nichts mehr!" erklärte sie dem Reporter.

„Sind Sie so etwas wie ein Geistheiler?" fragte er mich.

„Mit Sicherheit nicht," antwortete ich. „Dorothy hat das alles selbst gemacht. Ich gab ihr eine Landkarte und einen Führer zu ihrem eigenem Inneren. Sie hat den ganzen Rest erledigt."

Ich hatte Dorothy gelehrt, über ihren Körper wie eine

Metapher zu denken. Als sie die Wut losließ, war sie im Stande, das Gewicht von ihrem Körper los zu lassen, was wiederum den Druck auf ihre Knie verringerte. Dorothy brauchte bald keine Schmerzmittel mehr. Mit Vergebung heilte sie ihr Inneres und dann ihren Körper.

Buddha sagte, „Wer dich ärgert, erobert dich." Die medizinische Forschung beweist, dass das wahr ist. Wenn wir negative Gedanken denken, spuckt das Gehirn einen Wasserfall an chemischen Stoffen aus, die das Potential haben, den Körper zu zerstören. Wenn wir hingegen das, was in der Vergangenheit geschehen ist, als notwendige Voraussetzung für unser Wachstum wertschätzen und den Menschen vergeben, die uns weh getan haben, dann antwortet der Körper mit dem richtigen Elixier aus Hormonen und chemischen Stoffen im Hirn, die Gesundheit, Harmonie und Le-benskraft in unserem Körper erschaffen.

In seinem Buch „*Wie ein Mensch denkt*", sagt James Allen, dass Sie werden, was Sie tief in Ihrem Herzen denken. Sobald Dorothy ihren Ärger losließ und sich entschloss tief und wahr zu lieben, ihre eigene Vergangenheit anzunehmen und wertzuschätzen, begann ihr Körper ihre neuen Glaubenssätze zu spiegeln; ihr Körper wurde zum Ausdruck dessen, was sie in ihrem Herzen trug.

Vergeben bedeutet auch Loslassen. Indem Sie vergeben und die Vergangenheit loslassen, bemerken Sie, um wieviel leichter es ist, ihrem Körper die Ruhe und Entspannung zu geben, die er braucht und so haben sie die Jahre voller Gesundheit, die sie verdienen.

Das Gesetz des Überflusses

Haben Sie je davon geträumt ein besseres Leben zu haben bei strahlender Gesundheit, mit einem Traumhaus, einem erfüllenden Beruf oder Unternehmen? Haben Sie sich je gefragt, wie Sie diese Dinge in Ihrem Leben verwirklichen? Beverly Nader machte das und sie verwirklicht seit ihrer Jugend ihre Träume, indem Sie etwas verwendet, das sie Schwingungsharmonie nennt.

„Schwingungsharmonie bedeutet einfach, dass alles, was in

das Leben eines Menschen kommt, im Einklang mit seinem, ihrem Energiefeld ist," sagt Beverly. Einfach gesagt, sie lehrt Menschen, wie sie das Gesetz des Überflusses und die Macht der Gedanken nutzen, um Träume und Ziele im Leben zu verwirklichen.

Beverly scheint der lebendige Beweis zu sein, dass ihre Theorien richtig sind. Sie begann schon in jungen Jahren zu studieren, wie die Welt funktioniert. In ihren Studien entdeckte sie Weisheiten, die ihr halfen das Universum und ihren Platz in ihm zu verstehen. Ihre unbändige Neugierde führte sie zur Hermetischen Philosophie, eine Art von spirituellen Lehren, moderner Psychologie und Quantenphysik. Sie wandte dann alles, was sie gelernt hatte in der Praxis an. Heute ist sie eine bekannte Autorin und Vortragende. Sie sagt, dass sie ihren Geist benutzt hat, um Gewicht zu verlieren, ihr eigenes Unternehmen zu führen, Besitzerin ihres Traumhauses zu sein und – erstaunlicherweise, um sich selbst von Krebs zu heilen.

Um das Gesetz des Überflusses zu verstehen, dürfen Sie zuerst verstehen, dass alles im Universum durch Energie verbunden ist. Energie ist die Triebkraft hinter allem Leben. Daher bestimmt die Energie, die aus unserem Inneren kommt sprichwörtlich, was unseren Körpern geschieht und was wir zu uns anziehen. Sie werden zu den Dingen gezogen, die eine äußerst starke, mächtige positive Absicht erfüllen, auch wenn Sie sich ihrer gar nicht bewusst sind. Wir alle haben die Fähigkeit, dieses Prinzip anzuwenden, um unser Leben zu verbessern.

Zum Beispiel haben die meisten Ärzte eine intuitive Sehnsucht Menschen zu helfen – ihre Wunden zu heilen. Das ist der Grund, warum sie überhaupt in die Medizin gehen. Das bedeutet, dass durch jeden Arzt, jede Ärztin eine universelle Macht fließt, die ihm oder ihr hilft, die Heilung im Patienten, in der Patientin herbei zu führen. Die meisten Ärztinnen und Ärzte erreichen Überfluss in ihrem Leben. Nicht, weil sie gierig sind – wie vielleicht viele Menschen dachten, sondern weil sie im Einklang mit ihren inneren Wünschen leben. Im Kapitel 9 werden wir die positive Absicht noch weiter besprechen, um Ihnen zu helfen, zu verstehen, wie sie Sie dabei unterstützen oder Sie dabei behindern kann, Ihre Ziele zu erreichen.

Sie brauchen nicht weit zu gehen, um das Gesetz des Überflusses in Aktion zu sehen. Es ist überall offensichtlich. Der Überfluss ist allgegenwärtig, nicht nur, wo wir ihn mit unseren Sinnen wahrnehmen können, sondern genauso in den Weiten des Weltalls, Milliarden von Kilometern entfernt. Das Universum wächst ständig, dehnt sich aus und gedeiht in einem unendlichen Kreislauf des Überflusses. So hat zum Beispiel das Hubble Teleskop Bilder von etwas zur Erde geschickt, das Wissenschaftler als Schwarze Energie bezeichnen, etwas von dem sie wissen, dass es sich ständig ausdehnt und neue Sterne, Planeten und Sonnensysteme erschafft. So fortgeschritten die Technologie auch geworden ist, ist es immer noch unmöglich für uns die unendliche Ausdehnung zu erfassen und den Überfluss zu begreifen, der außerhalb der menschlichen Wahrnehmung existiert. Sogar innerhalb der Grenzen der Erde entstehen jeden Tag neue Arten von Pflanzen- und Tierleben und werden entdeckt.

Obwohl die Menschheit sich nicht besonders um die Erhaltung der Natur kümmert, blüht und gedeiht unsere Welt weiterhin und stellt uns unermessliche Ressourcen zur Verfügung. Sie werden unzählige Eichhörnchen und Insekten entdecken, die es schaffen, die Ressourcen, die sie benötigen, jeden Tag zu finden. Die Vögel finden viel Nahrung und ungeheuer viel Material, um ihre Nester zu bauen. Gehen Sie in irgendeinen Wald und heben Sie eine Schicht von Blättern und Zweigen hoch. Sie werden dort einen Reichtum an wuselndem Leben vorfinden. Blicken Sie auf irgendeinen Fluss, See oder Teich und beobachten Sie den Überfluss des Lebens in ihnen. Das ist das unglaubliche, unaufhörliche, unendliche Gesetz des Überflusses in Aktion. Unser Universum gründet sich auf Überfluss und Vielfalt; es kennt solche Dinge wie Mangel und Einschränkungen nicht.

Lassen Sie uns jetzt auf den Überfluss in Ihrer persönlichen Welt schauen. Haben Sie schon in jedem Bereich Ihres Lebens den Überfluss, den Sie ersehnen? Haben Sie die finanziellen Mittel, die Sie sich wünschen? Haben Sie die Karriere, die Sie sich in jungen Jahren erträumt haben? Besitzen Sie das Haus, den Wagen Ihrer Träume? Ist Ihre Gesundheit so gut, wie Sie sich das wünschen? Haben Sie genug Spaß? Wenn Sie in einem dieser Gebiete noch einen Mangel fühlen, dann hat Ihnen nicht irgendjemand einen Streich gespielt. Das Gesetz des Überflusses lebt, es geht ihm gut und es ist genauso voller Ressourcen, wie ich es beschrieben habe.

Wenn Sie daher nicht die Art von Überfluss genießen, die Sie ersehnen, dann müssen Sie Ihre Aufmerksamkeit auf Mangel und Einschränkungen gerichtet haben; falls nicht, würde das Universum Sie nicht mit Mangel und Einschränkungen versorgen. Haben Sie Schwierigkeiten in Beziehungen? Indem Sie ihren Fokus auf den Mangel an Liebe richten, liefert Ihnen das Gesetz des Überflusses genau das, was Sie anziehen – einen Mangel an Liebe. Falls Sie ständig an Ihren Mangel an Ressourcen und Geld denken, dann stellt Ihnen das Gesetz des Überflusses einen Überfluss an Geldmangel zur Verfügung. Wenn Sie sich Sorgen machen und ständig über Krankheiten nachdenken, dann liefert Ihnen das Gesetz des Überflusses Krankheiten. Wenn Sie nicht genug Zeit oder Spaß haben, dann liegt das daran, dass Sie sich in diesen Bereichen für Mangel entschieden haben.

All das sind Beispiele für das Gesetz des Überflusses in Aktion und das bedeutet, dass Sie genau das im Überfluss erhalten, worauf Sie Ihre Gedanken fokussieren.

Ich habe einmal gelesen, dass sobald der Reichtum der Welt auf die Menschen der Welt aufgeteilt wird, jeder Mensch ungefähr sieben Millionen Dollar in Cash erhält. Traurigerweise wird jedoch davon ausgegangen, dass sich das finanzielle Ungleichgewicht sich innerhalb weniger Jahrzehnte wiederherstellen würde. Warum? Weil das Gesetz des Überflusses genau so weiter arbeiten wird, wie es seit ewigen Zeiten arbeitet. Diejenigen, die Überfluss anziehen, werden weiterhin Überfluss erhalten, und diejenigen, die Mangel anziehen, werden Wege finden, ihr Geld an die Menschen zu verlieren, die Überfluss anziehen.

Obwohl Sie das Gesetz des Überflusses nicht ändern können, Sie können sich selbst ändern. Sie können lernen, in Einklang mit den Gesetzen des Universums zu arbeiten, die Sie mit jeglichem Überfluss versorgen, den Sie beschließen in Ihr Leben zu ziehen.

Das Gesetz der Nicht-Bindung

Seit Mitte der 80er-Jahre erforsche ich die Anwendung von Licht- und Tonfrequenzen für Tiefenentspannung und kreative Visualisierung. Ich glaubte damals und glaube es noch, dass jeder einzelne Mensch eine Licht- und Tonapparatur zur Entspannung haben sollte und dass sobald das der Fall ist, sich unsere Welt sofort verändern wird. Das war mein Ziel vom ersten Tag an, als ich diese erstaunliche und faszinierende Technologie entdeckte.

Mit dem Kommen von elektronischen Medienwiedergabegeräten wusste ich, was die nächste Generation der Geräte sein sollte. Ich visualisierte regelmäßig einen all-in-one Licht und Audio MP3-Player – eine Art von persönlichem Weiterbildungsgerät. Dieses Gerät würde es mir erlauben, die Licht- und Tonfrequenzen bei jedem geführten Prozess zu synchronisieren und gleichzeitig den Menschen ein einfach handzuhabendes Gerät zu geben, mit so wenig Kabeln und Steckern wie möglich. Während meiner eigenen Visualisierungssitzungen sah ich das Gerät vor meinem inneren Auge, erinnerte mich jedoch gleichzeitig daran, nicht an das Endergebnis gebunden zu sein.

Als ich mein vorheriges Unternehmen verkaufte, ent-schied ich mich, mich auf eine Karriere als Motivationsredner in der Hightech-Industrie zu fokussieren. Dabei traf ich zwei Größen aus Silicon Valley, Bruce und Dale Ann Springer. Sie luden mich ein sie in ihrem großartigen Haus im Livermore Valley in Kalifornien zu besuchen, um ein Projekt zu besprechen, dass gefährdet war.

Wir setzten uns zusammen und machten ein Brainstorming. Eine Idee führte zur nächsten und dann stellte mir Dale Ann eine verblüffende Frage: „Wie wirst du deine nächste Botschaft davor schützen, kopiert oder weiter verkauft zu werden?"

Dale war schon früher als Klientin in meinen Franchisestellen und sie wusste, dass meine CDs leicht kopiert und beliebig weitergegeben werden konnten. Meine Antwort war: „Es gibt keinen Weg, sie zu schützen."

Sie blickte zu Bruce, dann zurück zu mir und lächelte. In den nächsten Stunden entwickelten wir einen Plan, um das Licht- und Tongerät zu bauen, dass ich visualisiert hatte, nur dass jetzt eine

Verschlüsselungstechnologie dazu kommen würde.

Als wir fertig waren, sah ich sie an und seufzte. „Das ist eine großartige Idee," sagte ich, „aber ich habe bereits eine Menge Zeit und Geld verschwendet, um eine solche Maschine zu entwickeln und die Experten sagen mir alle, dass uns so eine Technologie noch nicht zur Verfügung steht."

Dale lächelte. „Das ist es, was alle in den frühen 90ern sagten, als wir einen Telefon/Fax Switch entwickeln wollten. Wir sahen den Bedarf, aber jeder sagte uns, dass es nicht gemacht werden könnte. Wir waren nicht bereit, das zu akzeptieren. Es dauerte eine Weile und wir fanden die richtigen Techniker und bekamen genau das, was wir wollten.

„Ich erinnere mich an das Gerät," sagte ich, „ich kaufte einige für zu Hause und meine Büros."

Die Springers verkauften letztlich tausende dieser Geräte, die so arbeiteten, dass sie feststellten, ob ein eingehender Anruf ein Telefonanruf oder ein Fax war und den Anruf dann automatisch an das entsprechende Gerät weiterleiteten. „Wir haben die Erfahrung und das Know-how, um das Gerät zu entwickeln, das du dir wünscht," sagte Bruce. „Und wir werden sicherstellen, dass es auch deine Inhalte schützt. Genau genommen kenne ich auch schon den richtigen Techniker, um es zu entwickeln."

Es dauerte einige Monate und unzählige Optimierungen und Verfeinerungen, aber als Bruce, Dale und Matt, unser Stabstechniker, den ersten funktionstüchtigen Prototypen vorführten, spürte ich tief in meinem Inneren, dass eines der größten Ziele, die ich mir je gesetzt hatte, gerade verwirklicht wurde.

Wie passt diese Geschichte zum Gesetz der Nicht-Bindung? Nun, indem ich jegliches Bedürfnis das Endergebnis zu kontrollieren, aufgab, brachte das Universum irgendwie eine Gruppe zusammen, die mein Ziel erreichen konnte.

Eine Bindung an das Endergebnis irgendeines Ziels verursacht Stress. Nicht-Bindung löst diesen Stress auf. Wir sind verantwortlich für die Handlungen, aber es gibt eine Macht, die größer ist als wir alle sind, die sich um das Endergebnis kümmert. In Garth Brooks Superhit *Unanswered Prayers* erzählt er eine Geschichte, die veranschaulicht, warum das Gesetz der Nicht-Bindung total sinnvoll ist. In dem Lied besucht er mit seiner Frau ein lokales Footballmatch, bei dem sie seine Freundin aus der Schulzeit treffen, die Frau, um derentwillen er das Universum angefleht hatte, damit sie seine Frau für alle Zeiten werde. Als er die beiden Frauen einander vorstellt, bemerkt er, dass seine Ex-Freundin gar nicht der Engel war, für den er sie gehalten hatte. Dann schaut er auf seine Frau, bedankt sich für alle Geschenke, die er im Leben erhalten hat und dankt dem Universum, das es sein Flehen nicht erhört hatte.

Ist das nicht typisch, dass wir im Nachhinein feststellen, wie diese universelle Macht genau wusste, was besser für uns war als wir selbst? Wie das Lied von Garth Brook sagt: „Ich glaube, das Universum weiß doch, was es tut."

Ein anderes Beispiel für dieses Gesetz in Aktion passiert die ganze Zeit in unseren Körpern. Wenn Sie sich schneiden, ist es Ihre Aufgabe, die Wunde zu reinigen, sie zu desinfizieren und sie mit einem Pflaster abzudecken. Danach erledigt Ihr Immunsystem den Rest. Es sendet weiße Blutkörperchen in das Gebiet, um Sie vor einer Infektion zu schützen, bildet einen Schorf und heilt den Schnitt. Sie handeln, um den Heilungsprozess zu unterstützen, aber Sie lassen den Körper seine Arbeit tun.

In unserem persönlichen Leben scheint es uns oft viel schwerer, nicht an das Endergebnis gebunden zu sein. Wahrscheinlich die größte Herausforderung entsteht in den Familien. Viele Familien haben ein Mitglied, das aus einer anderen Welt zu kommen scheint. Das ist die eine Person, die immer in Schwierigkeiten zu sein scheint oder ein Drogen- oder Alkoholproblem hat. Suchtexperten wissen, dass sobald die Familienmitglieder nicht mehr an das Endergebnis gebunden sind, sobald sie aufhören, die Person reparieren zu wollen, diese Personen in der Lage sind, sich von den Mustern zu befreien, die die Sucht ermöglicht hatten.

Von all den Gesetzen, die ich hier skizziert habe, ist es das Gesetz der Nicht-Bindung, das Sie mit der größten Wahrscheinlichkeit von Stress und Sorgen befreit. Indem Sie die Geschichten in diesem Buch lesen, entdecken Sie, wie andere Menschen diese Gesetze benutzt haben und viel bessere Ergebnisse erzielt haben, als sie sich jemals für sich vorstellen hätten können. Bleiben Sie ganz ruhig, wenn Sie sich jetzt noch nicht in diesem nicht gebundenen Zustand leben sehen können. Die Gedankenexperimente zeigen Ihnen, wie Sie Ziele visualisieren und dann die Bindung loslassen.

„Einige der größten Geschenke des Universums sind nicht erfüllte Gebete."

-Garth Brooks, No Fences, „Unanswered Prayers"
Autoren: Pat Alger, Larry Bastian und Garth Brooks

Diese unglaublichen Gesetze des Universums bilden die Grundlage für alles andere, das Sie in diesem Buch lesen. Sie geben Ihnen das Grundverständnis, wie das Universum einwandfrei und mit exakter Bestimmtheit funktioniert. Die folgenden Kapitel bieten Ihnen den Schlüssel, um diese Prinzipien zu erschließen, die Ihnen erlauben, alles zu erreichen, das Sie sich je erhofft hatten.

Im nächsten Kapitel beschreibe ich genau, was der Kern des Zaubertranks ist, von dem ich gesprochen habe – kreative Visualisierungs- und Entspannungsprozesse (KVE). Ich erkläre genau, was kreative Visualisierung ist, warum es so wichtig ist, sie mit Entspannungstechniken zu kombinieren und wie die beiden zusammen das ideale Umfeld für Heilung, Fokussierung sind und um das in Ihr Leben zu ziehen, was Sie sich für Ihr Leben wünschen.

„Versuches es und durchdringe mit unseren beschränkten Mitteln die Geheimnisse der Natur und du wirst entdecken, dass hinter den unterscheidbaren Gesetzen und Verbindungen etwas Feines, Unfassbares und Unerklärliches bleibt." **- Albert Einstein**

KAPITEL
DREI

Die Lösung für Stress
Kreative Visualisierung und
Entspannung

In der Einleitung sprach ich über einen Zaubertrank, der Ihr Leben und die Welt verändert. In diesem Abschnitt beschreibe ich genau, was dieser Zaubertrank ist, wie er funktioniert und warum er Ihr Leben und den Planeten verändert, sobald Sie von ihm trinken.

Als Martin Luther King Jr. seine berühmte Rede „*Ich habe einen Traum*" hielt, benutzte er Worte, um bildliche Vorstellungen zu schaffen, die in allen, die sie hörten, Gefühle auslösten. Achten Sie darauf, was vor Ihrem inneren Auge und in Ihrem Körper geschieht, während Sie den folgenden Auszug aus dieser Rede lesen: „Ich habe einen Traum, dass eines Tages auf den roten Hügeln von Georgia die Söhne früherer Sklaven und die Söhne früherer Sklavenhalter miteinander am Tisch der Brüderlichkeit sitzen können.

Ich habe einen Traum, dass sich eines Tages selbst der Staat Mississippi, ein Staat, der in der Hitze der Ungerechtigkeit und Unterdrückung verschmachtet, in eine Oase der Gerechtigkeit verwandelt.

Ich habe einen Traum, dass meine vier kleinen Kinder eines Tages in einer Nation leben werden, in der man sie nicht nach ihrer Hautfarbe, sondern nach ihrem Charakter beurteilen wird.

Ich habe einen Traum heute... „

Probieren Sie auch dieses Zitat von George Washington:

„Wenn (uns) die Redefreiheit weggenommen wird, dann werden wir stumm und schweigend geführt werden wie Schafe zur Schlachtbank."

Welche inneren Bilder haben Sie bei der Aussage des Präsidenten? Wie fühlen Sie sich dabei?

Hier ist noch eines, von John F. Kennedy. Achten Sie wieder auf die Bilder, die in Ihrem Kopf entstehen und die Gefühle, die diese auslösen.

„Lassen Sie die Nachricht weiterreisen von diesem Ort und dieser Zeit zu Freunden wie Feinden: Die Fackel ist übergegangen auf eine neue Generation von Amerikanern, die in diesem Jahrhundert geboren wurden, gestählt durch den Krieg, geprägt von einem harten und bitteren Frieden.

George Washington, John F. Kennedy und Martin Luther King Jr. und andere große Führer waren durch ihre erstaunliche

Fähigkeit, unsere Gefühle mit bildlichen Vorstellungen zu bewegen, im Stande die amerikanische Nation und die Welt zum Handeln zu bewegen.

Was ist Visualisierung?

Jedes Mal, wenn wir mit unserem inneren Auge sehen, visualisieren wir. Zum Beispiel: Wann war das letzte Mal, dass Sie aus einer Tätigkeit in einen Tagtraum abgeglitten sind? Wenn Sie ehrlich mit sich selbst sind, dann war das vermutlich innerhalb der letzten Stunde. Es kann sogar passiert sein, während Sie dieses Buch gelesen haben. Tagträumen ist normal, alle tun es, obwohl einige Menschen besser darin sind als andere und wieder andere häufiger zu Besuch in ihrer inneren Welt sind. Üblicherweise spielen sich Tagträume in Bildern, nicht in Worten ab. Das gleiche gilt für Visualisierungen. Visualisieren verwendet Ihre inneren Wahrnehmungen, um spezifische visualisierte Szenarien zu schaffen.

Die meisten Menschen erschaffen gewohnheitsmäßig negative Bilder und denken negative Gedanken, statt positive. Menschen auf Diät sind oft Spezialist_innen darin. Sie sehen sich selbst dick, sie fantasieren die ganze Zeit über Essen und sie fokussieren sich auf alles, was sie nicht haben können, statt sich auf die Dinge zu fokussieren, die sie haben können. Und noch dazu neiden sie den dünnen Menschen deren Leben. Eine übergewichtige Klientin sagte einmal zu meiner Frau: „Sie sind so dünn, ich hasse Sie!" Wie will sie je für sich einen schlanken Körper erschaffen, wenn sie dünne Menschen hasst? Umgekehrt sehen sich natürlich schlanke Menschen schlank und gesund, denken an Essen als Nahrungsmittel und denken zwischen den Mahlzeiten überhaupt nicht an Essen. Wenn Sie auf Diät sind, hilft Ihnen dieses Buch diese alten Muster zu durchbrechen, so dass Sie so denken wie ein schlanker Mensch – und sich auch so verhalten. Das ist doch um einiges leichter, nicht wahr?

Für die meisten Menschen ist die Visualisierung der wichtigste Bestandteil der Vorstellungskraft. Albert Einstein war bei weitem nicht der einzige große Geist, der mit Visualisierungen arbeitete. Viele historische Erfinder und Künstler führen ihren Erfolg auf eine außergewöhnliche Fähigkeit zum Visualisieren zurück. Thomas Edison, Nikola Tesla, Henry Ford und der große Komponist Chopin berichteten alle, dass sie kreative Visualisierungen benutzten, um ihre Vorstellungskraft anzuregen.

Ich glaube, dass Gedanken die mächtigste Kraft im Universum sind. Alles beginnt mit dem Geist. All die erstaunliche Technologie, die wir heute für so selbstverständlich halten – Autos, Computer, Handys, Fernseher, sogar alltägliche Gegenstände wie Tassen und Besteck – waren als erstes in den Gedanken von jemandem.

Um Visualisierungen besser zu verstehen, versuchen Sie an eine Ihrer liebsten Kindheitserinnerungen zu denken. Achten Sie auf die Bilder, die Ihnen in den Sinn kommen, während Sie diese Situation nochmals erleben.

Jetzt erinnern Sie sich an eine Zeit, wo Sie etwas erreicht haben, wo Sie richtig stolz auf sich waren. Welche Bilder sehen Sie vor Ihrem inneren Auge in dieser Erfahrung? Welche Gefühle haben Sie bei dieser Erfahrung? Das sind Beispiele für *Visualisierungen aus der Erinnerung*.

Denken Sie jetzt an ein bevorstehendes Ereignis. Vielleicht planen Sie an einer Hochzeit, einer Geburtstagsfeier oder einem Konzert teilzunehmen. Wählen Sie eine Gelegenheit und beschwören Sie dann in Ihrem Inneren Bilder von dem, was Sie erwarten, herauf. Welche Bilder sehen Sie in dieser Erfahrung? Welche Gefühle haben Sie in dieser Erfahrung? Das sind Beispiele für Visualisierungen in Ihrer Vorstellung – und das ist die Art von Visualisierungen, die Sie in den kommenden Gedankenexperimenten in erster Linie verwenden werden.

Die Fähigkeit der Menschheit zu erschaffen und erneuern kommt aus unserer Vorstellungskraft. Außerdem ist die vorgestellte Visualisierung seit Langem das wichtigste Werkzeug für geistige und körperliche Heilung. Von einem wissenschaftlichen Standpunkt aus wissen wir, dass Visualisierungen das neurologische System des Körpers direkt beeinflusst – sie können direkten physischen Einfluss auf uns haben.

Stellen Sie sich vor, ich hätte Ihnen gerade eine große, saftgefüllte Zitrone gegeben. Sie schneiden die Zitrone in Vierteln, führen Sie zu Ihrem Mund und beißen hinein. Was ist geschehen? Hat sich Ihr Mund zusammengezogen? Hat er sich mit Speichel gefüllt?

Das ist eine neurologische Reaktion auf einen vorgestellten Gedanken, die üblicherweise erfolgt.

Haben Sie jemals einen Horrorfilm gesehen und – mitten in der Aufregung – festgestellt, dass Sie feuchte Hände und einen beschleunigten Herzschlag hatten? Und das, obwohl Sie wussten, dass es „nur ein Film" war? Das ist ein anderes Beispiel, wie unser Körper von dem betroffen ist, was in unserem Inneren geschieht. Hier ist noch ein Szenario, dass die Macht des Geistes über den Körper zeigt:

Sie gehen den Gang entlang zu Ihrem Büro. Sie fühlen sich spritzig und wohl in Ihrem neuen Outfit. Ihre Schultern sind zurückgerollt und Sie tragen Ihren Kopf hoch. Ein Kollege bleibt stehen, um sich zu unterhalten. „Geht's dir gut?", fragt er. „Du siehst aus, als ginge es dir nicht gut."

„Mir geht's gut.", sagen Sie. Ihre Schultern sinken hinab und Sie gehen in Ihr Büro. Was hatte der Kollege gemeint? Vielleicht sind Sie nur müde. Oder vielleicht sind Sie krank. Vielleicht brauchen Sie doch das Face-lifting!

Nach dem Mittagessen trifft Sie der selbe Kollege am Gang. „Bist du sicher, dass es dir gut geht?", fragt er. „Du siehst heute blass aus." Mitte des Nachmittags fühlen Sie sich erschöpft und der Körper tut Ihnen weh. Die Arbeit ist eine Plackerei. Sie gäben alles für ein Schläfchen. Vielleicht sollten Sie nach Hause gehen und sich ausruhen.

Die meisten von uns hatten schon ein ähnliches Erlebnis – wo ein einfacher Hinweis unsere ganze Stimmung und die Art, wie wir uns körperlich anfühlen, ändert. Natürlich, jetzt wo Sie sich dieser Geist/Körperverbindung bewusst sind, können Sie alles ändern. Wenn Ihnen jemand sagen sollte, dass Sie nicht gut aussehen, checken Sie einfach kurz Ihren Körper ab und wissen sofort, wenn sich die Person irrt. Etwas so Einfaches wie schlechte Beleuchtung kann der Schuldige sein. Nur für den Fall, dass Ihnen die Idee noch nicht ganz klar ist, schauen wir uns noch ein Szenario an:

Sie fahren auf der Autobahn an einem sonnigen Sonntagnachmittag. Sie singen bei Ihrem Lieblingslied mit, das im Radio gespielt wird. Sie fahren innerhalb der Geschwindigkeitsbegrenzung.

Plötzlich hören Sie eine Sirene und sehen im Rückspiegel Blaulicht.

Was geschieht? Beginnt Ihr Herz zu rasen? Werden Ihre Hände feucht? Wird Ihre Atmung flacher?

Warum geschieht all das, obwohl Sie wissen, dass Sie alles richtig gemacht haben? Weil Ihr Gehirn von vergangenen Erfahrungen – oder durch eine Art der sozialen Hypnose – konditioniert ist, auf diesen speziellen Reiz mit Angst zu reagieren, Ihr Gehirn schaltet direkt in die Fight-or-flight Reaktion und Ihr Körper reagiert entsprechend.

Ich möchte, dass Sie über die Verbindung von Geist und Körper Folgendes verstehen: Wenn der Geist solch starke Auswirkungen auf den Körper hat, welchen Grund sollte es geben, sich den Geist nicht zu Nutze zu machen, um die Wirkung von Nikotin zu überwinden, den Metabolismus anzuregen, das Immunsystem zu stärken, um unerwünschte Krebszellen zu beseitigen oder Schmerz verschwinden zu lassen?

Warum kreative Visualisierung?

Kreative Visualisierung, auch bekannt als geführte Fantasiereise, benutzt Sprache, um Menschen von ihrem derzeitigen Raum in einen Raum von innerer Ruhe, Frieden und Stille zu führen. Als natürlicher Nebeneffekt entspannen sich dabei die Muskeln, werden weich und schaffen so die Entspannungsreaktion.

Was ist die Entspannungsreaktion?

In den späten 60er-Jahren des 20. Jahrhunderts identifizierte der Arzt Dr. Herbert Benson im gleichen Raum, in dem Walter Cannon von der Harvard Medical School 50 Jahre früher seine Experimente mit der Fight-or-flight Reaktion durchgeführt hatte, einen Mechanismus, der die Stressreaktion ausgleicht. Bei seinen Forschungen entdeckte er, dass, so wie die Reizung einer Region des Hypothalamus eine Stressreaktion auslösen kann, die Aktivierung von anderen Bereichen des Gehirns eine Stressreduktion bewirkt. Er nannte diesen gegenläufigen Vorgang Entspannungsreaktion.

Sobald die Entspannungsreaktion ausgelöst wird, sendet das Gehirn Neurochemikalien aus, die die Wirkungen der Fight-or-flight Reaktion so gut wie neutralisieren. Wir bemerken die körperlichen Vorteile wie ein sinkender Blutdruck, langsamerer Atem, langsamerer Puls, entspannte Muskulatur und ein Anstei-gen der Alpha-Aktivitäten des Gehirns sofort. Die Wichtigkeit von Gehirnwellen bespreche ich im nächsten Kapitel. Für jetzt wissen Sie, dass Alphawellen des Gehirns mit tiefer Entspannung verbun-den sind und in diesem Zustand zu sein, erlaubt Menschen einen größeren Zugang zu der, wie ich Sie nenne, Intuition zu haben – das ist der Teil des Geistes, wo Heilung am wahrscheinlichsten stattfindet.

Da die Entspannungsreaktion im Körper veranlagt ist, ist es nicht notwendig, dass Sie daran glauben, damit Sie ihre Vorteile erleben. Die Entspannungsreaktion findet im Körper statt, nicht im Geist. Sie lernen im Einzelnen, wie Sie die Entspannungsreak-tion einschalten, die auf natürlichem Wege die schädliche Fight-or-flight Reaktion abschaltet. So wandeln Sie Ihr Leben und die Welt um Sie leicht um. Die Entspannungsreaktion ist der perfekte Zustand, um zu lernen, zu heilen und sich auf Ziele zu fokussieren. „Eine wiederholte Aktivierung der Entspannungsreaktion kann körperliche Schwierigkeiten, die entstanden waren, umkehren und die inneren Abnutzungserscheinungen, die der Stress verursacht hatte, heilen."

Dr. med. Herbert Benson, Timeless Healing, 1996

Warum kreative Visualisierung und geführte Entspannung gemeinsam benutzen?

Wir haben alle einen inneren Kritiker, eine innere Kritikerin, einen Teil von uns, der – auf der Grundlage von ver-gangenen schlechten Erfahrungen – neue Informationen ohne aus-führliche Überprüfung zurückweist. Das ist auch als *der kritische Faktor* bekannt. Entspannungstechniken bändigen den kritischen Faktor des Geistes. Anders gesagt, der Teil von Ihnen, der un-bekannte Informationen zurückweisen könnte, erhält während der Entspannungsreaktion eine Pause.

Alle Menschen besitzen ein linke und eine rechte Gehirnhälfte. Diese beiden Teile des Gehirns spielen eine wichtige Rolle bei dem kritischen Faktor, sie sind wichtige Zutaten zu dem Zaubertrank und erfüllen unterschiedliche Aufgaben.

Was hat die rechte Gehirnhälfte damit zu tun?

Die rechte Gehirnhälfte ist der kreative Teil unserer Natur und ist in der Lage unglaubliche Dinge für uns zu visualisieren. Falls Sie als Kind eine aktivere rechte Gehirnhälfte hatten, ist es gut möglich, dass Ihre Eltern oft zu Ihnen sagten „Hör auf in den Narrenkasten zu schauen." oder „Komm zurück auf den Boden der Tatsachen." Obwohl die rechte Gehirnhälfte hilfreich für Sie ist, um sich vorzustellen, was Sie sich wünschen, können Sie sie auch benützen, um sich Dinge vorzustellen, die Sie nicht möchten, die Sie nirgendwo hinführen oder Stress in Ihr Leben bringen. Ihr Geist braucht eine Richtung.

Obwohl das Gehirn Informationen von allen fünf Sinnen erhält – Sehen, Hören, Riechen, Schmecken und Fühlen – speichert es diese Informationen als Bilder oder Symbole. Deshalb empfinden Menschen, die selten ihre rechte Gehirnhälfte benutzten, oft Visualisierungs- und Entspannungstechniken anfangs als schwierig. Das ist auch der Grund, warum ich Sie lehre, Bilder und Symbole zu nutzen, um Ihr inneres Potential zu maximieren und Sie so bekommen, was Sie sich wünschen.

Wir verwenden geführte Visualisierungs- und Entspannungstechniken, um positive und passende Wege für Sie zu erschaffen, um sich Ihr Selbstbild, Ihre Gesundheit und Ihre persönlichen Ziele vorzustellen. Das hilft Ihnen optimistisch und motiviert für die Veränderungen, die Ihnen den Erfolg bringen, zu sein und zu bleiben. Durch das ganze Buch hindurch beziehe ich mich jedes Mal, wenn ich **KVE** erwähne auf die mächtige Kombination von *kreativer Visualisierung und Entspannung*.

Was hat die linke Gehirnhälfte damit zu tun?

Unterhalten wir uns über die linke Gehirnhälfte. Die linke

Gehirnhälfte ist ein Teil von Ihnen, dem Kontrolle ganz wichtig ist. Sie mag fixe Abfolgen und Ordnung. Sie ist auch der Teil Ihres Gehirns, der Stress erkennt und darauf reagiert. Entspannung ist nur möglich, wenn Sie die Kontrolle loslassen und zulassen, dass sich die linke Gehirnhälfte für eine Weile erholt. Auch wenn es nicht eingängig erscheint loszulassen, um Kontrolle zu gewinnen, genau das ist es, was während der Entspannungsreaktion passiert.

Sobald Sie viele der Gedankenexperimente in diesem Buch anwenden, erleben Sie spezifische Entspannungstechniken, die mit kreativer Visualisierung koordiniert sind. Jede hilft Ihnen die linke Gehirnhälfte zu bändigen, während die rechte Gehirnhälfte stimuliert wird. Die Idee dahinter ist es, Ihnen einen Ausgleich zu verschaffen, damit Sie alle Früchte des Gesamthirndenkens nutzen. Die Visualisierungen sind so gestaltet, dass Sie Angst, Stress und Sorgen loslassen und – am wichtigsten – Sie sich die Macht des *Denkens in Möglichkeiten* schenken.

Das Denken in Möglichkeiten beinhaltet die Benutzung der Kreativität Ihres Anders-als-Bewusstseins sogar die unwahrscheinlichsten Lösungen zu sehen, die langfristige positive Wirkungen auf Ihr Leben haben können. Das Denken in Möglichkeiten versetzt Sie in eine Position der Auswahl. Die meisten Menschen schließen neue Wahlmöglichkeiten auf Grund vergangener Beweise aus – so schlagen Sie sich selbst. Das Denken in Möglichkeiten überwindet diese Vorurteile und Sie finden das bestmögliche Ergebnis.

Am anderen Ende des Spektrums finden wir Menschen, die *einschränkendes Denken* haben und nur die Gründe für das Scheitern einer Sache sehen, sogar in Fällen, wo es erwiesen ist, dass es Erfolg hat. Menschen, die in Möglichkeiten denken, können eine Lösung sehen, auch wenn die ganze übrige Welt sagt, dass da kein Weg wäre. Menschen wie Bill Gates, der verstorbene Steve Jobs und Oprah Winfrey haben unglaublich große Erfolge erzielt, weil sie Menschen sind, die in Möglichkeiten denken. Sie weigerten sich weniger als das Außergewöhnliche zu akzeptieren. Für Sie steht das Entwickeln von Denken in Möglichkeiten im Mittelpunkt jedes Gedankenexperiments. Ist es möglich, dass der nächste große Inovator, die nächste große Inovatorin unserer Generation Sie sind?

Wie hilft Ihnen KVE Stress zu reduzieren?

KVE kann Sie dabei unterstützen, die Art, wie Sie sich selbst und Ihr Leben sehen, zu ändern. Sobald Sie ein neues Bild von sich selbst haben – als gesunde, glückliche, optimistische Person – lösen sich Ihre Ängste und Frustrationen auf, Ihre Sorgen verschwinden und Sie lassen es nicht mehr zu, dass Kleinigkeiten Sie in Stress bringen.

In anderen Worten, KVE stellt sicher, dass Sie sich auf all das fokussieren, bei dem Sie gute Gefühle haben und optimistisch sind. Sobald Sie sich selbst nicht mehr als *gestresste* Person, sondern als *unbekümmerte* Person wahrnehmen, haben Sie keine Anspannung und keinen Zweifel mehr. Können Sie sich schon vorstellen, wie motiviert und energiegeladen Sie sich fühlen?

Ich habe über mehr als 20 Jahre eine Studie gemacht, die sich mit Menschen beschäftigt, die natürlich unbekümmert und widerstandsfähig sind. Ich wusste, dass der Schlüssel zu dauerhaftem Erfolg in ihrer psychologischen Tiefenstruktur steckt. Indem ich mich mit diesen Menschen unterhielt, entdeckte ich einen roten Faden, der Folgendes beinhaltete: ein positives Selbstbild, ein entspanntes, unbekümmertes Verhalten, die Fähigkeit, die Zukunft hell und voller Möglichkeiten zu sehen und die Fähigkeit, die Vergangenheit in der Vergangenheit zu belassen. Mir wurde klar, dass sich für alle Menschen das Leben verändert, die lernen so zu visualisieren und entspannen, wie diese Personen. KVE stärkt Ihr Selbstbewusstsein und lässt Sie endlich innere Gesundheit und inneres Glück reflektieren. KVE hilft Ihnen wieder auf den Weg zurück zu finden, auf dem Sie waren, bevor Sie vom Stress überrollt wurden. Jeden Tag entdecken Männer und Frauen, wie sie die Macht von KVE nutzen, um Gewicht zu verlieren, rauchfrei zu leben, Schmerzen zu überwinden, Stress zu reduzieren und ihr Leben auf anderen Ebenen zu verschönern.

Menschen, deren Gesundheitszustand sich durch Stress verschlechtert hatte, stellen fest, dass KVE ein unschätzbares Mittel ist, um die stressbedingten Auswirkungen von Allergien, Asthma, chronischen Schmerzen, Arthritis und vieles mehr zu reduzieren.

Wie hilft Ihnen KVE Ihre künstlerische Ader auszuleben?

Vor einigen Jahren arbeitete ich mit einer bekannten Autorin, um ihre Schreibblockade zu überwinden. Sie sagte einmal zu mir: „Ich könnte wahnsinnig kreativ sein, wenn ich wüsste, dass niemand anders meine Arbeit kritisiert." Ihr Kommentar schien mir etwas seltsam für eine Autorin, die schon Bücher herausgebracht hatte und ich nahm es zum Anlass, darüber nachzudenken, wie sehr uns die Angst vor Beurteilung bremst.

Nehmen Sie sich also einen Moment Zeit und fragen sich: *Wenn es keine negativen Konsequenzen meines Erschaffens gibt, wenn ich nur mich selbst zufrieden stellen brauche, wenn ich nur das tue, was ich will (innerhalb des Rahmens von Gesundheit, Harmonie und Gleichgewicht mit der Welt), was erschaffe ich? Was geschieht, sobald es keine Beurteilungen gibt?*

Das Beurteilen ist eine der Aufgaben der linken Gehirnhälfte und deshalb dürfen Sie Ihre linke Gehirnhälfte zähmen, damit Sie Ihre künstlerische Ader ausleben und den Teil von sich selbst kennen lernen, der kreativ ist und weiß, dass es zu jedem Zeitpunkt eine unendliche Menge von Wegen gibt, um erfolgreich zu sein.

Stellen Sie sich vor, dass da tief in Ihnen ein Leonardo da Vinci ist, von dem Sigmund Freud einmal sagte: *„Leonardo da Vinci war wie ein Mann, der zu früh in der Dunkelheit erwacht ist, während die anderen noch schliefen."*

Wie verwenden Sie die Logik als Hebel?

In vielen Fällen verwenden Menschen *idiotische Logik*, um ihre Standpunkte zu verteidigen. So könnte eine Raucherin, die unwiderlegbare Beweise gesehen hat, dass Rauchen sie töten kann, weiterhin behaupten, sie könne nicht aufhören zu rauchen, weil sie schon seit 20 Jahren raucht. Das macht keinen Sinn. Wenn Sie über 20 Jahre den langen Weg in die Arbeit genommen hätten und dann eines Tages eine Abkürzung mit weniger Verkehr finden, wo Sie durch eine viel schönere Landschaft fahren, hören Sie dann nicht sofort auf, den falschen Weg zu nehmen? 20 fehlgeleitete Jahre würden Sie nicht davon abhalten die logische Strecke zu nehmen.

Ich habe noch ein Beispiel für *idiotische Logik*: Eine meiner Ideal-gewichtsklientinnen sagte: „Ich kann nicht Sport machen, weil ich noch nie Sport gemacht habe. Jetzt bin ich 64 und es ist zu spät."
Ich fragte sie: „Wenn ich Ihnen sagte, dass genau unter Ihren Füßen eine Multimillionen-Dollar-Goldader ist, würden Sie dann kein Loch graben, weil Sie 64 sind und noch nie eines gegraben haben?"
Ich kannte einmal eine Masseurin, die einen Raum in meinem Ge-bäude mietete. Wir waren Freunde geworden und saßen oft am Ende des Tages zusammen und unterhielten uns.

„Ich muss eine Entscheidung treffen," sagte sie eines Tages zu mir, „und das macht mich ganz verrückt. Ich denke darüber nach, noch einmal eine Fachhochschule zu besuchen, um Physiotherapeu-tin zu werden – aber ich kann mich nicht entschließen."

„Was ist das Dilemma?" fragte ich sie.

„Das kostet mich 4 Jahre – und dann bin ich 50." sagte sie.

„Wie alt bist du in 4 Jahren, wenn du nicht auf die Fachhoch-schule gehst?" fragte ich.

Sie starrte mich an und fragte: „Was meinst du?"

„Diese 4 Jahre vergehen auf jeden Fall. So oder so, du wirst 50. Die Frage ist: Willst du die nächsten 4 Jahre dafür verwenden deinen Traum zu verwirklichen, oder willst du 50 werden und dir wünschen, du hättest es getan?"

Sie antwortete nicht.

„Wenn du etwas anderes willst, dann darfst du heute begin-nen, diese Veränderung zu machen. Wenn du nicht auf die Schule gehst, was machst du dann?"

„Das Gleiche wie jetzt."

„Wird dich das befriedigen?"

„Nein", sie schüttelte ihren Kopf, lächelte und erhob sich.

„Wo gehst du hin?" fragte ich sie.

„Ich geh mich anmelden!" Sie zog ihre Jacke an, ging in Richtung Tür, blieb stehen und drehte sich um: „Danke", sagte sie. „Ich kann es nicht fassen, dass ich da nicht selbst drauf gekommen bin."

Logik als Hebel zu verwenden ist das, was ich in den obigen Beispielen gemacht haben. Der Trick ist herauszufinden, wo Sie vi-elleicht idiotische Logik verwendet haben oder wo Ihr Denken Sie

daran gehindert haben könnte, die Veränderungen vorzunehmen, die
Sie sich in Ihrem Leben wünschen. Sobald Sie das fehlerhafte Denken geortet haben, wissen Sie, wo Sie die Veränderungen machen
dürfen.

Was kann Ihre linke Gehirnhälfte für Sie tun?

Logisches und sequentielles Denken, Zeit und Kontrolle sind alles Aufgaben Ihrer linken Gehirnhälfte. Wenn Sie
eine mathematische Aufgabenstellung lösen oder gerade beim
Schreiben sind, dann verwenden Sie Ihre linke Gehirnhälfte. Wenn
Sie die Art von Mensch sind, der jedes Wort in diesem Buch analysiert oder es liebt Puzzles oder Rätsel zu lösen, dann freuen Sie sich,
dass Ihre linke Gehirnhälfte das am besten kann. Was denken Sie, zu
welchen Berufen fühlen sich Menschen mit einer dominanten linken
Gehirnhälfte hingezogen?

Wenn Sie an Mathematiklehrer_innen denken, dann liegen
Sie richtig. Anwält_innen, die ständig Gesetze analysieren und vor
Gericht darüber polemisieren, haben typischerweise auch eine dominante linke Gehirnhälfte. Sie wollen auch, dass Ihr Buchhalter, Ihre
Buchhalterin eine dominante linke Gehirnhälfte hat. Die Vorstellung
einer Steuererklärung, die von einem übermäßig kreativen Steuer-
berater eingereicht wird, verursacht mir Gänsehaut.

Die Naturwissenschaft mit ihren logischen Versuchen,
den fixen Abläufen, bewirkt, dass Wissenschaftler und Wissenschaftlerinnen oft eine dominante linke Gehirnhälfte haben. Inge-
nieure, die mit genauen Bauplänen zu tun haben und Dinge aus dem
Nichts entstehen lassen, brauchen eine aktive linke Gehirnhälfte.

Wenn Sie ein Vulkanier wären, wie Mr. Spock aus der Serie
Raumschiff Enterprise, hätten Sie eine dynamische linke Gehirnhälfte. Wie Mr. Spock, sucht die linke Gehirnhälfte Logik, sie glaubt
an Kontrolle und Genauigkeit. Die linke Gehirnhälfte ist sequentiell, alles muss einen Sinn ergeben. Ob sie sich mit einem anderen
Menschen unterhalten, mathematische Gleichungen lösen, Ihre Ein-
nahmen-Ausgaben-Rechnung machen oder ein Worträtsel lösen –
Sie benutzen Ihre linke Gehirnhälfte.

Auch der kritische Faktor, ein Teil des Bewusstseins, der darauf trainiert ist eingehende Informationen auf der Grundlage von vergangenen Erfahrungen zu bewerten, ist eine Funktion der linken Gehirnhälfte. Unglücklicherweise neigt diese kritische Natur der linken Gehirnhälfte dazu, neue Ideen zurückzuweisen, bevor die kreative rechte Gehirnhälfte die Gelegenheit hat, sie zu bewerten.

Die linke Gehirnhälfte kontrolliert auch Ihren Zeitsinn. Wenn eine Besprechung für 9 Uhr angesetzt ist, kommt ein Mensch mit einer dominanten linken Gehirnhälfte ein paar Minuten früher, während ein Mensch mit einer dominanten rechten Gehirnhälfte vielleicht 10 Minuten nach 9 erscheint und nicht versteht, wie andere sich über seine mangelnde Pünktlichkeit ärgern. Menschen mit einer dominanten rechten Gehirnhälfte neigen dazu in Annäherungen zu denken. Menschen mit einer dominanten linken Gehirnhälfte sind stark von der Zeit kontrolliert, alles läuft nach einem genauen Zeitplan. Zum Beispiel haben sie eine bestimmte Uhrzeit, zu der sie jeden Tag ihr Mittagessen einnehmen, z.B. um 12 Uhr – und sie essen dann auch um 12 Uhr, sogar wenn sie keinen Hunger haben. Sie essen, weil es Zeit ist zu essen und neigen so dazu weniger zu essen. Menschen mit einer dominanten rechten Gehirnhälfte essen, wenn sie hungrig sind, oder wenn ihr Appetit angeregt wird. Deshalb haben die meisten Menschen, die zuviel essen, eine dominante rechte Gehirnhälfte. Menschen, die ablauforientiert sind, logische Denkerinnen und Denker, sind meist sehr kontrolliert und haben eine dominante linke Gehirnhälfte.

Hier sind 15 typische Fertigkeiten eines Menschen, der hauptsächlich mit seiner/ihrer linken Gehirnhälfte denkt. Kreuzen Sie an, was für Sie zutrifft.

1. Arbeiten Sie gerne mit Fakten?
2. Ist es Ihnen angenehm, mit Daten genau und präzise umzugehen?
3. Betrachten Sie Probleme aus einer logischen und rationalen Perspektive?
4. Arbeiten Sie gerne mit Zahlen?
5. Interessieren Sie sich für die technischen Seiten der Dinge?
6. Ist Leistung wichtig für Sie?
7. Ist es Ihnen lieber Fakten zu analysieren?

8. Bevorzugen Sie traditionelle Arten des Denkens?
9. Haben Sie Fakten gerne organisiert und in Ordnung?
10. Arbeiten Sie gerne mit Einzelheiten?
11. Bevorzugen Sie ein stabiles und zuverlässiges Arbeitsumfeld?
12. Geht es Ihnen gut mit fixen Abläufen?
13. Bevorzugen Sie Sicherheit gegenüber Risiko?
14. Ist die Aufgabe, die unmittelbar vor Ihnen ist, die einzige, die für Sie wichtig ist? Tun Sie alles, um sie zeitgerecht zu erledigen?
15. Sind Ihnen praktische Menschen lieber?

Gesamt: _____ von 15

Was kann Ihre rechte Gehirnhälfte für Sie tun?

Die rechte Gehirnhälfte ist verantwortlich für Kreativität, Träumen und Vorstellungskraft. Komponieren oder Musik genießen findet in der rechten Gehirnhälfte statt. Wenn Sie eine Zeichnung machen oder ein Bild auf eine Leinwand malen, benutzen Sie die kreative rechte Gehirnhälfte. Einige könnten sogar anführen, dass es ein kreatives Unterfangen ist, Ihr Wohnzimmer auszumalen. Wenn Sie mit Dichtung und kreativem Schreiben Schwierigkeiten hatten, könnte das daran liegen, dass Sie es nicht zugelassen haben, dass Ihre rechte Gehirnhälfte kreativ wird. Ob Sie bildhauern, singen, tanzen wie John Travolta, sie gehen dieser Tätigkeit mit der rechten Gehirnhälfte nach. Was glauben Sie, welche Art von Berufen sind besonders anziehend für Menschen mit einer dominanten rechten Gehirnhälfte?

Wenn Künstler oder Künstlerin Ihr erster Gedanken war, dann haben Sie Recht. Dichterinnen, Tänzer, Schriftstellerinnen, Innenarchitekten oder Musikerinnen nutzen bei ihren Tätigkeiten stark die rechte Gehirnhälfte. Obwohl diese Liste bei weitem nicht vollständig ist, gibt sie Ihnen eine Vorstellung von der Art von Arbeiten, in denen Menschen mit einer dominanten rechten Gehirnhälfte besonders gut sein können.

Ihre rechte Gehirnhälfte ist der Ort für Freigeistigkeit, Träume, Visionen, Fantasien, Märchen, Freiheit, Vorstellungskraft, Romantik und Illusionen; sie ist das Reich der reinen Kreativität und Möglichkeiten.

Hier sind 15 typische Fertigkeiten eines Menschen, der hauptsächlich mit seiner/ihrer rechten Gehirnhälfte denkt. Kreuzen Sie an, was für Sie zutrifft.

1. Sehen Sie das Ganze, nicht die Einzelheiten?
2. Mögen Sie Veränderungen und das Erproben von Neuem?
3. Sind Sie gerne mit mehreren Dingen gleichzeitig beschäftigt?
4. Haben Sie eine lebendige Vorstellungskraft?
5. Akzeptieren Sie selten die „einzig richtige" Antwort und suchen nach Alternativen?
6. Mögen Sie Herausforderungen und Risiko?
7. Haben Sie ein Bauchgefühl für neue Ideen?
8. Können Sie Ideen neu ordnen und sie zu einem neuen Ganzen zusammensetzen? (Das wird auch synthetisieren genannt.)
9. Variieren Sie gerne die Art, wie Sie Routinetätigkeiten erledigen?
10. Finden Sie gerne eine Verbindung zwischen der Gegenwart und der Zukunft?
11. Erleben Sie Fakten auf eine emotionale Art?
12. Sind Sie anderen Menschen gegenüber verständnisvoll und unmittelbar?
13. Mögen Sie Austausch?
14. Verwenden Sie ein bildreiche Sprache und nonverbale Kommunikation? (Körpersprache, Mimik)
15. Empfinden Sie Empathie für andere?
16. Ist das Lösen von Problemen oft ein emotionaler, kein logischer Vorgang?
17. Zeigen Sie Begeisterung, wenn Ihnen eine neue Idee gefällt?

Gesamt: _____ von 17

Gedankenexperiment: Wie ticken Sie?

Wenn Sie sich an einem Ort befinden, wo Sie gefahrlos aufstehen können, ersuche ich Sie aufzustehen. Legen Sie Ihr Gewicht auf Ihr rechtes Bein und lassen das linke Bein kreisen. Ziehen Sie weiter Kreise mit Ihrem Bein und schreiben jetzt gleichzeitig mit Ihrer Führungshand Ihren Namen in die Luft.

Was ist geschehen, als Sie begannen Ihren Namen zu schreiben? Haben Sie es als leicht empfunden, Ihr Bein Kreisen zu lassen, bis Sie zu schreiben begannen? Hat Ihr Bein die kreisende Bewegung unterbrochen und begonnen sich vor- und rückwärts zu bewegen? Das passiert, wenn die linke Gehirnhälfte dominant ist. Der Kreis ist eine Aufgabe für die rechte Gehirnhälfte, aber schreiben ist eine Aufgabe für die linke. Wenn die linke Gehirnhälfte dominant ist, gewinnt sie.

Konnten Sie weiter kreisen, vergaßen aber dabei, wie Sie Ihren Namen schreiben? Das geschieht, wenn die rechte Gehirnhälfte dominant ist, denn einen Kreis erzeugen ist eine Aufgabe der rechten Gehirnhälfte.

Wenn Sie beides gleichzeitig konnten: Gratulation! Das ist eine seltene Fähigkeit. Genau genommen haben weniger als ein Prozent aller meiner Seminarteilnehmer und -teilnehmerinnen es geschafft beides zur gleichen Zeit zu machen. Diese Fähigkeit ist den wenigen Glücklichen vorbehalten, die natürlich mit ihrem gesamten Gehirn arbeiten.

Was auch immer Sie während dieses Vorgangs erfahren haben, es gibt starke Beweise, dass es in Ihrem Inneren einen Machtkampf gibt. Dieser Kampf findet zwischen den Aufgaben der linken und der rechten Gehirnhälfte statt. Das ist der Grund, warum immer, sobald Sie eine neue Aufgabe beginnen, automatisch Ihre dominante Gehirnhälfte das Kommando übernimmt, auch wenn das nicht immer der ideale Teil Ihres Gehirns ist, um die Aufgabe zu erfüllen. Dieser innere Machtkampf bedeutet, dass sich einige von Ihnen unwohl fühlten, wenn die Mathematik- oder Wissenschaftsstunden begannen. Vielleicht hatten Sie das Gefühl am falschen Ort zu sein. Wenn hingegen Zeichnen am Programm war, fühlten Sie sich vielleicht wohl, weil da Ihr Gehirn am produktivsten wahr. Sie haben sich zu Hause gefühlt. Für andere war es genau umgekehrt.

Unser Verhalten ist tief eingeprägt und alles außerhalb unserer Erwartungen bringt uns oft aus dem Konzept. Zum Beispiel: Haben Sie sich jemals von jemandem das Auto ausgeborgt, nach dem Schaltknüppel gegriffen, nur um festzustellen, dass er an einer ungewohnten Stelle ist? Oder Sie haben von einer Gangschaltung zu einem Automatikgetriebe gewechselt und Ihr linker Fuß versuchte immer wieder auf die nicht vorhandene Kupplung zu steigen. Möglicherweise haben Sie nach dem Radio gegriffen und die Knöpfe waren an anderer Stelle? Mit der Zeit lernen Sie neu, wo alles ist und stellen sich auf die neue Situation ein. Aber am Anfang fühlt es sich seltsam an.

Ich zeige Ihnen durch KVE, wie Sie im Gleichklang mit der rechten und linken Gehirnhälfte leben und in ihrem Denken ganzheitlicher werden.

Wussten Sie, dass Sie fast immer das in Ihrem Leben bekommen, was Sie proben und nicht das, was Sie beabsichtigen?

Ein Beispiel: Die meisten Ernährungsexperten empfehlen Ihnen acht bis zehn Gläser Wasser pro Tag zu trinken. Sie sind daran gewöhnt, acht bis zehn Colas am Tag zu trinken. Wenn Sie nach dem Wasser greifen, fühlt sich das so ungewohnt an, wie beim Hände verschränken den falschen Daumen oben zu haben. Das Gleiche trifft zu, falls Sie gewohnt sind Stress im Leben zu haben. Falls Menschen durch Stress konditioniert sind und sie haben gerade keinen, dann schaffen sie sich Stress, weil sie das so gewohnt sind.

Stellen Sie sich einen Raucher vor, der konditioniert ist beim Aufwachen, nach dem Essen oder während er Auto fährt eine Zigarette zu rauchen. Ohne richtige Re-Konditionierung wird der Raucher nicht rauchfrei.

Durch KVE lernen Sie, wie Sie Ihre Neurologie verändern: sich vorzustellen, wie Ihr Körper und Ihr Gehirn auf andere Weise arbeiten. Während Sie KVE anwenden, sendet Ihre rechte Gehirnhälfte Botschaften an die linke Hälfte, die verarbeitet werden und in Gewohnheiten verwandelt werden. Das ist notwendig, weil die linke Gehirnhälfte sequentiell, geordnet und zeitgebunden ist. Sie ist die Schaltzentrale Ihrer Gewohnheiten.

Mit kreativen Visualisierungen lassen Sie Ihren Einfallsreichtum spielen. Statt nach einem Softdrink zu greifen, fragen Sie sich: „Was wäre, wenn ich Wasser genauso genieße wie einen Softdrink?" Das gibt Ihrem Anders-als-Bewusstsein eine andere Option, um Ihren Durst zu stillen. Jetzt haben Sie ein neues Verhalten, das genauso unmittelbar und passend ist und: Es ist eine bessere Alternative.

Die Quintessenz ist: Was Sie in der Vergangenheit getan haben, muss nicht das sein, was Sie in der Gegenwart und Zukunft tun. Was geschieht, sobald Sie noch kreativer werden? Was geschieht, sobald Sie sich so trainieren, dass Sie jedes Mal, wenn Sie auf die Uhr sehen, Sie sich selbst daran erinnern, ein Glas Wasser zu trinken, einen tiefen Atemzug zu nehmen, oder ein anderes positives Verhalten zeigen?

Wenn Sie so sind, wie die meisten Menschen, dann schauen Sie vermutlich öfters am Tag auf die Uhr. Mit dem richtigen Training konditionieren Sie sich dazu sich selbst zu sagen: „Wow, es ist Zeit für Veränderungen!" Wie befähigend ist das? Dann verwenden Sie wirklich beide Seiten Ihres Gehirns - Sie sind dann in einem ganzheitlichen Gehirnzustand.

Modell-Lösungen für Menschen mit dominanter linker Gehirnhälfte: Wie nutzen Sie diese Ideen, um Ihre Ziele zu erreichen?

Menschen mit dominanter linker Gehirnhälfte neigen dazu nach der Uhr zu essen. Sie essen zu einer bestimmten Zeit und überlegen sich nicht, ob sie wirklich hungrig sind. Eine Möglichkeit, die rechte Gehirnhälfte mit einzubeziehen ist sich zur geplanten Zeit zu fragen: „Bin ich wirklich hungrig?" Falls nicht, ist es vielleicht die beste Option ein Glas Wasser zu trinken.

Menschen mit dominanter linker Gehirnhälfte, die rauchen, haben sich überzeugt, dass es für Stress nur eine Möglichkeit gibt: rauchen. Ihr logischer Verstand hat ihnen das ein um das andere Mal bewiesen. Die gleichen Menschen rauchen einfach nicht, wenn sie gerade mit etwas beschäftigt sind oder sich an einem Ort aufhalten, wo Rauchen verboten ist – wie in einer Kirche, einem Flugzeug. In diesem Fall ist die Lösung der rechten Gehirnhälfte für die Links-Dominanten sich die Zeit zu nehmen und Aktivitäten nachzugehen, die Stress abbauen.

Wenn Sie stark dazu neigen, Ihre linke Gehirnhälfte zu benutzen, versuchen Sie Ihre Vertrautheitszone zu erweitern, indem Sie mit Kreativitätsübungen experimentieren, die Ihre rechte Gehirnhälfte fördern. Eine Methode, die viele meiner Klienten und Klientinnen hilfreich finden ist, ein neues Hobby zu testen und sich selbst dabei die Erlaubnis geben, die Tätigkeit anfangs nicht gut zu machen.

Ich erinnere mich, wie ich meinem Sohn Alex beibrachte Dame zu spielen. Wie die meisten Kinder, die etwas Neues lernen, war er anfangs nicht sehr gut und verlor fast jedes Spiel. Damit er nicht den Mut verlor, änderte ich die Spielregeln und schlug vor, dass wir spielten, um zu verlieren. Wir hatten beide einen Mordsspaß beim Herausfinden, wie wir spielen, um zu verlieren und auch beim Verlieren fühlten wir uns immer noch gut. Alex hat immer noch eine stark dominante linke Gehirnhälfte und ich glaube, es war eine wichtige Erfahrung für ihn, die er heute in seiner Karriere als Computertechniker umsetzt. Suchen Sie überall nach Lösungen. Sogar wenn Sie glauben, Sie kennen die Antwort – machen Sie eine Liste aller möglichen Lösungen.

Zwanzig Stärken von Menschen, die vor allem mit ihrer linken Gehirnhälfte denken:

Als Weg herauszufinden, wie stark Ihre linke Gehirnhälfte dominiert, kreisen Sie jeweils Ja oder Nein ein und zählen dann zusammen.

1. Sind Sie in der Lage Fakten zusammen zu tragen? Ja/Nein
2. Bevorzugen Sie es Themen zu analysieren? Ja/Nein
3. Sind Sie in der Lage rational zu streiten? Ja/Nein
4. Sind Sie gut dabei Theorien zu formulieren? Ja/Nein
5. Messen Sie üblicherweise genau? Ja/Nein
6. Sind Sie ein/e logische Problemlöser/in? Ja/Nein
7. Sind Sie gut in Finanzanalysen und im Entscheidungen treffen? Ja/Nein
8. Haben Sie ein Verständnis von technischen Elementen? Ja/Nein
9. Sind Sie gut in kritischer Analyse? Ja/Nein
10. Arbeiten Sie gerne mit Zahlen, Statistiken, Daten und Präzision? Ja/Nein
11. Sind Sie in der Lage übersehene Fehler zu finden? Ja/Nein

12. Gehen Sie Probleme praktisch an? Ja/Nein
13. Haben Sie feste Standpunkte zu Themen? Ja/Nein
14. Halten Sie einen Standard von Beständigkeit aufrecht? Ja/Nein
15. Haben Sie die Fähigkeit stabile Führung und Supervision zu bieten? Ja/Nein
16. Lesen Sie das Kleingedruckte in Dokumenten/Verträgen? Ja/Nein
17. Organisieren Sie Daten und haben einen Überblick über sie? Ja/Nein
18. Sind Sie gut darin, detaillierte Pläne und Abläufe zu entwickeln? Ja/Nein
19. Können Sie Pläne ordentlich darstellen? Ja/Nein
20. Sind Sie effizient darin Ihre finanziellen Unterlagen am Laufenden halten? Ja/Nein

Gesamt: _____ Ja _____ Nein

Modell-Lösungen für Menschen mit dominanter rechter Gehirnhälfte: Wie nutzen Sie diese Ideen, um Ihre Ziele zu erreichen?

Wenn Sie eine bildliche Vorstellung von der rechten Gehirnhälfte bekommen wollen, stellen Sie sich einen Surfer vor, der ganz entspannt am Strand liegt und sich um nichts Sorgen macht. Menschen, die eine ganz stark dominante rechte Gehirnhälfte haben, haben für gewöhnlich keine Probleme mit Stress. Allerdings könnte es sein, dass er oder sie überrascht ist, wie viele wichtige Aufgaben verpasst oder vergessen werden.

Wie ich schon früher erwähnte, neigen Menschen mit einer dominanten rechten Gehirnhälfte dazu, zu essen, wenn sie sich hungrig fühlen. Sie werden von ihrem Appetit angeregt, nicht von tatsächlichem körperlichen Hunger, unabhängig davon, wann sie zuletzt gegessen haben. Sie werden von Gefühlen gesteuert. Eine Möglichkeit für sie die linke Gehirnhälfte miteinzubeziehen ist, sich zu fragen: „Sind schon vier Stunden vergangen, seit ich zuletzt gegessen habe? Verwechsle ich Durst mit Hunger?" Probieren Sie ein Glas Wasser zu trinken, bevor Sie essen und überprüfen Sie, ob

Sie dann immer noch hungrig sind. Eine andere geeignete Frage ist: „Erlebe ich gerade einen emotionalen Zustand – Trauer, Besorgnis, Nervosität, Ärger, Angst – der bewirkt, dass ich essen will?"

Menschen mit einer dominanten rechten Gehirnhälfte, die rauchen, können stundenlang nicht rauchen, bis sie davon angeregt werden, dass sie jemand anderes rauchen sehen. Manche von ihnen verwenden Zigaretten als Meditationswerkzeug. Vielleicht rauchen sie, während sie ihren Tag planen. Um die linke Gehirnhälfte miteinzubeziehen, dürfen diese Menschen für ihre Gewohnheit Grenzen ziehen, indem sie zum Beispiel ihre Wohnung oder ihr Auto zur rauchfreien Zone erklären.

18 Stärken eines Menschen mit einer dominanten rechten Gehirnhälfte

Als Weg herauszufinden, wie stark Ihre rechte Gehirnhälfte dominiert, kreisen Sie jeweils Ja oder Nein ein und zählen dann zusammen.

1. Fallen Ihnen die Anzeichen einer kommenden Veränderung auf? Ja/Nein
2. Können Sie das „große Bild" sehen? Ja/Nein
3. Erkennen Sie schnell neue Gelegenheiten?
4. Können Sie gut mit Doppeldeutigkeiten leben? Ja/Nein
5. Sind Sie gut darin Ideen und Konzepte zu integrieren? Ja/Nein
6. Stellen Sie etablierte Methoden in Frage? Ja/Nein
7. Können Sie unterschiedliche Elemente zu einem neuen Ganzen zusammenfügen? Ja/Nein
8. Fallen Ihnen innovative Lösungen für Probleme ein? Ja/Nein
9. Lösen Sie Probleme auf intuitivem Weg? Ja/Nein
10. Können Sie unterschiedliche Informationen gleichzeitig verarbeiten? Ja/Nein
11. Fallen Ihnen zwischenmenschliche Schwierigkeiten schnell auf? Ja/Nein
12. Sind Sie gut darin, im voraus zu erkennen, wie sich andere fühlen werden? Ja/Nein
13. Sind Sie anderen Menschen gegenüber empathisch? Ja/Nein
14. Nehmen Sie nonverbale Stresssignale von anderen wahr?

Ja/Nein
15. Sind Sie begeisterungsfähig? Ja/Nein
16. Sind Sie überzeugend und versöhnend? Ja/Nein
17. Verstehen sie gefühlsbetonte Elemente? Ja/Nein
18. Berücksichtigen Sie Werte, wenn Sie Entscheidungen treffen?

Gesamt: _____ Ja _____ Nein

Was sind die Vorteile von ganzheitlichem Denken?

Indem Sie auf Ihr ganzes Gehirn zugreifen, sind Sie in der Lage verbale und nonverbale Kommunikation zu meistern, künstlerische Fähigkeiten zu entwickeln und Informationen mit einem perfektem Gedächtnis zu verarbeiten. Schnelle und leichte Problemlösung ist auch ein wesentlicher Vorteil von ganzheitlichem Denken.
Indem Sie die beiden Gehirnhälften benutzen, fordern Sie Ihren Geist – so wie Albert Einstein empfiehlt – auf: „Stelle alles in Frage!" Sie handeln nicht mehr aus Gewohnheit, sondern nutzen Ihr ganzes Gehirn, um sich neue Reaktionen auf Situationen auszumalen.

Sechs wichtige Fakten zu ganzheitlichem Denken

1. Lernen ist ein mentaler Vorgang.
2. Beabsichtigtes Lernen tritt auf, wenn spezifische Informationen in verwendbarer Form aus dem Gedächtnis abgerufen werden.
3. Individuen haben verschiedene Lernstile.
4. Je flexibler eine Person mit neuen Informationen umgeht, desto nützlicher sind diese Informationen.
5. Ganzheitliches Denken mag in der Anfangsphase mehr Zeit brauchen, ist jedoch langfristig effizienter.
6. Optimale Leistungen werden nur mit ganzheitlichem Denken erreicht.

Was fällt Ihnen ein, wenn Sie über das Wort Lernen nachdenken? Die meisten Menschen denken dabei an Schule, Disziplin, Einschränkungen, Regeln, Struktur, Stress, Wettkampf, Langeweile,

Prüfungen und Angst. Aber darum geht es bei Lernen nicht. Darum geht es in der Schule. Lernen und Schule sind keine Synonyme. Die meisten Menschen setzten jedoch Lernen mit ihren Schulerfahrungen gleich und nicht mit dem Vorgang. Vielleicht auch Sie … Indem Sie die richtigen Gedankenexperimente machen, erleichtern Sie es sich, Lernen neu zu definieren: als Prozess von Handeln und Reflektion.

Sie sollten jetzt schon einen gute Vorstellung davon haben, welche Seite Ihres Gehirns dominant ist. Falls Sie noch nicht sicher sind, wird Ihnen der folgende kurze Test helfen, zu bestimmen, ob ihre rechte oder linke Gehirnhälfte dominant ist. Ich möchte, dass Sie bei 20 Themen Ihre Zustimmung auf einer Skala von 0 bis 3 bewerten. Mit 3 stimmen Sie vollständig zu, mit 2 ein wenig, mit 1 widersprechen Sie ein wenig, mit 0 vollständig.

Gedankenexperiment: Ist Ihre linke oder rechte Gehirnhälfte dominant?

1. ___ Probleme können nur Schritt für Schritt gelöst werden.
2. ___ Alle sollten Tagträume als Möglichkeit nutzen, Einsichten in Lösungen für wichtige Probleme zu finden.
3. ___ Ich mag Menschen, die Ihre Erkenntnisse beweisen können.
4. ___ Ich bin lieber als pünktliche Person bekannt als als kreative Person mit viel Vorstellungskraft.
5. ___ Meine besten Ideen haben ich, wenn ich gerade nichts tue.
6. ___ Wenn Sie über die Lösung für ein Problem entscheiden, sollten Sie sich auf Ihre Intuition und ein Gefühl von „richtig" oder „falsch" verlassen.
7. ___ Regeln verletzen und Dinge tun, die ich nicht tun sollte, macht Spaß – das sollten alle probieren.
8. ___ Das Wichtigste im Leben kann nicht in Worten ausgedrückt werden.
9. ___ Ein Wettkampf mit anderen macht mehr Spaß als einer mit mir selbst.
10. ___ Alle brauchen jeden Tag eine Zeit, wo sie allein sind und sich nur mit ihren Gedanken beschäftigen.

11. ___ Ich mag Dinge nicht, die unvorhersagbar und unsicher sind.

12. ___ Es ist besser im Team zu arbeiten als alleine.

13. ___ Alles hat seinen Platz und alles ist an seinem Platz.

14. ___ Ideen, die außerhalb des üblichen Rahmens liegen und gewagte Konzepte interessieren und faszinieren mich.

15. ___ Sie sollten spezifische Anweisungen geben; lassen Sie nicht zuviele Einzelheiten offen.

16. ___ Ich will wissen, warum etwas funktioniert. Das ist wichtiger als wie es funktioniert.

17. ___ Gewissenhafte Planung und Organisation der Zeit sind unabdingbar für die Lösung schwieriger Probleme.

18. ___ Bevor Sie handeln, sollten Sie immer erst über die Lösungen für Ihre Probleme nachdenken.

19. ___ Verlassen Sie sich immer mehr auf Ihren ersten Eindruck und Ihre Gefühle und nicht auf eine sorgfältige Analyse der Situation, wenn Sie Entscheidungen treffen.

20. ___ Gesetze sollten strikt durchgesetzt werden.

Antwortschlüssel:

1-_____
3-_____
4-_____
9-_____
11-_____
13-_____
15-_____
17-_____
18-_____
20-_____
Gesamt: _____
linke Gehirnhälfte

Antwortschlüssel:

2-_____
5-_____
6-_____
7-_____
8-_____
10-_____
12-_____
14-_____
16-_____
19-_____
Gesamt: _____
linke Gehirnhälfte

Antwortschlüssel:

Sobald Sie mit der Bewertung fertig sind, zählen Sie Ihr Ergebnis zusammen und tragen die Summe jeweils bei Gesamt ein.

Wie war Ihr Ergebnis?

In Wirklichkeit sagt Ihnen dieser Test nicht, welche Ihrer Gehirnhälften dominant ist – er zeigt an, welche Hälfte Sie öfter trainiert haben zu verwenden. Die Wirklichkeit ist: Sie haben bereits die Fähigkeit, beide Seiten gleichwertig zu verwenden, sobald Sie sich selbst beibringen wie.

Wenn Sie festgestellt haben, dass Sie in einem Bereich 0 bis 10 hatten, sind Sie schwach beim Benutzen dieser Gehirnhälfte, was ein schwerwiegender Nachteil sein kann. Eine Person, die schwach bei den Aufgaben der linken Gehirnhälfte ist, könnte Schwierigkeiten haben, die Finanzen zu organisieren oder die Zeit effektiv zu planen, um Aufgaben zu erledigen. Falls Sie bei den Aufgaben der rechten Gehirnhälfte wenig Punkte hatten, finden Sie es möglicherweise schwierig, das große Bild zu sehen und könnten sich in zu vielen Einzelheiten verlieren. Rollenspiele oder künstlerische Aktivitäten könnten für Sie ein Anlass gewesen sein, sich nicht wohl zu fühlen.

Falls Sie zwischen 11 und 20 Punkten haben, sind Sie noch schwach, experimentieren aber immerhin schon mit der anderen Seite Ihres Gehirns. Da Sie schon eine Grundlage haben, erreichen Sie die benötigte Ausgeglichenheit, sobald Sie durch die unangenehmen Gefühle durchgekommen sind.

Falls Sie in einem Bereich zwischen 21 und 30 Punkten haben, haben Sie Ihre dominante Gehirnhälfte heraus gefunden und sind vermutlich in Ihrem Element, sobald Sie diese Gehirnhälfte benutzen.

Falls Sie 31 oder mehr Punkte haben und der Unterschied zwischen beiden Seiten 5 oder weniger ist, dann praktizieren Sie ganzheitliches Denken. Sie haben sowohl das linke wie das rechte Reich gemeistert. Falls Sie stark unausgeglichen sind, falls sich die Ergebnisse um mehr als 10 Punkte unterscheiden, haben Sie einige Arbeit vor sich. Der Schlüssel liegt darin, einen Ausgleich zwischen den beiden Gehirnhälften und ihren Aufgaben herzustellen. Wenn Sie bereits Ihr ganzes Hirn benutzen und in der Lage sind, ohne Schwierigkeiten aus der Malstunde zu Mathematik und Naturwissenschaften zu wechseln, dann können Sie sich glücklich schätzen.

Jerrys Geschichte

Es war im Jahr 1979. Jerry DeShazo galt als einer der erfolgreichsten Verkäufer im aufblühenden Computergeschäft. Für die Außenwelt sah es so aus, als ob er alles hätte – aber etwas fehlte in seinem Leben. Jerry begann sich mit der *Science of Mind*-Philosophie von Dr. Ernest Holmes zu beschäftigen und war sofort fasziniert davon. Jerry wurde Mitglied in der Organisation und erlebte Dinge, die er selbst nur als Wunder beschreiben konnte. Er konnte nicht genug davon bekommen. Die Schwierigkeit war, je mehr Zeit und Energie er in die *Science of Mind* investierte, desto uninteressanter wurde sein Job für ihn. Ohne dass er es bemerkte, war Jerry in seinem Job zu einem Nichtstuer geworden.

An einem Freitag Nachmittag wurde Jerry ins Büro seines Chefs gerufen, der ein Hardliner war. Der Chef sagte zu ihm: „In 30 Tagen sind Sie vermutlich nicht mehr hier. Die Stelle, die Sie innehaben, hat ein bestimmtes Niveau zu bringen und – offen gesagt – Sie schaffen das nicht." Er übergab Jerry eine Liste mit Kriterien, die innerhalb der kommenden 30 Tage zu erfüllen waren. Jerry warf einen Blick auf die Liste und wusste, dass sie Teil eines Kündigungsszenarios war. Die Punkte waren nicht unerfüllbar. Es war auch eine übliche Maßnahme. Was Jerry schockierte, war, dass er davon betroffen war. War er nicht ein Topverkäufer?

Obwohl er sich lustlos fühlte und verärgert war, nahm Jerry diesen Sonntag an seiner regelmäßigen *Science of Mind*-Veranstaltungen teil. Später ging er in eine Gruppe, die die Organisation *Heilbehandlung* nannte. Er erlebte wieder, wie Menschen geheilt wurden und ihrem Leben eine andere Richtung gaben. Was war nur los mit ihm? Warum versagte er im Job? Entmutigt und geschlagen kehrte er nach Hause zurück.

Einige Zeit später, tief in dieser ruhelosen Sonntagnacht, fand er die Antwort: Er beschloss die Philosophie der *Science of Mind* mit in die Arbeit zu nehmen.

Am nächsten Morgen ging er zu seinem Arbeitsplatz,

nahm einige tiefe Atemzüge und sprach ein *wissenschaftliches Gebet*. In der Tradition der *Science of Mind* beinhaltet ein *wissenschaftliches Gebet* Folgendes: in einen zentrierten Zustand gehen, Erfolg visualisieren und sich dann auf die universellen Gesetze ausrichten. Jerry beendete seine Visualisierung und griff zum Telefon.

In den nächsten 13 Wochen machte Jerry den Umsatz von dreieinhalb Jahren. „Ich weiß nicht, warum ich so gut verkaufte", sagte er. „Alles, was ich weiß ist, dass ich mir Käufer visualisierte, die Ja sagten ... und sie sagten Ja."

Der Hardliner Chef glaubte vermutlich, dass seine Angstmache-Taktik der Auslöser für Jerrys Richtungswechsel war. Er konnte nicht wissen, dass Jerry kreative Visualisierung verwendet hatte, um die Angst zu überwinden und die nächste, höhere Ebene zu erreichen.

Jerry war so glücklich über das Geschehen, dass er begann, es in allen Geschäftshandlungen anzuwenden. Er hatte keine Besprechungen mit Verwaltung, Management oder dem Verkaufsteam, ohne zuvor eine kreative Visualisierung zu machen. „Wir wurden zu diesem unglaublichen Team, das unbesiegbar war," sagte Jerry. „Und die Firma wuchs über alle Träume hinaus."

Ich traf Jerry erst Mitte der 80er-Jahre. Er war damals Anfang 50 und unabhängig und reich. Nachdem ich einige Stunden mit ihm verbracht hatte, wusste ich, dass ich das wollte, was er hatte. Nicht nur die finanzielle Freiheit, sondern auch die persönliche und spirituelle Freiheit, die er verkörperte. Jerry wurde mein Mentor und ist noch heute einer meiner engsten Freunde.

Wenn Sie wie die meisten Menschen feststellen, dass eine Seite dominant ist – keine Sorge! Den Schlüssel zum ganzheitlichen Denken finden Sie hier, in diesem Buch. Indem Sie lernen KVE anzuwenden und die universellen Gesetze umzusetzen, erschaffen Sie Ihre neue Wirklichkeit.

Gedankenexperiment: Den Einflussbereich nutzen, um in einen ganzheitlichen Zustand zu kommen.

Wenn Sie an einem Ort sind, wo Sie aufstehen können, tun Sie das. Denken Sie an die Fähigkeiten, die Sie brauchen, um Ihre Ziele erfolgreich zu erreichen. Es könnte die Fähigkeit sein, pro Tag 8 – 10 Gläser Wasser zu trinken. Es könnte die Fähigkeit sein, so zu denken wie ein rauchfreier Mensch. Es könnte die Fähigkeit sein zu vergessen, sich zu erinnern, indem Sie sich erinnern Stress, Belastung und Verwirrung zu vergessen. Es könnte die Fähigkeit sein, regelmäßig Sport zu betreiben. Es könnte die Fähigkeit zu ganzheitlichem Denken sein oder kreativ und logisch neue Entscheidungen zu treffen. Es könnten all diese Fähigkeiten sein und noch mehr.

Mit diesen Fähigkeiten in Ihrem Kopf, zeige ich Ihnen eine Technik, die Einflussbereich genannt wird. Ihr *Einflussbereich* beinhaltet alles, über das Sie die Kontrolle haben: Ihre Gedanken, Wahrnehmung, Glaubenssätze, Überzeugungen, Werte und Verhalten. Die Menschen in Ihrem Leben sind nicht Teil Ihres Einflussbereichs, weil Sie keine Kontrolle über sie oder ihr Verhalten haben. Verwenden Sie Ihre Vorstellungskraft und holen Sie sich alle Fähigkeiten, die Sie brauchen, in Ihren Einflussbereich. Benutzen Sie die Kreativität Ihrer rechten Gehirnhälfte, um Ihrem Einflussbereich eine Farbe zu geben – nehmen Sie Ihre Lieblingsfarbe. Ich sage meinen Seminarteilnehmern und – teilnehmerinnen gerne, dass das ein Einführungskurs in die Theaterwissenschaften ist. Schlüpfen Sie also in Ihre Rolle und stellen Sie sich Ihren Einflussbereich vor, vielleicht als Kugel, die Sie umgibt – machen Sie es so realistisch wie möglich.

Schließen Sie jetzt Ihre Augen und stellen Sie sich vor, wie Sie von dieser Farbe ausgefüllt werden. Rollen Sie Ihre Schultern zurück, heben Sie Ihr Kinn und lassen Sie es zu, dass Ihre Vorstellungskraft übernimmt. Atmen Sie so wie Sie atmen, sobald Sie entspannt und zuversichtlich sind. Stellen Sie sich vor, Ihr Körper ist ein leerer Glasbehälter, der sich mit Farbe füllt. Sobald Sie sich mit dieser positiven, energetisierenden Farbe gefüllt haben, öffnen Sie die Augen. Sie wissen: Sie können die Energie in Ihrem Einflussbereich jederzeit spüren. Jetzt unterbrechen Sie diesen Zustand, indem Sie Ihren Körper schütteln und sich umsehen.

Denken Sie an Ihre alte Art zu denken – dominiert von linker oder rechter Gehirnhälfte. Denken Sie daran, wie Sie üblicherweise auf Situationen reagiert haben, indem Sie automatisch die dominante Seite Ihres Gehirns verwendeten.

Denken Sie jetzt daran, wie Sie Ihr ganzes Gehirn benutzen, um eine positive Veränderung zu machen. Denken Sie an die Kraft, die daraus entsteht, dass Sie beide Seiten benutzen. Sie erkennen die zahlreichen neuen Wahlmöglichkeiten, die Ihnen jetzt offen stehen. Untersuchen Sie sie. Es könnte so einfach sein, wie die Frage: „Bin ich wirklich hungrig?" oder „Ist es schon Zeit zu essen?", „Verwechsle ich Durst mit Hunger?"

Stellen Sie sich diesen Zustand der ganzheitlichen Gehirnbenutzung als Kugel vor, die Sie umgibt. Nutzen Sie Ihre Vorstellungskraft, um dieser Kugel eine Farbe zu geben. Nehmen Sie wieder Ihre Lieblingsfarbe dafür. Schließen Sie die Augen und stellen sich vor, wie die Farbe Sie anfüllt ... Rollen Sie Ihre Schultern zurück, heben Sie Ihren Kopf und lassen Sie es zu, dass Ihre Vorstellungskraft übernimmt. Atmen Sie so, wie Sie atmen, sobald Sie zuversichtlich und entspannt sind. Stellen Sie sich vor, Ihr Körper ist ein leerer Glasbehälter, der sich mit Farbe füllt. Stellen Sie sich vor, wie Sie Ihre ganzes Gehirn nutzen, um positive Veränderungen zu machen. Lassen die Energie durch Ihren ganzen Körper rauschen.

Lassen Sie sich von den wunderbaren Gefühlen der Motivation, Entschlossenheit und Befriedigung anfüllen, die von der Benutzung Ihres ganzen Gehirns kommen. Lassen Sie sich die Macht spüren. Und während Sie das tun, stellen Sie fest, dass Sie in Ihrem Inneren bereits den Vorgang begonnen haben, der diesen Einflussbereich in Ihrem Leben erschafft. - So arbeitet Ihr Einflussbereich zu jeder Zeit und an jedem Ort für Sie – immer, sobald Sie das wollen. Wiederholen Sie diesen Vorgang insgesamt dreimal und konzentrieren sich dabei jedes Mal darauf, die Macht Ihres Gehirns zu verstärken und ganzheitliches Denken zu aktivieren. Ihr Einflussbereich ist immer für Sie da, sobald Sie ihn brauchen. Achten Sie darauf, wie gut er sich anfühlt.

Stellen Sie sich vor, wie Sie, wenn Sie in die Welt hinausgehen, Ihren Einflussbereich mitnehmen. Er ist zu jedem Zeitpunkt bei

Ihnen und Sie verwenden ihn, sobald Sie auf eine Herausforderung oder Gelegenheit treffen. Sie wissen, dass Sie Ihre neue Wirklichkeit erschaffen, indem Sie Ihren Einflussbereich nutzen und Ihr ganzheitliches Denken mit Ihrem ganzen Gehirn freischalten.

Was ist dieser Zaubertrank, der Ihr Leben und die Welt verwandelt?

Dieser Zaubertrank existiert mitten in Ihrem Gehirn. Er ist der wunderbare Mix von Chemikalien in Ihrem Gehirn, die durch Ihren Körper strömen, immer sobald Sie entspannt sind oder einen positiven Gedanken denken, oder ein glückliches Erlebnis haben – und immer, sobald Sie diese Dinge visualisieren. Er ist die wunderbare Macht in jedem und jeder von uns, die die Wirkungen von Stress beseitigt, unseren Körper heilt und uns ermöglicht das Leben in vollem Umfang zu genießen. Der Zaubertrank wird durch die Macht Ihres Anders-als-Bewusstsein geschaffen und durch kreative Visualisierung und Entspannung (KVE) freigeschaltet, um Ihnen Gesundheit, Lebenskraft und alles, was Sie sich für Ihr Leben wünschen, zu bringen.

Menschen, die sich trauen, sich mit KVE zu entspannen, kommen in den Genuss von all diesen Vorzügen und noch mehr:

- Die Entspannungsreaktion ersetzt die Fight-or-flight Reaktion.
- Die linke und die rechte Hälfte des Gehirns werden ausge-glichener.
- Die Durchblutung des Gehirns wird verstärkt, was zu klarerem Denken, besserer Konzentrationsfähigkeit, verbessertem Gedächtnis und gesteigerter Kreativität führt.
- Der Seratoninspiegel steigt um bis zu 25 %. Das beruhigt Geist und Körper und schafft allgemeines Wohlbefinden.
- Der Endorphinspiegel steigt um bis zu 25 %. Das sind die Hormone, die durch Ihren Körper strömen, wenn Sie glücklich sind. Endorphine geben Ihrem Gehirn Aufmerksamkeit, sind natürliche Stimmungsaufheller, bringen Erleichterung von Schmerz und schaffen angenehme und liebevolle Gefühle.
- 20 Minuten KVE kann drei bis vier Stunden Schlaf entsprechen.

Als Konsequenz kann es sein, dass Sie weniger Schlaf brauchen, sich dabei erfrischter fühlen, mehr erreichen und das Leben als Ganzes mehr genießen.

- Der Energielevel schießt in die Höhe.
- Beziehungen werden erfüllter.
- Die Zufriedenheit im Beruf nimmt zu.
- Zielstrebigkeit entwickelt sich.
- Die Fähigkeit persönliche Veränderungen durchzuführen, wie mit dem eigen Idealgewicht zu leben, rauchfrei leben, Nägelbeißen oder andere nervöse Verhalten zu beenden, verstärkt sich. Veränderungen gehen schneller und fallen leichter.
- Zum Abschluss: ein müheloser Umgang mit Stress.

Die meisten Menschen würden für eine magische Pille, die all diese Vorzüge bietet, tausende Euro bezahlen. Mit KVE erreichen Menschen dieses Ergebnis mit nur ein paar Minuten Entspannung am Tag. Beginnen Sie zu verstehen, warum KVE ein Schlüsselbestandteil für den Zaubertrank ist, der Ihnen alles geben kann, was Sie sich für Ihr Leben wünschen?

„Das Leben ist keine Frage von einem guten Blatt – machmal geht es darum mit einem schlechten Blatt gut zu spielen." **-Jack London**

KAPITEL VIER

HIGHTECH LÖSUNGEN FÜR HIGHTECH STRESS

„In jedem Bereich unseres Lebens fragen wir uns ständig: Wieviel bin ich wert? Welchen Wert habe ich? Ich hingegen glaube, dass es ein Geburtsrecht ist wertvoll zu sein."

- Oprah Winfrey (O-Magazin)

Mitten in einer brütenden sommerlichen Hitzewelle nahm ich an einem Kongress in Las Vegas, Nevada, teil. Es war nur ein paar Monate, nachdem wir unser neues Unternehmen in Phoenix gestartet hatten und ich konnte es mir nicht wirklich leisten dort zu sein. Meine Neugier war jedoch stärker, als ich erfuhr, dass die *New Mind* Technologie bei dem Kongress vorgestellt wird.

Ich eilte von einem Workshop zum nächsten, als mich eine Frauenstimme anrief. Ich blickte kurz zu der Frau, die mir zulächelte, während sie bei ihrem Messestand stand. Ich winkte und lächelte ihr zu. „Ich habe keine Zeit", sagte ich zu ihr. „Ich komme schon zu spät zu meinem nächsten Workshop."

Dann fiel mir ein seltsames elektronisches Gerät ins Auge, das auf dem Tisch hinter ihr lag. Ich berührte das Gerät und fragte: „Was ist das?"

Die Frau streichelte das Gerät, wie ein Haustier. „Das ist das Sensory Input Learning System. Wir nennen es kurz: SILS." sagte sie. „Ich bin Linnea Reid." Sie schüttelte meine Hand und gab dem mittelalterlichen Mann, der neben der Maschine saß, ein Zeichen. „Das ist mein Partner, Larry Gillen." fügte sie hinzu.

„Wollen Sie eine Probefahrt machen?" fragte Linnea.

Elektronik war eine meiner ersten Lieben, also konnte ich nicht widerstehen und sagte: „Natürlich."

Linnea wies mich an, es mir in einem Liegesessel im Hintergrund bequem zu machen. Sie legte eine Decke über mich und gab mir Kopfhörer und Sonnenbrillen mit kleinen LED-Lichtern. „Ich lasse es Sie für etwa zehn Minuten testen." sagte sie. „Schließen Sie einfach die Augen und genießen Sie die Reise."

Ich wusste nicht, was ich zu erwarten hatte, machte es mir im

KAPITEL 4 | HIGH-TECH LÖSUNGEN FÜR HIGH-TECH STRESS

Sessel bequem und schloss meine Augen. Innerhalb von Sekunden-bruchteilen erwachten meine Sinne durch den Rhythmus von blink-enden Lichtern und Tönen. Ein unmittelbares Gefühl der Entspan-nung und Wohlgefühl durchspülten mich. Das war etwas für mich!

Als die Sitzung zu Ende ging, war ich völlig begeistert. Ich hatte mich noch nie so entspannt gefühlt. Ich wollte mich nicht be-wegen. „Kommen Sie." sagte Linnea und schüttelte mich. „Wir ha-ben jetzt Pause, Sie müssen aufstehen."

„Das waren die erstaunlichsten zehn Minuten meines Le-bens." sagte ich.

„Zehn Minuten? Das waren eher 45 Minuten. Sie machten den Eindruck als würden Sie sich so wohl fühlen, da entschied ich, Sie weitermachen zu lassen."

„Wow, es kam mir so kurz vor," sagte ich und schnippte mit meinen Fingern. „Ich brauche so ein Gerät! Wie kann ich eines kaufen?"

„Da haben Sie Glück, wir verkaufen sie … und das Vorfüh-rsexemplar kostet nur zehntausend Dollar."

Mein Mut verschwand. Ich war Jungunternehmer. Sie hätte genauso gut zehn Millionen sagen können. Aber ich hatte mich noch nie von Geld abhalten lassen. Ich musste eine dieser faszinierenden Maschinen besitzen. Die Räder in meinem Kopf begannen sich zu drehen.

Wie das Schicksal so will, zogen Linnea und Larry nach Ari-zona um und eröffneten ihr Unternehmen Light & Sound Forschung in der Nähe meiner Klinik. Ich nahm an einigen ihrer Vorführungen teil und wir wurden bald Freunde.

Eines Nachts saßen wir beim Abendessen und sprachen über all die Möglichkeiten, die das SILS-System bot. „Ich habe eine Idee," sagte ich, „was haltet ihr davon, wenn ihr die Vorführungen bei mir in der Klinik macht? Und zwischen den Veranstaltungen, lasst ihr es bei mir und ich untersuche die positiven Wirkungen, die es auf meine Klientinnen und Klienten hat."

„Ich muss sagen, ich bin es ziemlich leid, immer verschiedene Veranstaltungsorte zu organisieren." sagte Larry zu Linnea „Das klingt nach einer großartigen Idee."

„Finde ich auch." sagte Linnea. „Rückmeldungen von richtigen Klienten zu bekommen ist sehr wertvoll."

In diesem Moment hatte ich wieder einmal ein Ziel erreicht, ohne dass es mich einen Cent gekostet hätte. Indem ich keine Einschränkungen machte, wie ich zu so einer Maschine kam, hatte ich mein Ziel visualisiert und erreicht.

Das war 1987. Seit damals haben fast alle meine Klientinnen und Klienten - auch die meiner Franchise-Unternehmen diese lebensverändernde Technologie erlebt.

Wenn ich sage, dass die Ergebnisse erstaunlich sind, untertreibe ich.

Wie verändert Licht- und Tontechnologie die Art, wie wir unser Gehirn benutzen?

Licht- und Tontechnologie, auch bekannt als visuell/auditives Entrainment, wird über die Ohren und den Sehnerv ins Gehirn eingeführt. Die verwendete computerunterstützte Technologie wird über Kopfhörer und speziell entwickelte Brillen, die mit LED ausgestattet sind, ausgestrahlt. Die Lichter blinken in einer vorbestimmten Frequenz und sind verbunden mit binauralen Beats, die in leiser Lautstärke durch die Kopfhörer gehört werden. Das visuell/auditive Entrainment ist üblicherweise synchronisiert und variiert, in Abhängigkeit von den gewünschten Wirkungen.

Die blinkenden Lichtmuster und binauralen Beats erreichen das Gehirn über den Sehnerv und das Innenohr. Das Gehirn stellt sich innerhalb von Minuten auf die Frequenzen der Licht- und Tonimpulse ein und gleicht sich an sie an. Die Methode, die von diesem Entrainment genutzt wird, ist bekannt als Frequenzfolgereaktion. Anders als Biofeedback, wo der Nutzer, die Nutzerin, bewusst versucht die Gehirnwellen zu verändern, beeinflusst durch Licht- und Tonimpulse hervorgerufenes Entrainment das Gehirn ohne bewusste Anstrengung.

Die Frequenzfolgereaktion regt die entspannten Gehirnwellenfrequenzen an, die als Alpha und Theta bekannt sind. Das ist der Zustand, in dem sich eine Person entspannt und der Geist sich fokussiert. Hörer und Hörerinnen erleben eine Reduktion des inneren Geplappers und verbesserte Konzentrationsfähigkeit. Da die Frequenzfolgereaktion eine gelernte Reaktion ist, ist der Effekt kumulativ. Nach einigen Wochen regelmäßigen Gebrauchs, gewinnen Nutzerinnen und Nutzer ein Gefühl der Ausgeglichenheit und innerer Ruhe. Die meisten Menschen berichten, dass sie sich ausgeglichen, fokussiert und aufmerksam fühlen, wenn sie sich Situationen mit hohem Druck ausgesetzt sehen. Außerdem berichten die meisten Personen, dass sie verbesserte Kreativität erleben und sich frischer und ausgeruhter fühlen, obwohl sie weniger schlafen.

Während Licht- und Tontechnologie für die meisten Menschen förderlich ist, ist sie nicht für alle gut. Menschen, die unter Epilepsie, jeder Art von Krampfanfällen oder irgendeiner visuellen Lichtempfindlichkeit leiden, wird von der Verwendung von Licht- und Tontechnologie abgeraten. Personen, die einen Herzschrittmacher haben, die unter einer Herzfunktionsstörung leiden, eine ernste Kopfverletzung hatten oder Aufputsch-, Beruhigungsmittel oder Psychopharmaka – inklusive Alkohol und anderen Drogen verwenden, sollten ihren Arzt konsultieren, bevor sie Licht- und Tontechnologie verwenden. Jede Person, die nach der Verwendung von Licht- und Tontechnologie Schwindel, starke Kopfschmerzen oder starke Sorgen verspürt, sollte die Benutzung unterbrechen und einen Arzt oder eine Ärztin konsultieren.

Wie erzeugen Töne Entspannung?

1839 entdeckte Heinrich Wilhelm Dove, ein Professor an der Berliner Universität etwas, dass er binaurale Beats nannte. Seine frühen Forschungen zeigten, dass, wenn ein Mensch auf einem Ohr eine Tonfrequenz präsentiert bekommt und auf dem anderen eine verschiedene, er dann einen dritten Ton hört, der die Differenz der beiden ersten ist.

Dove fand heraus, dass die menschliche Fähigkeit binaurale Beats zu hören das Ergebnis einer evolutionären Anpassung zu sein scheint und dass unsere Gehirne - auf Grund der Struktur des Gehirns selbst - binaurale Beats wahrnehmen und ihrer Frequenz folgen.

Bis zu einem Artikel von Gerald Oster in 1973 wurden binaurale Beats jedoch nur für eine wissenschaftliche Kuriosität gehalten. Osters Papier war bahnbrechend - nicht so sehr, weil er neue Laborergebnisse präsentierte, sondern vor allem weil er neue Einsichten auf das Thema lieferte, indem er eine Vielfalt von relevanten Forschungsergebnissen, die nach Doves Entdeckung entstanden identifizierte und verband. Es ist Osters Verdienst, dass er herausfand, welche Wirkung binaurale Beats auf den menschlichen Geist und Körper haben. Er betrachtete binaurale Beats als Werkzeug für kognitive und neurologische Forschung. Mehr noch, er identifizierte die Tendenz des auditiven Systems für selektive Wahrnehmung (oft auch als Cocktailparty-Effekt bezeichnet), die unsere Fähigkeit ist, Ablenkungen auszublenden und uns auf eine einzige Tätigkeit zu konzentrieren. Oster entdeckte auch, dass Menschen, die unter der Parkinson-Krankheit leiden und Menschen mit Höreinschränkungen im Allgemeinen binaurale Beats nicht hören können. Daraus schloss er, dass binaurale Beats benutzt werden konnten, um bestimmte Störungen zu diagnostizieren. Er stellte auch geschlechtsspezifische Unterschiede in der Wahrnehmung der Beats fest und hatte den Eindruck, dass die Art, wie eine Frau die Töne aufnahm benutzt werden konnte, um die Fluktuation in der Östrogenausschüttung abzuschätzen - in einer späteren Studie, bestätigte er andere geschlechtsspezifische Unterschiede in der Wahrnehmung der binauralen Beats.

Osters Veröffentlichung von „Auditive Beats im Gehirn" („Auditory Beats in the Brain") startete gemeinsam mit seiner Feststellung, dass binaurale Beats auch erzeugt werden konnten, wenn

WIE BINAURALE BEATS ARBEITEN

1. Der binaurale Beat wird von zwei getrennten Tönen mit leicht unterschiedlicher Tonlage erzeugt.
2. Ein Ton wird dem linken Ohr präsentiert, der andere dem rechten.
3. Ihr Gehirn kombiniert die beiden Töne und erzeugt einen einzelnen neuen Ton.
4. Der einzelne, neue Ton schwingt in einer Frequenz, die entspannten Hirnwellen entspricht.
5. Ihr Gehirn folgt diesem Muster und erzeugt den entspannten Zustand.

eine der Frequenzen unterhalb des von Menschen bewusst wahrnehmbaren Frequenzbereichs liegt (was die These stützte, dass binaurale Beats andere neurologische Wege einbezogen, als nur die der bewussten Wahrnehmung), eine Welle von neuen Forschungen über die Frequenzfolgereaktion.

Wie erzeugt Licht Entspannung?

Schon seit der Entdeckung des Feuers beobachten Menschen, dass blinkendes, blitzendes Licht veränderte Bewusstseinszustände und sogar unerklärliche Halluzinationen hervorrufen kann. Durch die ganze Geschichte hindurch gibt es zahlreiche Berichte über Stammesältere, Heiler und Heilerinnen, Schamaninnen und Schamanen, die dieses Wissen benutzten, um ihre Praktiken zu verbessern.

Frühe Wissenschaftler und Wissenschaftlerinnen, die auch von diesem Phänomen fasziniert waren, erforschten seine praktische Anwendung. Etwa im Jahr 200 unserer Zeitrechnung experimentierte Ptolemäus mit einer Scheibe mit Löchern, die sich zwischen den Beobachtern und der Sonne drehte. Das Blitzen der

Sonne durch die Löcher in der Scheibe ließ vor den Augen der Be-
trachter_innen Muster und Farben entstehen. Viele der Menschen,
die das beobachteten, berichteten von einem euphorischen Gefühl,
nachdem sie den Lichtmustern ausgesetzt waren.

Joseph Plateau, ein belgischer Forscher, benutzte Lichtblitze, die durch eine Scheibe mit Schlitzen kamen, um die diagnost-
ische Bedeutung des Blitzlicht-Phänomens zu untersuchen. Indem
er die Lichtmuster immer schneller und schneller werden ließ, fand
er heraus, dass das Blitzen zu einem bestimmten Punkt sich in ein
stabiles Muster, das nicht mehr blitzte, verwandelte. 1829 nannte
Plateau diese Erscheinung stroboskopischen Effekt. Er bemerkte,
dass gesunde Menschen in der Lage waren getrennte Lichtblitze bei
viel höherer Frequenz zu unterscheiden als kranke Menschen. Heute

4 FREQUENZEN DER GEHIRNWELLEN

Frequenzen	Name
13 – 40 Hz	**Beta Wellen** *(reaktiver Bewusstseinszustand)* *Aktives Denken und Konzentration; verbunden mit beschäftigt sein und sich Sorgen machen*
7 – 13 Hz	**Alpha Wellen** *(intuitiver Bewusstseinszustand)* *Entspannung (im Wachzustand), tagträumen, verbunden mit Kreativität*
4 – 7 Hz	**Theta Wellen** *(erfinderischer Bewusstseiszustand)* *Der Raum zwischen schlafen und wach sein; verbunden mit tiefer Meditation und Lernen im Schlaf*
< 4 Hz	**Delta Wellen** *(erholender Bewusstseinszustand)* *Tiefer, traumloser Schlaf*

ist Plateau als erster Trickfilmzeichner bekannt. Moderne Filmemacher verwenden immer noch den stroboskopischen Effekt unseres Gehirns, um uns glauben zu machen, dass sich das, was wir sehen bewegt und nicht nur eine Folge von einzelnen Standbildern ist.

Zur Wende vom 19. zum 20. Jahrhundert bemerkte der französische Physiker Pierre Janet, dass Patienten und Patientinnen des Salpetriere Spitals in Paris weniger erregte und mehr entspannte Zustände hatten, wenn sie Lichtblitzen ausgesetzt waren.

1990 waren Wissenschaftler in der Lage, die Wirkung von Licht auf den Seratonin- und Endorphinspiegel zu messen. In einer solchen Studie wurden bei 11 Versuchspersonen peridural Proben aus der äußersten der drei Schichten, die Gehirn und Rückenmark umgeben, entnommen und eine Blutanalyse durchgeführt – vor, während und nach einer Entspannungssitzung, bei der Brillen verwendet wurden, die blitzende Lichtimpulse abgaben. Dabei wurde ein durchschnittlicher Anstieg des Beta-Endorphinspiegels um 25 % und des Seratoninspiegels um 21 % gemessen. Der Beta-Endorphinspiegel ist vergleichbar mit dem, der bei CES (elektrischer Hirnstimulation) erreicht wird. Die Wissenschaftler_innen kamen zu dem Schluss, dass die Stimulierung mit Licht ein großes Potential hat, um zur Reduktion von Symptomen in Zusammenhang mit Depressionen beizutragen.

Warum Licht und Ton zusammen verwenden?

Während die Forschung bewiesen hat, dass sowohl Licht (blitzendes) als auch Ton (binaurale Beats) entspannte Zustände herbeiführen kann, haben wir bei Light & Sound Research herausgefunden, dass eine Kombination der beiden den Körper auf eine noch tiefere Ebene der Entspannung führen kann; es ist der hoch kinästhetische Zustand der Ruhe, der optimal für Heilen und beschleunigtes Lernen ist.

Als ich Linnea und Larry traf, standen wir am Beginn der Computerrevolution. Die Mikrochiptechnologie steckte in den

Kinderschuhen und Computertechniker waren ein rares Gut. Larry und Linnea fanden einen Techniker, der einen Computerchip so programmieren konnte, dass er die Arbeit leistete, die früher der Therapeut, die Therapeutin zu tun hatte. Mit Hilfe von tausenden dokumentierten Sitzungen, bei denen ein Mind Mirror (EEG-Gerät) verwendet wurde, entdeckten sie, welche Programmen funktionierten, um die Frequenzfolgereaktion zu optimieren und Zustände der Entspannung und des Lernens herbeizuführen. Dann entwarfen sie das erste tragbare Entspannungssystem und gaben ihm den Namen: MC².

In den beiden folgenden Jahrzehnten verwendete das Franchise-Unternehmen, dass ich gründete, diese Licht- und Tontechnologie in Kombination mit KVE (kreative Visualisierung und Entspannung), um hundertausenden Menschen zu helfen, indem ihnen Lebensveränderungen, wie Gewichtsreduktion, rauchfrei leben oder eine Alkohol- oder Drogensucht zu überwinden, erleichtert wurden. Andere verwendeten sie, um Schmerzen zu entfernen, eine stressfreie Geburt zu haben, sich zu motivieren, Ziele zu erreichen, ihre sportliche Leistung zu steigern, sich im Verkauf zu verbessern und für andere Verbesserungen ihrer Lebensqualität. Ein Mann stellte fest, dass die Licht- und Tontechnologie zusammen mit KVE seinen fünfjährigen Kampf mit chronischem Schluckauf erfolgreich beendete. Ein anderer junger Mann kam mit einem ständigen Klicken in der Nase zu mir, das nicht einmal durch eine Operation geheilt worden war. Es hörte während sei-ner ersten Sitzung auf und kehrte nie zurück.

Was ist das Geheimnis hinter all diesen Erfolgen?

Eines meiner Lieblingslieder ist „*Change Your Mind*" (ändere deine Einstellung) von Sister Hazel. Eine der Zeilen in dem Lied sagt: „Falls du jemand anders sein willst, falls du genug hast von dem Kampf mit dir selbst … dann ändere deine Einstellung." Ich liebe dieses Lied, weil ich glaube, dass es der beste – und manch-mal der einzige – Weg ist, um Veränderungen in Ihrem Leben zu verwirklichen. Da Bilder, Überzeugungen und Werte so tief im Bewusstsein verankert sind, müssen Veränderungen auf der anders-als-bewussten Ebene stattfinden, bevor sie sich in Ihrem Leben manifestieren. Ich habe die Erfahrung gemacht, dass die Licht- und Tontechnologie in Kombination mit KVE der einfachste und schnellste Weg ist, um Ihre Einstellung zu ändern.

Wenn sie einen Samen pflanzen und wissen, das Sie ihn gießen und umsorgen, können Sie sich zurücklehnen, entspannen und ihn wachsen lassen. Sie würden nicht ständig die Erde umgraben, um nachzusehen, ob er schon austreibt – so ein Verhalten würde vermutlich das Wachstum auch beenden. Ich glaube, das ist genau das, was passiert, wenn Menschen versuchen, Veränderungen auf der bewussten Ebene zu machen; sie setzen sich ein Ziel und stellen dann fest, dass sie ständig alte Bilder, Überzeugungen und Gedankenmuster ausgraben und so ihr Wachstum stoppen.

Sobald Sie sich mit Licht und Ton entspannen und mit KVE ihren bewussten Verstand leiten, sind Sie frei, um Ihr Anders-als-Bewusstsein zu befreien. Psychologinnen und Psychologen würden sagen: Sie umfahren den kritischen Faktor und lassen zu, dass Ihr Anders-als-Bewusstsein übernimmt. Anders gesagt: Sie pflanzen die Samen der Veränderung und lehnen sich dann zurück, entspannen sich und lassen sie wachsen.

Was sind die besten Licht- und Tonparameter?

Ein gutes Frequenzfolgereaktionsprogramm, das tiefe Entspannung bewirkt, beginnt in einem Zustand von hoher kortikaler Erregung, einer Beta-Frequenz von etwa 15 oder 16 Hz. Dann fährt es langsam herunter, indem die Frequenz schrittweise reduziert wird, bis der langsame Alpha-Bereich (8 Hz) erreicht ist. Dort sollte die Frequenz für etwa sieben Minuten der Sitzung bleiben und dann wieder in einen gemäßigten, entspannten Alpha-Bereich (10 Hz) steigen. Einige Programme gehen hinunter bis in den Theta-Bereich (4 – 7 Hz), um eine tiefe anders-als-bewusste Erfahrung zu schaffen. Licht- und Tontechnologie kombiniert mit positiven Suggestionen, kreativer Visualisierung, tiefer Entspannung, sanfter Musik, natürlichen Geräuschen oder einer Kombination von all dem schafft Zustände der erhöhten Wahrnehmung.

Während es eine große Palette von Systemen für Entspannungstraining gibt – autogenes Training, progressive Muskelentspannung, Meditation und Biofeedback, um einige zu nennen, arbeiten die meisten von ihnen mit einer bewussten Anstrengung. Mit dem Durchbruch der Licht- und Tontechnologie müssen Sie an nichts „glauben" und nichts „tun". Durch die Frequenzfolgereaktion synchronisiert sich das Gehirn an das flackernde Licht und die binauralen Töne. Sie sind Teil der Erfahrung, Sie brauchen sie nicht zu erschaffen.

Zum Beispiel: Falls Sie und ich an einem schönen Tag an einem einsamen Strand gehen, wo sich das Sonnenlicht im Wasser spiegelt und das Wasser rhythmisch am Strand bricht, und während wir in dieser Umgebung spazieren gehen und uns über die Verbesserungen in Ihrem Leben unterhalten, die Sie sich wünschen, stehen die Chancen sehr gut, dass Sie die Unterhaltung genießen und jede Empfehlung, die ich Ihnen gebe, annehmen. Durch die Umgebung, die durch diesen Strandspaziergang geschaffen wird, synchronisieren wir uns in einem Alpha-Zustand oder bei etwa 10 Hz.

Wenn wir die gleiche Unterhaltung in einer geschäftigen Straße, mitten in Manhattan hätten mit plärrenden Hupen, Blitzlichtern, schreienden Verkäufern und schnellen Schritten um uns, würden wir uns in einen Beta-Zustand synchronisieren oder bei etwa 18 Hz.

Die Ergebnisse der beiden Gesprächen wären unterschiedlich. Während des Gangs durch die City könnten Sie abgelenkt, frustriert oder nervös werden. In so einem Zustand sind Sie viel weniger offen für eine Unterhaltung über Verbesserungen in Ihrem Leben und würden vermutlich jede Empfehlung, die ich Ihnen geben könnte, zurückweisen, egal wie logisch sie auch sein mag. Beginnen Sie zu verstehen, warum Gehirnwellen für unser Wohlergehen so wichtig sind?

Was sind die Vorteile, wenn Alpha- und Theta-Zustände erreicht werden?

Wie Sie in Kapitel 3 gelernt haben, ist es der beste Schritt, den Sie machen können, um die brutalen Auswirkungen von Stress zu überwinden, aus der Fight-or-flight Reaktion heraus- und stattdessen in die Entspannungsreaktion hineinzukommen. Die Entspannungsreaktion kann nicht eintreten, solange Sie Gehirnwellen einer hohen Beta-Aktivität produzieren. Ihre Gehirnwellen müssen in den Alpha-Bereich eintauchen, den ich als den „intuitiven Verstand" bezeichne oder in den Theta-Bereich, den ich „erfinderischer Verstand" nenne.

Die Geschichte von Dale Ann

Dale Ann Springer hatte sich bei einem Sturz die Knochen in ihrem Unterschenkel zertrümmert. Nach einem halben Dutzend von Operationen und eineinhalb Jahren im Rollstuhl lebte sie mit unerträglichen Schmerzen und konnte nur einige, wenige Schritte auf einmal gehen. Das andauernde Brennen in ihren Knien, Hüften und Fußgelenken war oft so intensiv, dass sie nicht einen Schritt weiter machen konnte. Sie kämpfte darum, wenigstens ein paar Stunden Schlaf in der Nacht zu finden und verbrachte fast die ganze Zeit in einem von Medikamenten hervorgerufenen verschleiertem Dämmerzustand. Dale verwendete mein Frei-von-Schmerz-Programm mit Licht- und Tontechnologie zu Hause. Sie lernte ihren Schmerz zu kontrollieren, sodass sie heute ohne Beschwerden gehen kann. Und noch mehr: Sie kann wieder ihren Hobbys nachgehen – unter anderem Ihrem Garten und Golf spielen. Ihre Freundinnen, Freunde und Familie sind erstaunt über den Unterschied und sie erzählt jetzt allen über das Wunder, das sie durch die Licht- und Tontechnologie und KVE erlebte. „Die Vorteile, die ich durch KVE genieße, sind so groß, es fällt mir schwer, es in Worte zu fassen. Was ich Ihnen jedenfalls sagen kann ist, dass ich jeden Tag mein schmerzfreies Leben feiere."

Weil der Theta-Bereich an der Grenze zum Schlaf liegt, ist er am besten für das luzide Träumen bekannt. Ein Mensch in diesem Zustand kann oft nicht Gedanken über seinen oder ihren Wachzustand von dem luziden Traumzustand unterscheiden. Viele glauben, dass Theta der ideale Zustand für Kreativität ist und dass es der einzige Bereich ist, wo Menschen große Fortschritte im Bewusstsein machen können. Es ist nicht ganz einfach, diesen Theta-Zustand aufrecht zu erhalten. Wenn Sie in Theta gleiten (4 – 7 Hz), was alle Menschen mindestens zweimal am Tag tun (unmittelbar vor dem Einschlafen und unmittelbar vor dem Aufwachen) und wenn keine Beta- oder Alpha-Frequenzen darunter gemischt sind, verlieren die meisten Menschen das Bewusstsein. Hier ist die Entspannungsreaktion wichtig: Sie beschäftigt Ihr Gehirn. Sobald Menschen ein Licht- und Tongerät verwenden, beschreiben Sie oft das Gefühl, dass Ihr inneres Erleben stärker ist als das Äußere, das vorübergehend ausgesetzt ist.

Forscher und Forscherinnen sagen: Diese Menschen sind in einen Stufe 1-Schlaf geglitten, die auch *Hypnagogie* (vom griechischen *Hypnos*, das Schlaft heißt und *agnogeus*, das für Leiter steht) oder Dämmerzustand genannt wird. Während das ein sehr heilsamer Zustand ist und einer, der die Visualisierungserfahrung verstärkt, wurde er noch nicht oft dazu benutzt, um Entspannungstechniken zu lehren. Ich glaube, dass die Ergebnisse, die von den tausenden Klienten und Klientinnen erreicht wurden, die die Kombination von Licht- und Tontechnologe mit KVE in unseren Franchiseprogrammen verwendet haben, beweisen, dass, sobald ein Mensch die Lebensveränderungen, die er oder sie anstrebt, im Alpha- und Theta-Zustand sieht, hört und erfährt, diese Veränderungen sich in der materiellen Welt schnell und mit viel weniger Anstrengung verwirklichen.

Was sind die Vorteile der Licht- und Tontechnologie?

Immer wenn mich Menschen fragen, warum ich so leiden-schaftlich für die Licht- und Tontechnologie bin, erzähle ich ihnen einen meiner Lieblingswitze. Der geht ungefähr so: Eines Tages rauscht ein Mann im Smoking auf einen Straßenmusiker zu und fragt: „Wie komme ich zur Staatsoper?" Ohne einen Takt auszulas-sen antwortete der Musiker: „Üben, mein Lieber, üben!"

KVE funktioniert, weil es mentale Übungen oder Wieder-holungen in kurzen Abständen einbezieht. Meiner Meinung nach gibt es keine schnellere oder einfachere Methode, um Wiederho-lungen in kurzen Abständen zu erzielen, wie die durch den synchro-nisierten Rhythmus von Licht und Ton. Die Induktion in höhere Gehirnwellenzustände erhöht die Gehirnaktivität, während die In-duktion in tiefere Gehirnwellenzustände Hyperaktivität und Besorg-nis reduziert. Gehirnwellen Entrainment in Alpha-Zuständen schafft zum Beispiel Entspannung und eine reduzierte Stressreaktion, in-dem ein langsamerer und entspannter Gehirnzustand zur Verfügung gestellt wird. Ein schnellerer Gehirnwellenzustand, der durch ein schnelleres Flackern der LEDs erzeugt wird, führt in einen höheren Gehirnwellenzustand und führt zu einer verbesserten Gehirnstimu-lierung und verbesserten kognitiven Fähigkeiten. In vielen Fällen kann ein schnellerer Gehirnzustand Hyperaktivität reduzieren, die darin begründet ist, dass die eigenen Gedanken schneller sind als ihre Verarbeitung.

Forschungen, die die Wirksamkeit der Licht- und Tontech-nologie zeigen, sind weit verbreitet. KVE und die Stimulierung der Gehirnwellenaktivität sind mit die meistuntersuchten Themen in der Psychiatrie und Psychologie. Die folgenden Ergebnisse sind durch zahlreiche Studien und meine eigenen Erfahrungen mit tausenden Klientinnen und Klienten bestätigt:

- verbessertes Langzeitgedächtnis
- verlängerte Aufmerksamkeitsspanne und Konzentrationsfähigkeit
- Verringerung von Sorgen und Depression
- reduzierte Medikamenteneinnahme
- verbesserte links-rechts und visuell-räumliche Integration
- massive Steigerung der kreativen Ideenproduktion
- leichtere Entscheidungsfindung und ganzheitliche Problemlösungen
- verringerte Häufigkeit und reduzierte Intensität von Migräne und Kopfschmerzen
- geringere Menopause-Symptome
- geringere Schlafstörungen und Schlaflosigkeit
- verbesserte Motivation

All das summiert sich zu den Vorteilen der tiefen Entspannung, die ich im Kapitel 3 beschrieben habe.

Für mehr Forschungen zu den Vorteilen der Licht- und Tontechnologie werfen Sie einen Blick in den Abschnitt am Ende des Buchs „Zusätzliche Ressourcen"

„Der einzige Weg, um die Grenzen des Möglichen zu entdecken, ist über sie hinaus in das Unmögliche zu gehen"
                                        - Arthur C. Clarke

KAPITEL
FÜNF

Das innere Auge
Ihr Schlüssel zum Fokussieren

Was ist die Macht von Zeit und Raum?

Vor einigen Jahren waren meine Frau und ich in ein Zivilgerichtsverfahren mit einer früheren Geschäftspartnerin verwickelt. Wir hatten mit der Frau, mit der wir vor Gericht zu tun hatten, über mehrere Jahre eine Arbeitsbeziehung und Cynthia und sie waren enge Freundinnen geworden. Als die Verbindung den Bach hinunterging, durchlebte Cynthia nicht nur das emotionale Trauma des Gerichtsverfahren, sondern auch den Verlust einer engen Freundin. Eines Tages, mitten während des Gerichtsverfahren, waren wir in Toronto in einem Hotelzimmer und bereiteten uns vor ein Seminar für unsere kanadischen Franchisenehmer_innen und deren Angestellte abzuhalten, als Cynthia einen Anruf von unserem Anwalt erhielt. Er gab Cynthia den Termin für ihre Aussage und teilte ihr mit, dass ihre Ex-Freundin dabei anwesend sein werde. Cynthia legte auf und begann zu weinen. „Ich schaffe das nicht", sagte sie. „Ich will sie nicht mehr sehen. Ich bin zu verletzt und verärgert." Sie seufzte und begann zu zittern.

„Es sind noch Wochen bis dahin", sagte ich. „Jetzt ist es wichtig, dass wir dieses Seminar abhalten." Auf diesen Kommentar hin weinte sie noch mehr.

„OK", sagte ich, „bringen wir das Ganze in die richtige Perspektive. Gib mir deine Hände und schließe deine Augen." Ich ließ Cynthia sich die kommende Aussage vor ihrem inneren Auge vorstellen. Ich ließ sie sich selbst sehen, wie sie voller Selbstvertrauen in den Raum geht. Ich forderte sie auch auf, sich die Frau vorzustellen, wie sie ähnlich einer Statue in ihrem Stuhl sitzt, sodass Cynthia das Gefühl nehmen und hinter sich lassen konnte. Sie visualisierte sich selbst, wie sie die Antworten des Anwalts beantwortete – ganz frei von Angst und Sorge. Sobald ich sie soweit hatte, dass sie atmete, wie sie an diesem Tag atmen würde, entspannt und voller Zuversicht, ließ ich sie jeden Tag, von dem zukünftigen Ereignis aus zurück zu dem jetzigen Moment, im Geist noch einmal Revue passieren und sehen, wie sie selbst alles tut, was sie zu tun hatte, mit Zuversicht und wenig Gedanken über die Aussage oder ihre Ex-Freundin. Dann forderte ich sie auf, sich das kommende Seminar vorzustellen und sich mit einem großen Lächeln vor der Gruppe zu sehen, während alle ihr für ihren Vortrag applaudierten. Als das Zittern aufhörte und sie richtig lächelte, sagte ich ihr: „Öffne deine Augen."

„Lass uns loslegen!" sagte sie.

Nach dieser kurzen Visualisierung hatte Cynthia eine komplett andere Einstellung zu dem ganzen Gerichtsverfahren. Die ganze Angst, die Wut, der Stress waren verschwunden und ersetzt durch eine innere Zuversicht, die aus ihr zu strahlen schien. Sie konnte das Leben wieder genießen. Und was geschah am Tag der Aussage? Ich kann nur sagen, dass ich noch nie so stolz auf sie war.

Was war der Zauber, der für Cynthia den Unterschied machte? Sie hatte die Macht von Raum und Zeit mit sich. Sehen Sie, Ihr Geist macht keinen Unterschied zwischen dem, was wirklich ist und dem, was Sie sich vorstellen. Während der kreativen Visualisierung und Entspannung (KVE) ist die Vorstellungskraft erhöht, so dass das Anders-als-Bewusstsein gerne alles als wirklich annimmt, das ihm präsentiert wird. Es ist nicht unüblich für Menschen zu sagen, dass eine schwierige Zeit in der Vergangenheit „hinter ihnen" liegt, oder zu sagen: „Ich freue mich auf ..." ein zukünftiges Ereignis. Indem KVE angewendet wird, ist es möglich, Ihren Geist so zu trainieren, dass er negative. nicht hilfreiche Erfahrungen hinter *Ihnen* speichert, so dass diese Ihre Wahrnehmung von gegenwärtigen Ereignissen nicht beeinflussen. Entspricht das nicht dem gesunden Menschenverstand, negative Gefühle in der Vergangenheit zu lassen? Sie können Ihren Geist auch trainieren, die positiven Erfahrungen in Ihrer gegenwärtigen Wahrnehmung zu speichern. Das bringt Sie in einen starken, ressourcenvollen Zustand, aus dem heraus Sie mit jeder Situation gut umgehen können. Und das alles funktioniert, weil der Verstand Erinnerungen speichert, indem er Raum und Zeit als Markierungen benutzt und zwar auf der anders-als-bewussten Ebene, weil Raum und Zeit formbar sind.

Gedankenexperiment: Gedächtnis Management

Schritt eins: Schließen Sie Ihre Augen und stellen Sie sich eine negative Aussage vor, die Sie vielleicht in der Vergangenheit über sich gedacht hätten. Das könnte etwas sein wie: „Ich lese nicht gut. Ich bin einfach dumm." oder „Ich kann nicht schlank sein, ich werde immer dick und unattraktiv sein." Stellen Sie sich vor, wie Sie in Ihrem Inneren die Aussage ganz schnell ablaufen lassen. Machen Sie es. Niemand hört Ihnen zu. Stellen Sie sich vor, wie diese Aussage mit einer ganz hohen, ganz schnellen Comicsstimme gemacht wird. Lassen Sie es zu, dass Sie den Humor in der Sache sehen und machen Sie die Aussage immer schneller und schneller; so schnell, dass sie lächerlich wird. Sie hat keine Bedeutung mehr für Sie.

Jetzt stellen Sie sich vor, dass Sie – irgendwie – in der Lage sind, diese Aussage auf den Mond zu schießen. Machen Sie das so, dass die Stimme immer noch weiter spricht, Sie können Sie nur nicht mehr hören und verstehen. Sobald Sie das getan haben, öffnen Sie die Augen und gehen weiter zu Schritt zwei.

Schritt zwei: Schauen Sie sich im Raum um.

Schritt drei: Schließen Sie wieder die Augen. Stellen Sie sich die Aussage noch einmal vor Ihrem inneren Auge vor und diesmal lassen Sie die Aussage ganz langsam ablaufen, so langsam, dass es ein ganzes Jahr dauert, bis ein Satz fertig gesprochen ist. Jetzt geben Sie die Aussage, die sich ganz langsam bewegt, in das Zentrum der Erde und begraben sie dort. Stellen Sie sich vor, wie sie sich immer noch bewegt, nur Sie können sie nicht mehr hören. Sie hat keine Bedeutung für Sie.

Schritt vier: Öffnen Sie Ihre Augen und schauen sich im Raum um.

Schritt fünf: Fall Sie die Stimme immer noch hören können sollten, wiederholen Sie die Schritte eins bis vier solange, bis die unerwünschte Aussage aus Ihrem Inneren verschwunden ist.

Sie können diese Übung mit allen Ihren Sinnen machen, um negative Bilder, Geräusche, Aussagen, Gefühle, Geschmäcker oder Gerüche zu entfernen, die Sie möglicherweise davon abgehalten hatten, den natürlichen Zustand von Freude und Fokus in Ihrem Leben zu empfinden. Das ist auch ein großartiges Beispiel dafür, wie Ihr Geist die Macht des Raumes nutzt – indem negative Geräusche auf den Mond oder in die Erde platziert werden – und die Macht der Zeit – indem Sie Aussagen beschleunigen oder verlangsamen.

Sie stellen auch fest, dass Sie in Ihrem Inneren einen Schutzmechanismus haben, der sicher stellt, dass Sie sich immer an positive Ereignisse erinnern. Wenn Sie in einer positiven Stimmung sind, wird Ihr Denken klarer und natürlich positiver. Verwenden Sie diese Technik, um Ihre Gedanken zu lenken und die Art von Fokus zu schaffen, die Sie brauchen, um jedes Ziel zu erreichen.

Was sind „mentale Muskeln" und wie können wir sie aufbauen?

Es ist mit etwas, das ich Tai Chi für den Geist nenne, möglich mächtige mentale Muskeln aufzubauen. Im Kampfsport wird gelehrt, dass wir Kraft nicht mit Kraft bekämpfen sollen. Stattdessen lernen Sie, innere Macht und Stärke innerhalb der Bewegungen zu verwenden, um einen Aggressor zu stoppen oder die E-nergie des Angreifers auszuhebeln. Das Gleiche gilt für kreative Visualisierung und Entspannung. Alle Erinnerungen – gute wie schlechte – haben Energie. Diese gefangene Energie kann entweder benutzt oder umgewandelt werden, um die Ergebnisse zu schaffen, die Sie sich für Ihr Leben wünschen. Sie können diese kreative Energie anzapfen, oder Sie können zulassen, dass die vergangene Energie von Schmerz, Verbitterung und Verwirrung Sie davon abhält wirkliche geistige Klarheit zu erlangen. Alle Gefühle, auch negative, sind im richtigen Zusammenhang nützlich. Das Geheimnis ist die Gefühle als sich bewegende Energie zu kontrollieren. Tai Chi für den Geist meint, dass Sie diese innere Stärke und Macht nutzen, um zu erreichen, was Sie wollen. Das gelingt nur durch mentale Vorbereitung auf der anders-als-bewussten Ebene Ihres Verstandes. Hier kommt KVE ins Spiel; Sie benutzen Ihr eineinhalb Kilogramm schweres Universum (Ihr Gehirn), um zu proben, was Sie erreichen wollen. Indem Sie kreative Visualisierung- und Entspannungstechniken anwenden, lernen Sie, diese Energie anzuzapfen und Sie für Ihren Vorteil zu verwenden.

Was ist Future-Pacing?

Jedes Mal, wenn wir eine neue Fähigkeit oder ein neues Verhalten lernen, neigen wir dazu, diese Veränderungen auf die Umgebung einzuschränken, in der wir sie entwickelt haben. Future-Pacing beinhaltet die Verwendung von kreativer Visualisierung, um die neuen Verhalten und Gewohnheiten in zukünftigen Szenarien zu erproben. Jedes Mal, wenn Sie etwas für Ihr Leben kreativ visualisieren, wollen Sie das so vielfältig wie möglich mit einem Schritt in die Zukunft = Future-Pace, in der Umgebung Ihrer Zukunft erproben. Das hilft sicherzustellen, dass die gewünschten Verhalten und Reaktionsmuster Ihnen zur richtigen Zeit einfallen und sich natürlich und selbstverständlich anfühlen. Jedes Mal, wenn ich eine KVE anleite, ende ich mit einem Future-Pacing, damit die neuen Verhalten und Muster in die zukünftige Umgebung meiner Zuhörerin, meines Zuhörers passen.

„Menschen werden geboren, um zu leben, aber sie werden nicht vorbereitet zu leben." - **Boris Pasternak**

Die Macht der Aufschieberitis verwenden

Bis zu 70 Prozent unserer Bevölkerung sind von Aufschieberitis betroffen. Nach den Forschungsergebnissen haben 40 Prozent der Menschen durch Aufschieberitis Verluste erlitten – finanzielle und andere. 25 Prozent der Menschen geben an, dass die Aufschieberitis ein chronisches Problem in ihrem Leben ist.

Für alle, die mit Menschen mit Aufschieberitis leben müssen: die Macht zur Veränderung liegt allein bei dem oder der Betroffenen. Nach Expertenmeinung hat es wenig bis gar keine Wirkung, wenn ein Unternehmer oder Vorgesetzter Druck auf die Person mit Aufschieberitis ausübt, damit sie sich *mehr anstrengt* oder sich *besser organisiert* – im Gegenteil, die Probleme werden oft noch schlimmer. Auch Freunde, Freundinnen und Familie haben wenig Einfluss auf die Entscheidungen einer Person mit Aufschieberitis. Aussagen wie: „Das ist eine schwierige Aufgabe, also verschiebe sie nicht!" und „Keine Freunde und kein Vergnügen, bis du das erledigt hast."

sind kontraproduktiv. Solche Ratschläge erhöhen nur den Druck auf den Menschen und verstärken die unangenehmen Gefühle, die mit der Aufgabe verbunden sind – was dazu führt, dass es noch unmöglicher erscheint, sie zu erfüllen. Der Mensch mit Aufschieberitis darf die unangenehmen Gefühle, die mit der Aufgabe verbunden waren, reduzieren, um sie zu erfüllen.

In diesem Kapitel lernen Sie, wie sie die Macht Dinge aufzuschieben, die Aufschieberitis, zu Ihrem Vorteil zu nutzen, um Ihre persönlichen Ziele zu erreichen. Wir erkunden zusammen, wie Sie etwas, das üblicherweise als negatives Verhalten beurteilt wird, in eine positive Reaktion umwandeln. So wie alle Gefühle nützlich sind, gilt das auch für Ihr Verhalten – falls es in den jeweils richtigen Kontext gesetzt wird.

Lassen Sie uns als Erstes festhalten, was Aufschieberitis ist.

Aufschieberitis ist das Verhalten, eine Aufgabe solange aufzuschieben, bis die Gelegenheit zur Erfüllung verstrichen ist. Nahezu alles wird auf morgen verschoben.

Die Aufschieberitis ist ein zweischneidiges Schwert. Die meisten Menschen glauben, dass sie ihr Leben irgendwie einfacher machen, indem sie Dinge aufschieben. Wer findet es nicht leichter fernzusehen, als eine notwendige Aufgabe zu erfüllen? Stattdessen erzeugt die Aufschieberitis unnötigen Stress und Desorganisation, die wir mit Scheitern gleichsetzen. In diesem Kapitel lernen wir, wie wir die positiven Vorteile der Aufschieberitis nutzen, ohne dem Stress und der Verwirrung, die üblicherweise entstehen, wenn wir Dinge aufschieben.

Sechs Schritte, um meisterlich in der Aufschieberitis zu sein

Schritt eins: Der erste Schritt ist, ein Ziel, das Sie erreichen wollen, eine Aufgabe, die Sie erfüllen wollen, anzuvisieren. Es könnte etwas nur für Sie selbst sein oder etwas, das Andere respektieren und wertschätzen. Übliche innere Aussagen könnten sein:

„Ich muss mit der Steuer beginnen!"

„Ich muss wirklich Sport machen!"

John's Geschichte

John Conkle begann als Jugendlicher mit dem Rauchen. Er versuchte dutzende Male einfach aufzuhören – ohne Erfolg. Als das nicht funktionierte, versuchte er sich das Rauchen abzugewöhnen, indem er jeden Tag eine Zigarette weniger rauchte. Nach ungefähr einer Woche, wurde er sich bewusst, dass er fast nur noch an Zigaretten dachte. „Jedes Mal, wenn ich versuchte aufzuhören, hatte ich schreckliche Stimmungsschwankungen und entsetzliche Entzugserscheinungen – vor allem in der Nähe von Rauchern und Raucherinnen", erzählte mir John bei unserem ersten Treffen. „Es wurde so schlimm, dass mich meine Freunde und Freundinnen direkt aufforderten wieder zu rauchen. Ich breche immer zusammen, überhaupt wenn ich dann beginne zuzunehmen. Am Ende rauche ich mehr als zuvor. Wenn ich jetzt ans Aufhören denke, kommt mir der Schrecken und mir wird übel."

Johns Schrecken ist verständlich, wenn wir uns ansehen, was er bei seinen Aufhörversuchen alles durchmachte. Der erste Schritt, John zu helfen rauchfrei zu werden, war ein kleines Gedächtnis-Management, um all das Negative zu löschen, das er mit dem Aufhören verband. Als nächsten Schritt verwendeten wir Future-Pacing, damit John seine Zukunft nicht nur rauchfrei, sondern gleichzeitig in bester Stimmung und ohne Entzugserscheinungen erleben konnte. Schließlich setzte John die Macht der Aufschieberitis ein, damit – auch wenn er Lust auf eine Zigarette bekam - er das einfach eine Stunde aufschieben konnte, dann noch eine Stunde und so weiter.

Sobald John KVE so verwendete, wie ich es ihm zeigte, änderte sich alles. Indem John KVE verwendete, hörte er – ohne Entzugserscheinungen – mit dem Rauchen auf. Er wurde nicht nur die Stimmungsschwankungen los, er fühlte sich auch gekräftigt. John lernte KVE zu verwenden, um für sein ganzes Leben rauchfrei zu sein.

Schritt zwei: Sie verzögern. Ihr intuitiver Verstand arbeitet mit Ihrem erfinderischen Verstand, und Sie denken an wirkliche oder vorgestellte Vorteile, die ein späteres Beginnen bedingen. Übliche innere Aussagen sind:

„Ich fange morgen an, da habe ich nicht so viel zu erledigen."

„Ich habe noch nicht alle Informationen, die ich brauche, um ein Idealgewichtsprogramm zu starten."

„Ich brauche noch eine Ausbildung, bevor ich mir einen neuen Job suchen kann."

Schritt drei: Sie verzögern und werden immer kritischer gegen sich selbst und Ihre Entscheidungen. Übliche innere Aussagen auf dieser Stufe sind:

„Ich hab das schon so lange aufgeschoben, jetzt macht es überhaupt keinen Sinn mehr zu beginnen."

„Es ist völlig aussichtslos rechtzeitig fertig zu werden."

Die Gedanken können auch Entschuldigungen werden:

„Ich kann nicht kündigen – da würde ich ja alle hängen lassen."

„Ich hätte es schaffen können – wenn da nicht die ganze Hausarbeit wäre."

Andere übliche Taktiken beinhalten sich verstecken und es gibt auch Personen, die so tun, als ob sie beschäftigt wären. Manche Menschen schieben auch andere Verpflichtungen vor und schwindeln sich selbst an. Zusammengefasst: Sie haben eine Entscheidung getroffen (die Aufgabe aufzuschieben) und rechtfertigen die Entscheidung mit logischen Begründungen.

Schritt vier: Sie verteidigen Ihre Position. Das führt zu noch mehr Verzögerung, typischerweise bis zu dem Punkt, wo die Aufgabe erledigt werden *muss* – und das ganz schnell. Übliche Gedanken auf dieser Stufe:

„Ich bring es einfach hinter mich."

„Es muss nicht großartig werden."

„Wenn ich es nicht gut machen kann, dann lasse ich es ganz bleiben."

„Ich glaube, es sollte einfach nicht sein."

Schritt fünf: Selbstkritik stellt sich ein. Sie beginnen zu glauben, dass die Aufschieberitis ein Teil Ihres Charakters ist. Typische Gedanken sind:

„Irgendetwas stimmt nicht mit mir."

„Ich bin besser beim Planen als beim Umsetzen."

Diese Gedanken führen oft zu dem Versprechen nie wieder etwas aufzuschieben, was die Wichtigkeit der ursprünglichen Aufgabe außer acht lässt.

„Es spielt keine Rolle, ob ich mich ändere oder nicht."

„Ich glaube, mein Körper fühlt sich mit 90 kg einfach wohl."

„Ich habe nie Glück."

Schritt sechs: Hier kommt die Person mit Aufschieberitis fast sofort bei jeder wichtigen Aufgabe in eine negative Spirale und entwickelt einen Zwang Dinge aufzuschieben.

Es macht keinen Sinn, sich ein Ziel zu setzen und es nicht zu erreichen – und dennoch tun es Millionen von Menschen jeden Tag. Es ist nie hilfreich, die Qual einer ungeliebten Aufgabe zu verlängern – und dennoch schieben die Menschen mit Aufschieberitis sie auf. Warum? Es gibt viele mögliche Gründe für dieses Verhalten. Hier einige Beispiele:

• Es fühlt sich gut an, sich selbst ein Ziel zu setzen und anderen davon zu berichten.

• Wir haben das Gefühl, dass wir etwas zum Besseren verändern auch wenn es erst in der Zukunft stattfindet.

• Die Zeit, die tatsächlich damit verbracht wird, die Aufgabe zu erfüllen oder sich ganz einem Ziel zu verschreiben, wird verkürzt.

Vielleicht der wichtigste Grund für Menschen Aufgaben aufzuschieben, kommt von ihrer Sehnsucht, die unangenehme Aufgabe ganz zu vermeiden. Befragungen haben ergeben, dass 75 % aller Neujahrsvorsätze am ersten Februar vergessen sind. Die durchschnittliche Diät dauert etwa 72 Stunden, ein durchschnittlicher Raucher hört drei bis viermal pro Jahr zu rauchen auf.

In den meisten Fällen wäre es offensichtlich die beste Lösung, die Aufgabe so bald zu erfüllen, wie es praktisch möglich ist und sich selbst genug Zeit zu geben, um die Aufgabe korrekt und pünktlich zu erfüllen. Warum wollen Sie also meisterlich in der Aufschieberitis werden? Schauen wir einmal aus einer anderen Perspektive auf die Aufschieberitis. Ich erinnere mich noch an den Tag, als es in Michigan zum ersten Mal Lotto gab. Meine Kolleginnen und ich verbrachten Stunden damit, darüber zu diskutieren, was wir mit den gewonnenen Millionen machen würden. Ich spielte einige Wochen in der Lotterie und hoffte auf meinen großen Gewinn, bis die Aufregung verflog.

Das ist ähnlich dem, was geschieht, sobald eine Person, die Diäten macht, ein neues Idealgewichtsprogramm entdeckt. Die Forschung zeigt, dass die durchschnittliche Frau 31 Jahre ihres Lebens auf Diät ist. Was könnte irgendjemand dazu motivieren, 31 Jahre lang etwas zu tun, bei dem sie kläglich scheitert und das gar keinen Spaß macht? Es ist dieser Nervenkitzel der neuen Entdeckung. Genauso wie mich die Lotterie für einige Wochen begeisterte, glaubt diese Person, dass die neue Diät die Antwort auf ihre Gebete ist. Diese Diät *könnte es* sein.

Diäten scheitern, sobald der Nervenkitzel verschwindet - genauso wie beim Lotto und mir. Der Mensch, der eine Diät macht, ist am Anfang von der Veränderung begeistert. Da die durchschnittliche Diät nur 72 Stunden dauert, scheint sich diese Begeisterung jedoch mit der Erkenntnis zu legen, dass Diäten Arbeit und Disziplin verlangen. Freitag ist Party-Zeit – am Montag kommt dann das schlechte Gewissen und die Person auf Diät beginnt von neuem. Dieser Kreislauf kann sich wieder und wieder wiederholen – offensichtlich 31 Jahre lang.

Aber was geschieht, sobald Sie diese Montagsmotivation die ganze Zeit aufrecht erhalten? Was geschieht, sobald die Person auf Diät gar keine Diät macht, sondern einfach das Essen zwischen den Mahlzeiten aufschiebt? Was, wenn sie das Stück Torte auf morgen verschiebt und das jeden Tag? Sie verbietet sich nichts, sie schiebt nur das Essen auf. Das Gleiche kann auch benutzt werden, um rauchfrei zu sein. Was geschieht, sobald der Raucher einfach das Rauchen aufschiebt, immer nur eine Zigarette? Solange, bis er oder sie das Rauchen schlicht vergessen hat. KVE ist so gestaltet, dass Sie das tun, indem Sie den Zauber Ihrer Vorstellungskraft verwenden.

Alle erfolgreichen 12-Schritte-Programme (nach dem Vorbild des Programms der Anonymen Alkoholiker) verfechten eine Philosophie von *ein Tag nach dem anderen*. Dieser Zugang ist es, der den Unterschied ausmacht zwischen denen, die Erfolg haben und jenen, die in diesem Teufelskreis von Beginnen und Abbrechen, Erfolg und Scheitern gefangen bleiben. Mit KVE lernen Sie aus jedem Tag einen *motivierten Montag* zu machen.

Die Frage ist: Sind Sie bereit für einen Wechsel im Lebensstil – oder wie die Anonymen Alkoholiker in ihrem großen Buch sagen einer *psychischen Veränderung*? Anders gesagt: Sind Sie bereit sich in Ihrem Inneren zu verändern? Wenn Sie noch nicht bereit sind, Ihre innere Einstellung zu verändern, können Sie keine materielle Veränderung erreichen. In meinem Bestseller „Erwecke das Genie in dir", schrieb ich über Sammy, der an einem kalifornischen Strand nach der Freiheitsstatue suchte. Seine Chance, sie dort zu finden, ist etwa gleich groß, wie die zu versuchen, das Idealgewicht zu erreichen, eine Sucht zu überwinden – ohne zu verändern, wie Sie denken. Es geschieht einfach nicht.

In welchem Zustand sind Sie jetzt? Sind Sie in einem negativen Zustand bezüglich der Veränderung, die Sie machen wollen? Ist das hilfreich oder hinderlich für Sie? Wie oft haben Sie versucht etwas zu erreichen, während Sie in einem negativen oder Problemzustand waren? Das hat nie geklappt, nicht wahr? Haben Sie je versucht in einem negativen Zustand erfolgreich zu sein? In einem negativen Zustand sein, während Sie ein Ziel erreichen wollen, ist wie zu versuchen, die Freiheitsstatue in Kalifornien zu finden. Sie ist schlichtweg nicht da!

Gedankenexperiment: Verändern Sie Ihren inneren Zustand, verändern Sie Ihr Leben

Lesen Sie sich alle Schritte sorgfältig durch und gehen Sie dann weiter.

Schritt eins: Stehen Sie gerade. Rollen Sie Ihre Schultern zurück; Heben Sie Ihr Kinn hoch; Lächeln Sie.

Schritt zwei: Mit dieser positiven Körperhaltung versuchen Sie jetzt bitte sich depressiv zu fühlen. Denken Sie daran, Ihre

Schultern bleiben zurückgerollt und Ihr Kinn erhoben. Sie lächeln immer weiter.

Schritt drei: Sie stellen fest, dass es Ihnen unmöglich ist, mit dieser Körperhaltung in das Gefühl der Depression zu kommen. Sie müssten dafür Ihre Körperhaltung ändern.

In Seminaren lachen wir immer herzlich, wenn Teilnehmer und Teilnehmerinnen diese Übung machen. Sie sind schlicht nicht in der Lage sich depressiv zu fühlen, während Sie ganz aufrecht stehen und Ihre Schultern zurückgerollt haben, Ihr Kinn erhoben und lächeln. Es gelingt ihnen einfach nicht. Was passiert, sobald Sie diese positive, motivierte Körperhaltung zu einer Gewohnheit machen?

Schritt vier: Wenn Sie jetzt in einem positiven, motivierten Zustand sind, indem Sie ins Handeln kommen und jeder Zweifel von Ihnen abgefallen ist, was erreichen Sie dann? Nehmen Sie sich ein paar Augenblicke und machen Sie hier eine Liste:

_____

_____

_____

_____

Für einige Menschen ist die Antwort: Ich beginne Sport zu machen, statt ihn nur zu planen. Andere entscheiden sich für stilles Wasser statt Soda. Wieder andere Menschen gehen spazieren, statt vor dem Fernseher einzuschlafen. Es gibt unzählige Möglichkeiten. Was wollen Sie in Ihrem Leben erreichen?

Was tun Sie, sobald Sie wissen, dass Sie nicht scheitern können?

Stellen Sie sich die unbegrenzten Möglichkeiten vor. Wenn es unmöglich ist zu scheitern; Was unternehmen Sie? Stellen Sie sich die unsichtbaren Kräfte vor, die Ihnen zu Hilfe kommen, sobald Sie zu 100 % davon überzeugt sind, dass Sie nicht scheitern können. Die Macht, die mit dieser Überzeugung freigesetzt wird, hilft Ihnen jedes Hindernis auf dem Weg zum Erfolg zu durchbrechen.

Was geschieht, wenn Sie jetzt all die Energie, die Sie fürs

Aufschieben verwendet haben, nehmen und sie in Handeln kanalisieren? Sie könnten jedes kontraproduktives Verhalten stoppen und die Energie benutzen, um die konstruktiven Handlungen zu setzen, die Ihnen helfen, Ihre größten Ziele zu erreichen.

Ob Sie mehr Wasser trinken, beginnen Sport zu machen, sparsam und nur zu den Mahlzeiten essen, das Rauchen lassen, den Alkohol lassen oder irgendein anderes Ziel erreichen, das Sie sich selbst gesetzt haben, es fällt Ihnen viel leichter, sobald Sie im körperlichen Zustand von Optimismus sind. Es ist eine wissenschaftliche Tatsache: Ihre Physiologie (Ihr Körper) hat Auswirkungen auf Ihre Psychologie (Ihren Geist). Diese beiden haben eine äußerst mächtige Beziehung. Das ist der Grund, warum Menschen, die Sport treiben, oft positiver und offener sind als Menschen, die nur sitzen und zusehen, während das Leben an ihnen vorbei läuft.

Hier arbeiten auch physikalische Gesetze. Masse, die ruht, neigt dazu ruhend zu bleiben – Masse in Bewegung neigt dazu in Bewegung zu bleiben. Albert Einstein sagte: „Das Leben ist wie ein Fahrrad. Man muss sich vorwärts bewegen, um das Gleichgewicht nicht zu verlieren." Dank großer Geister wie Einstein hat die moderne Psychologie Wege entdeckt, um die alten Stuck States, wie Aufschieberitis, in innere Zustände umzuwandeln, die Motivation fördern.

Meine Klienten und Klientinnen begegnen mir mit viel Skepsis, wenn ich sage: *„Was ist, wenn ich Ihnen sage, das Aufschieberitis der Schlüssel zu Ihrem Erfolg ist?"* Moment. Haben Sie mir nicht gerade erklärt, wie schädlich Aufschieberitis ist? *Das Problem ist, dass Sie* **noch** *nicht wissen, wie Sie die Aufschieberitis verwenden können.* Sie denken Aufschieberitis ist etwas Schlechtes. Die meisten Menschen sehen das so. Sobald Aufschieberitis allerdings richtig verwendet wird, kann es eine sehr vorteilhafte Sache sein.

Was wäre, wenn …

Sie das Essen zwischen den Mahlzeiten aufschieben könnten?

Sie Stress und Sorgen aufschieben könnten?

Sie lernen, Ihren Fokus auf den Erfolg zu richten, statt das Scheitern vorwegzunehmen?

Es ist sehr wahrscheinlich, dass Sie zu der einen oder anderen Zeit in Ihrem Leben Erfolg hatten. Wie haben Sie es gemacht? Welche Einstellung hatten Sie? Wie hat es sich angefühlt?

Wir haben alle unsere eigenen individuellen Gefühle über Aufschieberitis. Diese Gefühle veranlassen uns, die Aufschieberitis nicht angemessen zu verwenden. Was ist, wenn Sie sagen können: „Gut, ich schiebe jetzt Dinge auf – und ich weiß, dass das eine großartige Fähigkeit ist. Wie kann ich sie im Moment am besten nutzen?" Sie können sie verwenden, um Süßigkeiten essen aufzuschieben, die Sorgen zu verschieben oder mit Ihrer Furcht vor der Meinung anderer Menschen über Sie spielen. Sie können das Denken an Zigaretten oder Nahrung aufschieben. Sie verstehen schon - die Möglichkeiten sind unbegrenzt.

Was können Sie hier und jetzt tun, um Ihren Erfolg sicher zu stellen? Der Schlüssel Aufschieberitis als Motivation zu nutzen ist, Ihr Denken neu zu fokussieren, indem Sie sich fragen, was Sie hier und jetzt tun können, um Ihren Erfolg zu garantieren. Wenn es Ihr Ziel ist Gewicht zu verlieren, dann fragen Sie sich: „Was kann ich hier und jetzt tun, bei diesem Essen, um bessere Ernährungsentscheidungen zu treffen?"

Harry Houdini scheiterte einmal bei dem Versuch aus einem Safe auszubrechen, obwohl die Türen nicht versperrt waren. Warum? Weil das Einzige, mit dem er sich auskannte, *versperrte* Türen waren. Bleiben Sie im Moment auch noch eingesperrt, obwohl die Türen nicht versperrt sind? Genau das Gleiche geschieht, wenn Sie weiterhin über Aufschieberitis auf die gleiche Art nachdenken. Sie sperren sich selbst in eine Art zu denken ein. Es braucht keinen Houdini, um aus dieser Falle zu entkommen. Lassen Sie uns erkunden, wie Sie persönlich Aufschieberitis in Motivation verwandeln können.

Acht Schritte um Aufschieberitis in Motivation zu verwandeln

Schritt eins: Reframen Sie Ihre derzeitige Überzeugung zu Aufschieberitis. Ihre neuen Gedanke könnten sein:

„Genauso, wie ich es aufschieben kann, meinen Schreibtisch aufzuräumen, kann ich auch meine Sorgen verschieben."

„Ich kann lang schlafen aufschieben und stattdessen ein Sportprogramm beginnen."

Das wird leichter, sobald Sie gelernt haben, Ihr Leben als Weltmeister oder Weltmeisterin zu planen und nicht als Opfer.

Schritt zwei: Denken Sie an ein spezifisches Ziel oder eine Aufgabe. Beginnen Sie mit etwas, das nur für Sie Wert hat. Später können Sie auch Dinge nehmen, die für Andere wichtig sind. Ihre neuen Gedanken könnten sein:

„Ich genieße das Gefühl etwas geschafft zu haben, das ich habe, sobald ich meine Steuer fertig habe."

„Ich freue mich über den neuen Körper, den ich mit meinem Sportprogramm aufbaue."

Schritt drei: Wenn Sie bemerken, dass Sie etwas aufschieben, nutzen Sie Ihren intuitiven Verstand und entwickeln Wege, um die Aufgabe zu starten und Ihr Denken jetzt zu verändern. Neue Gedanken können unter anderen sein:

„Je mehr ich heute mache, desto weniger habe ich morgen zu tun."

„Ich habe alle Informationen, die ich brauche, um mein Sportprogramm zu starten. Ich kann noch mehr lernen, während ich es bereits umsetze."

Schritt vier: Sobald Sie beginnen Ihre Entscheidungen zu kritisieren, stoppen Sie sich. Stellen Sie sich ein großes rotes Stop-Schild vor – falls notwendig, denken Sie an etwas anderes.

„Alles, was sich lohnt, sobald ich es gut kann, lohnt sich auch, wenn ich es zu Anfang noch nicht gut kann."

Am wichtigsten: Stoppen Sie Ausreden für sich selbst.

Ändern Sie „Wenn ich nicht 100% in meinem Job gebe, lasse ich meine Kollegen und Kolleginnen hängen." zu „Meine Kolleginnen, meine Kollegen und ich verdienen das Beste, was ich habe." Stoppen Sie Gedanken wie: „Dafür habe ich einfach kein Talent." und ändern Sie es in: „Ich finde es total spannend etwas Neues zu lernen."

Falls alle Stricke reißen, seien Sie bereit für: *„Fake it, until you make it."* Sobald Sie einmal damit beschäftigt sind, etwas Konstruktives zu tun, werden Sie überrascht sein, was Sie erreichen.

Schritt fünf: Wenn Sie bemerken, dass Sie einen Standpunkt mit Gedanken verteidigen wie: „Ich habe einfach keine Zeit dafür." schließen Sie den Vertrag mit sich selbst ab, dass Sie ehrlich zu sich sind. Sie sind da, wo Sie sind. Erfüllen Sie die Aufgabe so gut, wie Sie können. Ihre neuen Gedanken auf dieser Stufe können sein:

„Wenn ich jetzt keine Zeit dafür habe, wann werde ich Zeit dafür haben?"

„Machen wir es richtig!"

Schritt sechs: Wenn Sie sich selbst kritisieren, verwenden Sie ein Schlüsselwort wie *Zurück/Gelöscht*, um sich zu erinnern, dass Sie die Wahl haben, was Sie denken. Wenn Ihnen ein Gedanke nicht gefällt, gehen Sie einfach zurück und löschen ihn. Dann ersetzen Sie ihn durch einen positiven Gedanken. Es ist normal selbstkritische Gedanken zu haben. Was Sie tun ist Folgendes, Sie ersetzen diese Gedanken durch positivere – darum geht es. Erinnern Sie sich selbst:

„Ich bin völlig in Ordnung."

„Es gibt keine Fehler, nur Rückmeldungen."

Schritt sieben: Machen Sie nie ein Versprechen, dass Sie nicht auch wirklich halten wollen. Wie mein guter Freund und Mentor Dr. Gil E. Gilly sagt: „Es gibt kein endgültiges Scheitern und keine endgültige Niederlage." Es ist ein Teil der Reise durch das Leben, dass Sie herausfinden, wie Sie sich an negative Situationen anpassen können, mit ihnen umgehen, sie überwinden und meistern. (Diese Zeile habe ich mir vom Militär geliehen – und sie gilt für uns alle.)

Ein Weg, um sich festzulegen und auch dranzubleiben, ist, sich to-do-Listen zu schreiben. Bedenken Sie dabei auch: Es ist nur eine Liste. Setzen Sie sich Termine und Messpunkte und fragen sich dabei, ob sie realistisch sind. Wenn Sie sich ein Ziel setzen, das nicht einmal eine ganze Armee erreichen könnte, seien Sie sich nicht böse, falls Sie es nicht erreichen – überarbeiten Sie es, so dass es für Sie erreichbar wird und dann legen Sie los.

Schritt acht: Während Ihrer kreativen Visualisierungen, stellen Sie sich Ihre Aufgabe, Ihr Ziel so vor, dass Sie es bereits erreicht haben. Die Ziellinie zu sehen, während Sie im Zustand der kreativen Visualisierung sind, motiviert Sie die Aufgabe zu erfüllen und Sie verbinden diese guten Gefühle mit Ihrem Erfolg in diesem Prozess.

Vor welchen Herausforderungen stehen Sie?

Wir alle erleben auf dem Weg zur Erreichung unserer Ziele Herausforderungen, die uns behindern. Mit Übung entwickeln Sie eine andere Art über die Situationen zu denken oder sie zu sehen. Kleine Veränderungen im Alltag, in der Art und Weise, wie Sie mit Situationen umgehen, bringen Sie in einen ressourcenvollen Zustand und unterstützen Sie, Ihre Ziele zu erreichen.

Treffen Sie auf Herausforderungen, wenn Sie essen gehen?

Manchmal, wenn wir unser Idealgewicht erreichen wollen oder auch nur, wenn es unser Ziel ist, einen gesunden Lebensstil aufrecht zu erhalten, stellt uns auswärts essen vor eine Herausforderung. Wir wollen gute Entscheidungen treffen, aber in unserem Inneren hören wir eine Stimme, die uns sagt: „Es ist ein besonderer Anlass. Du kannst dieses eine Mal nachsichtig sein." oder „Ist schon gut, leg los und bestelle dir, was du willst." oder sogar „Ich will keine Schwierigkeiten machen, indem ich nach spezieller, gesunder Kost frage."

Lösung: Trainieren Sie sich, die Situation in einem neuen Licht zu sehen. Teilen Sie sich eine Portion mit jemandem. Lassen Sie sich eine halbe Portion in einen Karton zum Mitnehmen verpacken, noch bevor sie Ihnen überhaupt gebracht wird. Bestellen Sie abseits der Speisekarte und verlangen Sie gesündere Menüs oder Zubereitungen. In den meisten Fällen kommen die Restaurants und ihre Angestellten solchen Wünschen gerne nach. Wenden Sie die Macht der Aufschieberitis an, um zu vermeiden, das Brot oder die Pommes am Teller zu essen. Noch besser: üben Sie Bestimmtheit und verlangen, dass sie gar nicht an den Tisch gebracht werden.

Erleben Sie es als Herausforderung, wenn andere in Ihrer Nähe rauchen? Es kann sich schwierig anfühlen, rauchfrei zu bleiben, wenn andere in Ihrer Nähe rauchen. Viele Ex-Raucher könnten von ihrem eigenen inneren Dialog zum Rauchen überredet werden. Sie sagten sich selbst: „Ich gönne mir nur eine zu meinem Getränk", oder „Nikotin hat keine Macht mehr über mich. Ich kann nur rauchen, wenn ich ausgehe." Sobald Sie die Techniken anwenden, die vorhin in dem Gedankenexperiment dieses Kapitels gelehrt wurden, können Sie diese Selbstgespräche bekämpfen und Ihren rauchfreien Zielen treu bleiben.

Lösung: Nehmen Sie Wasser mit und nippen Sie daran, wenn andere rauchen. Wenn Sie Kontrolle über Ihre Umgebung haben, dann seien Sie bestimmt und bitten andere nicht zu rauchen. Suchen Sie die Gesellschaft von rauchfreien Personen und achten Sie darauf, was diese mit ihren Händen machen. Wenden Sie die Macht der Aufschieberitis an, um das Vor-die-Tür-gehen hinauszuschieben, bis Sie das Lokal wirklich verlassen.

Haben Sie Probleme damit, dass Langeweile Sie veranlasst, negative Gedanken zu denken oder negative Handlungen zu setzen? Viele Menschen haben mir gegenüber geäußert, dass es Ihnen leicht fällt, an Ihren Zielen dran zu bleiben, solange sie beschäftigt sind. Sie haben einfach andere Dinge, die sie beschäftigen und erinnern sich nicht zu rauchen, essen oder an andere Verhalten, die sie ändern wollen. Die Probleme tauchen auf, sobald sich die Dinge beruhigen und sie Zeit haben. Es ist wichtig für diese Momente einen Plan zu haben.

Lösung: Führen Sie eine To-do-Liste mit sich. In diesen Momenten der Langeweile entscheiden Sie sich, diese Liste vollständig zu visualisieren. Finden Sie heraus, welche Aufgabe zuerst zu Ende gebracht wird und tun Sie es. Entschließen Sie sich die Langeweile aufzuschieben. Ich habe einmal gehört, dass es so etwas wie langweilige Momente gar nicht gibt, nur langweilige Menschen. Entschließen Sie sich eine interessante Person zu sein und schieben Sie die Gewohnheit der Langeweile auf.

Haben Sie Probleme auf Parties und bei öffentlichen Veranstaltungen? Öffentliche Veranstaltungen können für Menschen in manchen Situationen ein wirkliches Problem darstellen.

Menschen, die ihr Idealgewicht erreichen, rauchfrei leben oder sich von Alkohol und anderen Drogen befreien wollen, empfinden in öffentlichen Bereichen Druck. Vielleicht wollen Sie den Gastgeber, die Gastgeberin nicht beleidigen, indem Sie nicht essen, was Ihnen vorgesetzt wird, oder vielleicht haben Sie das Gefühl, dass Sie mit Ihren Händen irgendetwas tun wollen. Es gibt einige einfache Lösungen für dieses Problem.

Lösung: Wenn Ihr Idealgewicht Ihr Ziel ist, trinken Sie vor dem Weggehen einen Eiweißshake, der Leinsamen enthält, um den Hunger zu reduzieren. Schauen Sie sich alle Speisen an, die angeboten werden und wählen Sie nur die gesunden aus, die Sie wollen. Sammeln Sie nicht alles zusammen, nur weil es da ist. Wenden Sie Ihre Fähigkeit aufzuschieben an, um das Essen der ungesunden Speisen auf ein anderes Mal aufzuschieben. Lassen Sie allen anderen ihren Genuss. Falls Sie das Gefühl haben, dass Sie während der Party oder öffentlichen Veranstaltung etwas mit Ihren Händen zu tun haben wollen, nehmen Sie ein Glas Mineralwasser mit einer Zitrone oder Limette und tragen das mit sich. So sind Ihre Hände beschäftigt und Sie haben das Gefühl ein Teil der Party, des Events zu sein.

Stellen Sie fest, dass Sie Dinge für andere tun ohne auf sich selbst zu achten? Das ist für viele Menschen, vor allem Frauen, ein großes Thema. Wir lernen von klein auf, anderen gefällig zu sein. Das liegt in unserer Natur. Und wir dürfen lernen, diese Fähigkeit auszugleichen. Wir können uns nicht um andere kümmern, wenn wir uns nicht auch um uns selbst kümmern. In der heutigen überladenen Welt lernen wir zu vermeiden, uns zu überfordern und zu viel zu dem Stress, den wir bereits tragen, hinzuzufügen.

Lösung: Da die Menschen in Ihrem Leben bereits vorgefasste Meinungen haben, von dem was sie von Ihnen erwarten, braucht es möglicherweise etwas Zeit, sie umzuerziehen. Üben Sie vor dem Spiegel Nein zu sagen. Wenn Sie schon stark belastet sind oder eigene Pläne haben, verwenden Sie Ihre Fähigkeit aufzuschieben, um es aufzuschieben, Menschen zu helfen, die Sie dazu auffordern. Es ist in Ordnung Nein zu sagen. Eine Taktik ist es, der betreffenden Person zu sagen, dass Sie es sich überlegen und ihr in einem oder zwei Tagen Bescheid geben, wie Sie sich entschieden haben. Falls sie schon vor Ihrem Termin in der Sache Druck macht, lassen Sie sie wissen, dass Sie an der Verbesserung Ihrer Aufschieberitis arbeiten – Das gibt ihr Stoff zum Nachdenken.

Kaufen Sie Nachschereien für Ihre Kinder oder Enkelkinder? Joyce war eine meiner Idealgewichtsklientinnen. Eines Tages kam sie ganz aufgeregt zu ihrer Sitzung und behauptete, dass ihr Programm nicht funktioniere. Ich wusste, dass das Programm funktioniert, also durfte ich herausfinden, was sie davon abhielt, Erfolg mit ihrem Programm zu haben. „Was passiert, dass Sie so sicher macht, dass das Programm nicht funktioniert?" fragte ich.

„Ich esse immer noch Donuts," sagte sie.

„Donuts?" antwortete ich. „Ich war mir nicht bewusst, dass wir ein Programm für Donuts essen und Idealgewicht haben."
Sie fand das nicht lustig.

„Woher bekommen Sie die Donuts?" fragte ich.
„Ich kaufe sie für meine Enkel, wenn sie mich besuchen." sagte sie.

„Wie viele essen die Enkel?"

„Na ja. Gar keine." sagte sie. „Ich esse sie, noch bevor sie kommen. Das Komische ist, ich kann mich nicht einmal daran erinnern, sie gegessen zu haben, aber ich weiß, dass ich es getan habe. Ich stehe mitten in der Nacht auf und nehme sie mit ins Bett. Mein Mann ärgert sich fürchterlich über die Bröseln im Bett."

Mir war klar, dass das ein Gewichtsproblem verursachen könnte. „Nur, dass ich das richtig sehe," sagte ich. „Sie kaufen Donuts für Ihre Enkel, die diese nie zu essen bekommen, weil Sie sie schon vorher essen, aber Sie erinnern sich nicht daran? Was machen Sie dann, wenn Ihre Enkel auf Besuch kommen?"

„Ich kaufe natürlich noch mehr Donuts." antwortete sie.

Diese Frau war in einem Teufelskreis gefangen, eingesperrt von ihrer *idiotischen Logik* und sie konnte einfach nicht mit gesunden Menschenverstand an ihr Dilemma herangehen. Ich fragte sie, ob sie bereit sei, ein Experiment für mich zu wagen, das vermutlich dazu führt, dass sie Gewicht verliert. Sie stellte sich der Herausforderung. Ich schlug ihr vor, in einen Bioladen zu gehen und dort Süßigkeiten zu kaufen, die Donuts ähneln. Ich informierte sie, dass Donuts wie der meiste Junk Food, der heute fabriziert wird, Zusatzstoffe beinhalten, die dazu da sind, Abhängigkeit zu erzeugen. Diese

Zusatzstoffe heißen Excitotoxine und werden Nahrungsmitteln zugeführt, damit der menschliche Körper nach ihnen verlangt. Da Kinder sehr markenbewusst sind, schlug ich ihr auch vor, die gesunden Donuts in die Verpackung der gewohnten zu tun, sodass die Enkel den Tausch nicht bemerkten.

Eine Woche später kam die gleiche Frau wieder in meine Praxis. „Ich bin überrascht," sagte sie. „Ich habe die ganze Woche keine Donuts gegessen und meine Enkel mögen die Bio-Donuts genauso gern."

Was für ein Plan. Nicht nur hatte sie ihr Problem gelöst, auch ihre Enkel ernährten sich so gesünder.

Lösung: Wenn Sie das Gefühl haben, sie müssen für Ihre Kinder, Enkel Naschereien bereit haben, stellen Sie sicher, dass Sie gesunde haben – vielleicht aus dem Bioladen. Seien Sie sich bewusst, dass die Auswahl Ihrer Nahrung einen Einfluss auf das Essverhalten Ihrer Kinder und Enkel hat. Ist es nicht viel besser, ihnen gesunde Entscheidungen nahe zu bringen, als sie dazu zu verdammen, später Diäten machen zu müssen.

Lassen Sie es zu, dass Stress, Frustration und Sorgen Ihr Leben kontrollieren? Stress ist Teil unseres Alltags. Er ist unvermeidlich. Wie ich in vorhergehenden Kapiteln darlegte, können wir Stress und Sorgen kontrollieren und mit ihnen umgehen. Es ist wichtig, Stress, Frustration und Sorgen nicht die Kontrolle über Ihr Leben zu geben. Stress ist ungesund und kann eine Vielzahl von sozialen und emotionalen Problemen bewirken.

Lösung: Üben Sie kreative Visualisierung und Entspannung. Nehmen Sie sich die Zeit für tiefes Atmen und Selbstentspannung. Üben sie einzelne Momente, sobald Sie kommende positive Szenarien visualisieren. Wenden Sie die Techniken an, die ich in diesem Buch mit Ihnen teile. Indem Sie KVE anwenden, lernen Sie alltäglichen Stress und Frustration zu überwinden. Indem Sie positive Ergebnisse proben, erreichen Sie positive Ergebnisse. Indem Sie sich selbst als erfolgreiche Person sehen, werden Sie eine erfolgreiche Person.

Was ist wirklich nötig, um Aufschieberitis in Motivation umzuwandeln? Die einfache Antwort ist Disziplin. Der legendäre Basketballtrainer Bobby Knight hat vier Schritte zur Disziplin:

1 Mach, was zu tun ist,

2 wann es zu tun ist,

3 so gut wie möglich,

4 und mach das jedes Mal so.

Es scheint einfach, diese Schritte zu befolgen – und es ist auch so – für alle, die diszipliniert sind.

Unglücklicherweise ist das mentale Programm der Aufschieberitis bereits in den Köpfen von vielen Menschen vor Ort. Wenn Sie gut beim Aufschieben sind, sogar wenn Sie etwas wirklich tun wollen, dann finden Sie Wege, die Aufgabe nicht zu erfüllen. Aber was ist, wenn Sie jede Aufgabe erfüllen können, sogar, wenn Sie etwas nicht gerne tun? Das ist, was geschieht, wenn Sie Aufschieberitis auf KVE-Art anwenden. Sie schieben Ihre schlechten Angewohnheiten auf und stecken Energie in neue Gewohnheiten und Ziele. Behalten Sie eine einfache Regel im Kopf: Sie bekommen im Leben, was Sie erproben, nicht unbedingt das, was Sie beabsichtigen. Es hilft gar nichts, die Absicht zu haben, den Schreibtisch aufzuräumen, wenn Sie nicht tatsächlich die Schritte proben, die notwendig sind, um es zu erledigen.

Empfehlungen für die Fortgeschrittenen in Aufschieberitis

Sie reduzieren jede Versagensangst, indem Sie Ihre Angst reframen. Ihr Wert bestimmt sich nicht über einen Auftrag in der Arbeit oder an einer bestimmten Note. Verwenden Sie das Future-Pacing, das Sie in den Gedankenexperimenten und KVE-Prozessen anwenden, um Pläne für Ihren Erfolg zu entwickeln. Verwenden Sie einen positiven inneren Dialog, um Ihren inneren Zustand zu verändern. Sagen Sie sich Dinge wie: „Es gibt keine Fehler, nur Feedback. Ich habe nur einen Weg gefunden, wie es nicht geht."

Als meine Tochter jung war, machten wir Scherze darüber, dass sie großartige Ausreden hatte. Wir begannen sogar über ihre Ausreden Buch zu führen. Das öffnete ihr die Augen und änderte ihren Blick auf, das was sie tun konnte und was nicht. Welche Ausreden verwenden Sie? Welche Gedanken und Gefühle haben Sie, wenn Sie Ausreden verwenden? Was haben Sie gemacht, statt die Aufgabe zu erfüllen? Was war das Ergebnis? Was waren Ihre Gedanken und Gefühle angesichts dieses Ergebnisses?

Verwenden Sie Ihren inneren Dialog, um den Kreislauf der Aufschieberitis zu stoppen:

Sprache der Aufschieberitis	Motivierende Sprache
Ich muss ... (oder etwas Schreckliches wird passieren)	Ich entscheide mich dafür, ich kann, mir geschehen nur gute Dinge.
Ich muss fertig werden	Ich liebe es Projekte zu starten
Die Aufgabe ist zu groß	Das Wichtigste zuerst, ich kann die Reise genießen
Ich muss gut sein, ich muss fantastisch sein	Mein Bestes ist gut genug; Ich schaffe das, ich nehme mir die Zeit, Alles was wert ist, getan zu werden, ist es auch wert, am Anfang nicht gut darin zu sein
Ich kann mir keine Zeit zum Spielen nehmen	Erholung, Spiel und Unterhaltung sind wichtig für meine Gesundheit
Mein Leben und meine Arbeit sind eine Plackerei	Leben und Arbeit machen Spaß. Es ist in Ordnung, wenn ich Spaß habe.
Ich habe es nicht drauf erfolgreich zu sein	Ich habe eine bessere Chance erfolgreich zu sein, sobald ich ins Handeln komme.

An diesem Punkt sind Gratulationen angebracht. Sie haben die Entscheidung getroffen, dieses Buch zu kaufen und zu lesen; Sie lernen Methoden, um alte Gedanken und Verhalten zu ändern. Sie reduzieren die Mühen der Vergangenheit. Sie können sagen: „Ich genieße intelligente und verantwortungsvolle Arbeit. Das ist Teil meines guten Lebens." Dass Sie die Verantwortung dafür übernehmen, wo Sie heute sind, macht Sie frei, einen Weg zu schaffen, um dorthin zu kommen, wo Sie hin wollen.

Sie sind ehrgeizig, Workaholic oder Perfektionist/in. Haben Sie dennoch Aufschieberitis?

Wenn Sie ehrgeizig, Workaholic oder ein ambitionierter Perfektionist, eine ambitionierte Perfektionistin sind, sind Sie vermutlich meisterlich in der Aufschieberitis. Wie kann das sein? Sie arbeiten so hart? Der ehrgeizige Mensch mit Aufschieberitis neigt dazu in der Zukunft zu leben. Diese Perfektionisten und Perfektionistinnen sagen Dinge wie: „Das wird großartig, wenn mein Business voll durchschlägt." oder „Wenn ich dann Millionen habe, ..." oder „Wenn ich dann das Verdienstkreuz bekomme, ..." Diese Menschen sind damit beschäftigt ihre Räder am Laufen zu halten. Sie leben nicht im Hier und Jetzt, weil sie von zukünftigen Ereignissen aufgebraucht werden. Die ehrgeizigen Menschen mit Aufschieberitis arbeiten entweder zu viel oder fühlen sich schuldig, weil sie nicht genug arbeiten. Falls Sie so ein Mensch sind, dürfen Sie lernen, jeden Tag so zu *lieben*, als ob das Ihre Mission im Leben wäre. Tun Sie so, als ob Sie schon die glückliche Person sind, als die Sie sich in der Zukunft sehen. Sagen Sie zu sich: „Ich liebe mein Leben, ich liebe meine Arbeit. Meine *Gegenwart* ist so strahlend, ich brauche Sonnenbrillen." Produktive Menschen machen Urlaub – ohne Schuld-gefühle. Bestehen Sie darauf dann und wann Spaß zu haben.

Machen Sie Sorgen und Selbstzweifel zu Stärken, indem Sie sich fragen: „Was ist das schlimmstmögliche Ergebnis?" Sobald Sie sich so vorbereitet haben, hilft das Ihrem Anders-als-Bewusstsein dabei für den Fall zu planen, dass das Schlimmste eintritt. Sie werden auch feststellen, dass Sie Ihre Sorgen verwenden können, um noch stärker und fähiger zu werden. Sobald Sie planen, brauchen Sie sich nicht mehr zu sorgen und Sie können die Selbstzweifel loslassen.

Eines der populärsten Business-Bücher aller Zeiten sind die „Sieben Wege zur Effektivität" von Steven Covey. In diesem genialen Buch hat Dr. Covey ein tolles Programm zur Strukturierung von Aufgaben ersonnen, indem sie in Quadranten eingeteilt werden. Das ist eine Methode des Zeitmanagements. Es gibt viele. Wenn Sie ein wenig nachforschen, finden Sie die, die für Sie am besten passt. Zeitmanagement ist ein effektiver Weg, um Aufschieberitis zu vermeiden und Zweifel und Sorgen über egal welche Aufgabe, die Sie zu erledigen haben, zu beseitigen.

Jetzt, wo Sie gesehen haben, was Aufschieberitis ist, wo Sie gelernt haben, wie Sie sie dort beseitigen, wo sie schädlich ist und sie dort ausnützen, wo sie hilfreich ist, lassen Sie uns ein Gedankenexperiment ausführen, das die Lektion vertieft.

Gedankenexperiment:
Selbstentdeckungsvisualisierung

Um das beste Ergebnis zu erzielen, nehmen Sie den folgenden Text mit Ihrer eigenen Stimme auf, sprechen Sie langsam und nehmen sich die Zeit jeder einzelnen Anweisung zu folgen.

Sie haben Ihre Augen bequem geschlossen und nehmen einen tiefen, reinigenden Atemzug. Atmen Sie mit einem Seufzen wieder aus. Achten Sie darauf, wie Sie mit jedem Ausatmen tiefer und tiefer in einen Zustand der Kreativität und Entspannung gehen.
Während Sie sich das vor Augen halten, stellen Sie sich vor, was Sie für heute geplant haben. Sie entscheiden sich heute offen zu sein für alles, was gesund und gut für Sie ist. Sie haben heute Spaß daran neue Projekte zu starten. Sie genießen es, die wichtigen Dinge zuerst zu tun. Heute machen Sie eine Reise durch Ihr Leben.

Denken Sie an eine Aufgabe, die Sie zu erfüllen haben. Während Sie visualisieren, wie Sie die Aufgabe erfüllen, lassen Sie die folgenden Gedanken in Ihrem Kopf spielen: Ihr Bestes ist mehr als gut genug. Sie machen das gut. Es ist natürlich, den Ergebnissen Zeit zu geben. Alles, was es wert ist, getan zu werden, ist es auch wert, es am Anfang nicht gut zu tun. (45 Sekunden Pause)

Stellen Sie sich etwas vor, dass Ihnen wirklich Spaß macht. Während Sie visualisieren, wie Sie Spaß haben, lassen Sie die folgenden Gedanken durch Ihren Kopf ziehen: „Erholung, Spiel und Unterhaltung sind wichtig für meine Gesundheit. Ich finde kreative Wege, um in meinem Leben einen Ausgleich zu finden. Leben und Arbeiten macht Spaß. Es ist in Ordnung, dass ich es mir gut gehen lasse. Ich habe eine bessere Chance erfolgreich zu sein, sobald ich ins Handeln komme."

Erlauben Sie es sich selbst von hier aus einen mentalen Urlaub zu machen. Lassen Sie sich einfach gehen. Nehmen Sie sich die Zeit, um die Reise zu genießen; und sobald Sie bereit sind, ins Handeln zu kommen und Ihre täglichen Ziele zu erreichen, öffnen Sie Ihre Augen und Sie sind hellwach ... hellwach

„Wenn man zwei Stunden lang mit einem netten Mädchen zusammensitzt, meint man, es wäre eine Minute. Sitzt man jedoch eine Minute auf einem heißen Ofen, meint man, es wären zwei Stunden. DAS ist Relativität." - *Albert Einstein*

KAPITEL SECHS

DIE PHYSIOLOGIE DER VERWANDLUNG

In meinem Buch „*Erwecke das Genie in dir*" spreche ich darüber, dass Angst das größte Hindernis ist, auf das Menschen treffen, wenn sie ihr *Genie* nutzen – ihre Talente und Fähigkei-ten. Das Gleiche gilt für Veränderungen und Selbstentwicklung. Wenn Angst Sie gefangen hält, wird Ihr Körper ganz steif und versperrt Ihnen den Zugang zu allen ressourcenvollen Zuständen, die Sie nutzen könnten, um die Veränderung umzusetzen. In diesem Kapitel erkunden Sie, wie Sie Ihr Gehirn trainieren, damit es die Entspannungsreaktion nutzt, um in einem ressourcenvollen Zustand zu bleiben, und Sie so Ihre Ziele erreichen.

Es ist wichtig festzuhalten, dass es bei der Angst fast immer um vorgestellte Ängste geht. Die meisten Dinge, vor denen sich Menschen fürchten, treten in der Form nie ein. Angst ist ein notwendiger Teil der menschlichen Natur und ist uns in vielen Situationen auch nützlich. Zum Beispiel werden wir als Kinder mit einer intuitiven Angst vor dem tiefen Fallen geboren. Diese Angst ist ein intuitiver Bestandteil unserer Natur. Diese natürliche Angst ist nützlich, solange Sie klein sind und in gefährliche Situationen kommen könnten. Angst wird erst dann zum Problem, wenn sie Ihr persönliches Wachstum oder Ihre Lebensfreude einschränkt.

Was sind konditionierte Reaktionen?

Der römische Kaiser und Philosoph Mark Aurel sagte einmal: „Wenn Sie durch irgendetwas Äußeres unter Druck geraten sind, ist der Schmerz nicht von dem äußern Ding selbst bewirkt, sondern durch Ihre Einschätzung davon; daher haben Sie die Macht, das in jedem Augenblick zu widerrufen."

Mark Aurel spricht genau darüber, dass Ängste vorgestellt sind. Sobald Sie gelernt haben, sie zu widerrufen, löst sich jede Macht, die Ängste über Sie hatten, wieder auf. Die Herausforderung besteht darin, die behindernden inneren Neigungen zu ersetzen. Wir sind daran gewöhnt, Informationen zu kategorisieren und zu organisieren, um sie wieder abzurufen, und wir sagen die Zukunft auf der Grundlage gemachter Erfahrungen voraus. Das sind die inneren Prozesse, die ablaufen, wenn wir jeden Tag mit einem bestimmten Gefühl dafür, wie der Tag sein wird, erwachen. Auch das ist ein Teil von uns, der Angst ins Spiel bringen könnte.

Ihr Gehirn ist die Hardware, Ihr Geist, Ihr Verstand ist die Software und Ihre Sinne sind die Tastatur eines Hundertmilliarden Neurobit Computers, der Ihr Leben organisiert. Wenn Sie es zulassen, dass Ihr Geist von Fernsehen, Werbung, Familie, Freundinnen, Freunden und der Gesellschaft programmiert wird, enden Sie mit ungesunden Auslösern, wie Essen, wenn Sie Stress spüren oder trinken, wenn Sie sich depressiv fühlen.

Diese Auslöser setzen sich in Ihrem Neuro-Computer ab, während Sie die Wellen des Lebens reiten. Anders gesagt, wenn Sie nicht darauf achten, was in Sie hineinströmt, dann bekommen Sie, was Sie automatisch bekommen. Einige Auslöser werden zu konditionierten Reaktionen, über die Sie scheinbar nur wenig Kontrolle haben. Nehmen wir zum Beispiel Essen, wenn Sie sich überfordert fühlen.

Wenn Ihr Körper gestresst ist, kann Essen benutzt werden, um Ihren Zustand sofort zu ändern. In der einen Minute sind Sie in einer Trance, die Stress genannt wird; In der nächsten essen Sie einen Becher mit Eis. Jetzt sind Sie in einer Trance von Glück oder zumindest von unmittelbarer Belohnung. Allerdings, was geschieht, sobald die Schüssel mit Eis verschwunden ist? Der Stress kehrt zurück – begleitet von Schuldgefühlen.

Was ist verzerrtes Denken?

Der Input aus der Außenwelt, den Ihr Gehirn empfängt, kann oft Gedanken schaffen, die verzerrt und schädlich sind. Wenn zum Beispiel ein Elternteil ein Kind aus Ärger für ein gedacht „schlechtes" Verhalten schlägt, dann verbindet das Gehirn des Kindes unangebrachtes Verhalten und Ärger mit schlagen. Wenn andere Kinder im Kindergarten das Kind ärgern, antwortet es, indem es andere Kinder schlägt.

Was sind einige Beispiele für verzerrtes Denken?

Verzerrtes Denken kann auf unzählige Weise auftreten und ist meist subtiler als das Szenario, das ich gerade beschrieben habe. Egal welche Verzerrung – sie kann Sie und Ihre Beziehungen beeinträchtigen.

Schwarzmalen: Sie sind sich sicher, dass eine Katastrophe hinter der nächsten Ecke wartet. Sie hören von Katastrophen und befürchten, dass Sie eine erleben. Sie beschäftigen sich mit Was wäre, wenn Szenarien. „Was wäre, wenn auch mein Partner bei einem Flugzeugunglück ums Leben käme?" (Was wäre, wenn Ihr Partner wohlbehalten nach Hause zurückkehrt? Realistisch gesprochen – was ist wahrscheinlicher?)

Persönlich nehmen: Sie denken, was andere Personen tun und sagen, betrifft immer Sie. Ihr Chef verbringt zum Beispiel wenig oder keine Zeit mit Ihnen, das muss nicht heißen, dass er Sie nicht mag. (Vielleicht ist er nur beschäftigt, oder vielleicht heißt das, dass er Ihnen vertraut und weiß, dass Sie Ihren Job gut machen.)

Das Positive abtun: Sie weisen positive Erfahrungen oder Aussagen zurück und bestehen darauf, dass sie nicht gelten. Ein Kollege sagt: „Sie waren großartig bei Ihrer Präsentation." und Sie denken: „Das sagt er nur, um sich bei mir einen Vorteil zu verschaffen."

Idiotische Logik: Sie verwenden Ausreden vor sich selbst – auf der Grundlage von alten Überzeugungen und Erfahrungen oder überholten Vorstellungen. „In der Schule war ich immer schlecht in Mathematik, also kann ich es an der Universität auch nicht." „Es ist allgemein bekannt, dass Rauchen die schlimmste Abhängigkeit ist. Aufhören ist schlicht unmöglich."

Emotionale Logik: Sie glauben: Was Sie fühlen, muss wahr sein. Wenn Sie sich dumm und langweilig anfühlen, dann müssen Sie auch dumm und langweilig sein. Menschen sagen: „Ich bin eine Raucherin." Jedes Mal, wenn sie das sagen, sind sie es auch. Ich erinnere sie daran, dass sie kein Verhalten sein können. Daher sind sie keine Raucher, sondern Personen, die sich entscheiden zu rauchen.

Polarisierendes Denken: Sie sehen Dinge schwarz oder weiß, gut oder schlecht; es gibt keine Abstufungen von grau. Wenn Sie nicht perfekt sind, sind Sie ein Versager, eine Versagerin. (Mit dieser Art von Denken: Ist es nicht leichter, die Aufgabe gar nicht zu starten?)

Wer ist Schuld?: Das funktioniert in zwei Richtungen. 1) Sie geben anderen Menschen die Schuld für Ihre Verletzungen und Schwierigkeiten. Oder 2) Sie geben sich selbst die Schuld für jedes Problem, jede Niederlage und fühlen sich schuldig für Ihr eigenes Scheitern.

Der Sorgen Baum

Ein Tischler, den ich engagiert hatte, um mir zu helfen ein altes Bauernhaus zu restaurieren, hatte gerade seinen ersten harten Arbeitstag hinter sich. Ein platter Reifen kostete ihn eine Arbeitsstunde, seine elektrische Säge gab den Geist auf und jetzt weigerte sich sein uralter Pickup zu starten. Er saß mit versteinerter Miene neben mir, als ich ihn nach Hause brachte – trotzdem lud er mich zu sich nach Hause ein, um seine Familie kennenzulernen. Er hielt kurz bei einem kleinen Baum inne und berührte die Zweige mit beiden Händen. Dann öffnete er die Eingangstür und war völlig verwandelt. Sein Gesicht strahlte und er lächelte, als er seine Frau und zwei kleine Kinder umarmte.

Nach dem Besuch begleitete er mich zu meinem Wagen. Wir kamen an dem Baum vorbei und meine Neugierde war zu groß. Ich fragte ihn nach dem Baum.

„Oh, das ist mein Sorgen Baum", antwortete er. „Ich weiß, dass ich in der Arbeit immer wieder einmal Sorgen habe, aber eines ist sicher: Sorgen gehören nicht ins Haus zu meiner Frau und meinen Kindern." Er pausierte und lächelte. „Das Lustige ist, wenn ich in der Früh wieder herauskomme, um sie abzuholen, dann sind da bei weitem nicht mehr so viele, wie ich am Vorabend aufgehängt hatte."

- unbekannte Quelle

Verzerrtes Denken tritt in vielen Gestalten auf, und ich denke, Sie können sich aus den angeführten Beispielen eine Vorstellung machen. Stellen Sie sich die verschiedenen Geisteszustände für diese Beispiele als verschiedene Trancen vor. Sind Sie in einer Trance von Schwarzmalen, persönlich nehmen oder Positives abtun? Beinhaltet Ihre Trance idiotische Logik, emotionale Logik oder polarisierendes Denken? Spielen Sie Wer ist schuld? Bei der kreativen Visualisierung ist es das Ziel, verzerrtes Denken zu beenden und einen neue Folge von Trancen zusammenzustellen, damit Sie Ihre Ziele erreichen. Es geht darum, eine Reihe von Auslösern zu schaffen, die Trancen gestalten, die Sie Ziele erreichen lassen, statt immer nur das, was automatisch kommt. Anders gesagt, Sie erreichen eine Umwandlung – eine Formung von Trancen oder Zuständen – die Sie dabei unterstützt Ihre persönlichen Ziele zu erreichen.

Wie kann ich Auslöser stoppen, die ich nicht will?

Der beste Weg alle ungewollten Auslöser zu stoppen, ist, jeden Konflikt zu vermeiden und an einem Ort zu leben, wo Friede und Ruhe an der Tagesordnung sind. Unglücklicherweise gibt es diesen utopischen Ort nur im Märchen. In der heutigen Welt hämmern mehr als 50.000 Botschaften pro Tag auf uns ein. Sie kommen von Werbeplakaten, Fernsehen, Radio, Internet, Familien, Freundeskreis und unseren eigenen, inneren Botschaften. Viele dieser Nachrichten aktivieren negative Auslöser in uns.

Mein Ziel ist es, Sie zu lehren, wie Sie diese inneren und äußeren Botschaften kontrollieren und die richtige Auswahl treffen. Es kann sein, dass Sie es einfach finden, Ihren inneren Zustand zu kontrollieren, wenn Sie gut ausgeruht sind und einen guten Tag haben. Wenn Sie sich jedoch in einer Situation wiederfinden, wo Sie gestresst und müde sind, überreagieren und Dinge aufschieben – dann ist das der Augenblick, um sofort zu stoppen, was auch immer Sie gerade tun. Das ist der Moment, um sich neu zu organisieren. Wenn Sie in einem Zustand sind, wo Sie gestresst und müde sind, überreagieren und Dinge aufschieben, ist es sehr wahrscheinlich, dass Stress und Anspannung Ihr Leben und Ihren Körper auf Wegen kontrollieren, die Ihnen nicht einmal bewusst sind. Vielleicht bemerken Sie, dass Sie essen (oder zu viel essen), um mit der Anspannung umzugehen. Vielleicht rauchen Sie mehr. Manche Menschen enden dabei andere Menschen schlecht zu behandeln – sogar Menschen, die Sie lieben. Andere greifen zu Alkohol oder Drogen. Möglicherweise bewirken diese Verhalten, dass Sie sich besser fühlen – aber seien Sie sich bewusst, dieser Vorteil ist nur vorübergehend. Diese flüchtigen Mittel verursachen immer noch mehr Stress. Um mit diesen Auslösern am besten umzugehen, müssen Sie sie neu organisieren, sobald sie auftreten und dann handeln, um sich von ihnen zu befreien. Hier unterstützt sie die kreative Visualisierung. Nehmen wir Sportler und Sportlerinnen als Beispiel. Können Sie sich vorstellen, dass professionelle Sportler oder Sportlerinnen nicht die Situationen trainieren, die sie im Wettkampf, im Spiel erleben? Natürlich nicht. Sie trainieren jede nur vorstellbare Situation. So perfektionieren sie ihre Fähigkeiten und werden gut in dem, was

Mitzis Geschichte

Mitzi Lynton stand mitten in ihrem Schlafzimmer, mit einem halb gepackten Koffer vor ihr und sechs Katzen zu ihren Füßen. Sie bereitete sich darauf vor, Arizona für eine Konferenzwoche in Los Angeles zu verlassen. Während sie ihren Kosmetikbeutel in den Koffer gab und ihn zuzippte, dachte sie darüber nach, wie die Konferenz ihr Leben verändern könnte. Es stellte sich heraus, dass der Ausflug der Beginn einer großen Veränderung war – aber nicht so, wie sie sich das vorgestellt hatte.

Kaum war Mitzi in dem Haus am See angekommen, wo sie die Woche verbrachte, überfiel sie eine intensive Migräne und Übelkeit. Die Kopfschmerzen kamen jeden Tag der Woche immer intensiver zurück, bis sie schließlich nur mehr still im abgedunkelten Raum, mit einem kühlen Tuch auf ihren Augen liegen konnte.

Mitzi kehrte nach Phoenix zurück und hoffte, dass die Kopfschmerzen irgendetwas mit dem Haus am See in Kalifornien zu tun hatten und hier vergehen würden. Die Schmerzen kehrten fast jeden Tag mit unerbittlicher Heftigkeit wieder. Mitzis Ehemann, Ron, schlug vor, dass es an ihren Augen liegen könnte und organisierte einen Besuch beim Optiker.

Und Mitzi brauchte auch eine Lesebrille. War das das Ende der Geschichte? Mitzi und Ron beteten beide, dass der Alptraum vorüber sei. Mitzi arbeitete zu der Zeit für das Büro des Gouverneurs und unterstützte Opfer des Hurrikans Katrina. Sie war auch Teilzeit-Pastorin und gab Seminare. Die Lesebrille half nicht und die Kopfschmerzen wüteten weiter. Sie konnte nicht arbeiten. Ihr war ständig schlecht. Sie hatte Angst.

Sie ging dann zu ihrem Arzt, der meinte, es könne an Menopauseproblemen liegen. Mitzi verließ seine Praxis mit Verschreibungen gegen Migräne und Übelkeit.

Als nächstes entschied sie sich für eine natürliche Behandlung. Sie holte sich Kräutermedizin gegen Migräne aus dem Bioladen. Nachdem sie eine sehr heftige, unangenehme Reaktion auf die Kräuter hatte, warf sie sie weg.

Am nächsten Tag, in der Arbeit, wurde plötzlich ihre ganze linke Seite taub. Hatte sie einen Schlaganfall?

Ron führte sie sofort ins Arizona Herzspital, wo sie eine MRI und CT hatte - beide waren negativ.

Als nächstes ging Mitzi zu einem Alternativmediziner, der ihr sagte, dass ihre Nebennieren kaputt seien und sie sofort mit Kaffee trinken aufhören müsse. Außerdem gab er ihr eine Hormoncreme.

Sobald Mitzi das Koffein absetzte, ging es ihr besser mit den Kopfschmerzen und der Übelkeit. Sie beschloss auch, einige Verpflichtungen abzugeben, die ihr übermäßigen Stress brachten. Die Kopfschmerzen wurden langsam weniger.

Mitzi überwand die traumatischen Kopfschmerzen und machte Urlaub in Colorado. Eines Morgen entdeckte sie im Spiegel, dass eines ihrer Augen blutunterlaufen war. Im Laufe der nächsten Tage nahm die Rötung immer mehr zu. Hatte sie eine Allergie? Hatte sie ihre Hornhaut irgendwie verletzt?

Sie kaufte sich Augentropfen und antiallergene Medikamente in der Apotheke und merkte keine Verbesserung. Als sie heimkam, war das Auge geschwollen und ihre Sicht beeinträchtigt.

Sie ging wieder zu dem Optiker, der sie an einen Augenarzt verwies, der sie an das Barrow's Neurologische Institut überwies. Der Arzt sagte: „Wir glauben, dass sie eine Fistel in der linken Karotis haben und brauchen eine Angiografie, um sicher zu sein. Wenn wir die Fistel finden, brauchen wir ihr Einverständnis, um direkt einen Shunt in ihren Hals einzusetzen."

„Wie hoch ist der Prozentsatz der Menschen mit diesem Zustand, die von selbst heilen?" fragte Mitzi.

„Weniger als fünf Prozent," antwortete der Arzt. „Sie müssen diesen Eingriff vornehmen lassen."

„Das heißt, sobald ich den Shunt eingesetzt bekommen habe – ist es vorbei?"

„Oh nein," sagte der Arzt. „In sechs Monaten müssen Sie für eine neue Angiografie wiederkommen."

„Dann bin ich fertig?"

„Nein, ein Jahr danach müssen Sie wiederkommen und ein Jahr danach nochmals."

In diesem Moment spürte Mitzi eine Eingebung. Das war nicht der Weg, der für sie bestimmt war. „Ich denke, ich kann bei den fünf Prozent sein." sagte Mitzi. „Ich habe gerade beschlossen, dass ich bei den fünf Prozent bin."

Der Arzt sah sie an, als ob sie verrückt wäre, aber er stimmte zu, dass sie es anging. Mitzi und Ron legten den Eingriff für in zwei Monaten fest und gingen nach Hause – überzeugt, dass sie geheilt sei, bevor der Termin kam.

Mitzi hatte schon zuvor Seminare über das Gesetz der Anziehung gehalten. Sie war mit dem Konzept, den Körper mit dem Geist zu heilen, vertraut. Von diesem Tag an bedankte sie sich für ihre Heilung. Sie bedankte sich für ihren perfekten und gesunden Körper. Sie bezog diesen Dank und diese Segnung in Alles ein, was sie tat und in jede Nahrung, die sie mit ihrem Körper aufnahm.

Ron nahm einen Visualisierungsprozess für Mitzi auf, den sie mehrmals täglich anwendete. Die Visualisierung begann mit schmeichelnden Harfenklängen und einer geführten Entspannung. Mitzi liebte Elfen, also ließ Ron Mitzi sich schöne, heilende Elfen vorstellen, die mit kleinen goldenen Fäden in den Händen vor ihrem Gesicht schwebten. Sie nahm einen tiefen Atemzug und die Elfen glitten durch ihre Nase in ihren Kopf und benutzen dort die kleinen goldenen Fäden, um die Fistel in der Karotis zu heilen. Wenn sie damit fertig waren, verteilten sie magischen Staub in alle Zellen ihres Körpers, bis ihr ganzer Körper im Gleichklang schwang.

Mitzi hatte zu der Zeit viele Menschen, die Ihren Kurs zum Gesetz der Anziehung besuchten. Wenn die Menschen sie auf ihr Auge ansprachen, wiederholte sie immer: „Mein Auge wird gerade geheilt, während wir sprechen. Ich habe eine Gelegenheit zur Gesundheit und gerade jetzt werde ich geheilt."

Mitzis Termin war für Anfang Dezember angesetzt. Anfang November war die Fistel verschwunden. Mit einem Lächeln rief sie an und sagte den Eingriff ab. Wenn Menschen sie fragten: „Wie geht es deinem Auge?" sagte sie: „Es ist jetzt perfekt geheilt." Und so ist es.

sie tun. Golfspieler_innen stellen sich vielleicht vor, wie sie einen Putt bei ihrer Klubmeisterschaft versenken; ein Basketballspieler stellt sich vor, wie er die entscheidenden Punkte unmittelbar vor der Schlusssirene wirft. Eine Tennisspielerin probt mental den perfekten Aufschlag.

Wenn kreative Visualisierung professionelle Sportlerinnen und Sportler dabei unterstützt sich zu verbessern – gibt es irgendeinen Grund, warum das für Sie in Ihrem Leben nicht funktionieren sollte?

Welche Ergebnisse kann ich von KVE erwarten?

Leben an sich ist ein Ereignis voller Stress. Und Sie wissen jetzt, dass Stress das Immunsystem unterdrückt. Der wesentliche Vorteil von KVE (Kreative Visualisierung und Entspannung) ist die Reduzierung von Sorgen und Stress, was eine verbesserte Gesundheit durch ein optimiertes Immunsystem bewirkt. Sie lernen daher Fähigkeiten, die Ihnen für den Rest Ihres Lebens gut nützlich sind. KVE hilft Ihnen auch, die Angst, den Stress, die Sorgen, die mit schwierigen Lebensentscheidungen verbunden sind, loszulassen und – am wichtigsten – Sie bekommen die Macht des *Denkens in Möglichkeiten*. Das Denken in Möglichkeiten bedeutet, dass Sie Lösungen sehen, egal welches Problem vor Ihnen steht. Das führt Sie zu der Fähigkeit, mit allen möglichen Stressauslösern, die das Leben Ihnen vorsetzen mag, erfolgreich umzugehen.

Was sind die sechs Gefühlszustände, die mit Veränderung verbunden sind?

Einer oder mehrere der folgenden Gefühlszustände sind fast immer die Hauptursache des Scheiterns. Hier untersuchen wir, was diese Gefühlszustände sind und wie sie Ihr Leben betreffen können.

1) **Verleugnung.** Der Gefühlszustand der Verleugnung kann Menschen veranlassen zu rauchen, Alkohol zu trinken oder große Mengen ungesunder Nahrung zu konsumieren. Die gleichen Menschen können sich weiterhin unter Stress setzen, indem sie zu viel arbeiten oder Aufgaben übernehmen, zu deren Erfüllung sie

physisch nicht in der Lage sind. Die Person macht all das in der Hoffnung, dass der Stress auf magische Weise verschwindet, wenn er oder sie diese Tätigkeiten verbirgt. Die negativen Auswirkungen auf den Körper ziehen sie nie in Betracht. *Identifizieren Sie sich mit dem Gefühlszustand der Verleugnung?*

2) **Angst.** Obwohl die Angst ein normales Gefühl ist, kann sie unkontrolliert einen Menschen überfordern. Sie kann sich auch zu einer dermaßen schwächenden Angst steigern, dass sie dem Körper schadet. Angst ist auch ein ganz wichtiger Bestandteil für Aufschieberitis. *Lassen Sie es zu, dass Angst Ihrem Erfolg im Wege steht?*

3) **Sorge.** Sorge ist der Angst ähnlich. Sie kann sich im Körper als Rastlosigkeit, Schlaflosigkeit, Nervosität und Anspannung äußern. Ein Leben mit vielen Sorgen kann den Körper extrem unter Stress setzen und führt mit Sicherheit nicht dazu, ein positives, erfülltes Leben zu führen. *Wieviel Sorgen machen Sie sich heute?*

4) **Wut.** Es ist möglich kurze Perioden von Ärger zu durchlaufen. Unkontrollierte Wut kann jedoch dazu führen, dass ein Mensch seine Familie, Freunde und Freundinnen schlecht behandelt. *Beeinträchtigt Wut Ihr Leben?*

5) **Frustration.** Zu viel Frustration kann dazu führen, dass Sie einfach aufgeben wollen. Sie kann Sie dazu führen, mit dem Hören der kreativen Visualisierungs- und Entspannungsprozesse aufzuhören. Kreative Visualisierungs- und Entspannungsprozesse können Ihnen helfen, die Frustration zu überwinden und lösungsorientiertes Denken anzuwenden. *Behindert Sie Frustration beim Erledigen von Aufgaben und in Ihrem Erfolg?*

6) **Negatives Denken.** Wenn Sie in einer Wolke negativer Gedanken herumwandern, kann sie dazu führen, Ihr Unterstützungssystem wegzuschieben und die Welt als negativen Ort zu betrachten – und so einen negativen Kreislauf weiterzuführen. Es ist mein Ziel, Sie neue Wege im Umgang mit negativen Gedanken zu lehren. *Wieviele negative Gedanken hatten Sie heute?*

Wie viel wäre es Ihnen wert, sich von diesen negativen Emotionen zu befreien, die zwischen Ihnen und dem Erfolg stehen? Um wieviel besser ist Ihr Leben ohne Verleugnung, Angst, Sorge, Wut, Frustration und negatives Denken?

Beginnen Sie die dramatische Wirkung, die Entspannung und kreative Visualisierung auf Ihr Leben haben können, zu sehen? Freuen Sie sich auf die ganzen positiven Nebeneffekte, die Sie durch Entspannen und Visualisieren Ihrer Zukunft gewinnen. Hier sind nur einige:

- ein Anstieg von Energie, Zuversicht und Durchhaltevermögen
- erfüllte Beziehungen
- mehr Zufriedenheit im Job und/oder eine erfolgreichere Karriere
- ein Sinn im Leben
- ein friedvoller Gemütszustand
- und eine gesteigerte Fähigkeit mit Stress erfolgreich umzugehen

Jetzt, wo Sie alle Wege kennen, auf denen Stress, Anspannung und Angst Sie davon abhalten können, Ihre Ziele zu erreichen, lassen Sie uns beginnen Ihre Gefühlszustände in positive, aktive Trancen umzuwandeln, die Ihnen helfen, all das zu erreichen, was Sie sich im Leben wünschen.

Gedankenexperiment: Zähmen Sie den Anspannungstiger (Teil 1)

Für diese Übung werden Sie von drei bis eins zählen. Bei drei möchte ich, dass Sie eine Faust machen und ihre Hände anspannen – so fest, wie Sie können. Achten Sie auf die Anspannung in Ihren Händen und Unterarmen.

Bei zwei holen Sie tief Luft und halten den Atem an. Achten Sie weiterhin auf die Anspannung in Ihren Händen und Unterarmen. Bei eins atmen Sie aus und lassen die ganze Luft aus Ihrem Körper. Entspannen Sie Ihre Hände und lassen Sie los. Spüren Sie das kitzelnde Gefühl in Ihren Fingern? Das ist der Blutkreislauf, der wieder Ihre Fingerspitzen erreicht.

Wenn Sie unter Stress sind, behindern Sie den Blutkreislauf und den Sauerstofftransport zu den Zellen Ihres Körpers. Wenn Sie jedoch entspannt sind, fließt das Blut leicht in alle Organe, besonders ins Gehirn. Das ermöglicht Ihnen, bessere Entscheidungen

Jennifers Geschichte

Als ich Jennifer Severo das erste Mal traf, war sie Mitte zwanzig und sang in einer Rock-Band. Auftritte vor einem Publikum waren relativ neu für sie. Sie war sich klar, dass sie auf der Bühne Zuversicht ausstrahlen musste, um ernst genommen zu werden. Sie wusste auch, dass es für Ihren Erfolg essentiell war mit dem Publikum in Kontakt zu kommen. Dennoch konnte Sie sich nicht entspannen, egal wie sehr sie sich auch bemühte. Während der Auftritte blieb sie hinter ihrem Keyboard in Sicherheit und vermied es ins Publikum zu blicken. Ihre Stimme, sanft und zögerlich, ging meistens im Klang der Instrumente unter. Bald erreichten die Auswirkungen ihrer Auftrittsangst andere Bereiche ihres Lebens. Als Künstlerin war sie nicht mehr in der Lage, Freude an ihrer Malerei zu finden. Die Beziehung zu ihrem Lebenspartner, einem Bandmitglied, wurde belastet. „Es ist so, als ob Sorge und Depression das Kommando über mich übernommen hätten." erzählte mir Jennifer bei unserem ersten Treffen. „Warum kann ich bei jeder Probe Vollgas geben, und sobald ich auf der Bühne stehe, ist alles weg?"

Sobald Jennifer lernte vor und zwischen ihren Shows KVE anzuwenden, änderte sich ihr Leben dramatisch. Während der KVE schuf Jennifer eine Vorstellung von sich auf der Bühne, die ihre wahre Persönlichkeit zeigte, ein Bild, in dem sie sich wohl in ihrer Haut fühlte. Einige Wochen später lud Jennifer Cynthia und mich zu einem Auftritt ihrer Band ein. Wir waren überwältigt. Als Jennifer auf die Bühne kam, war es, als strahlte sie von innen. Die Bühne war umgestellt worden, so dass Jennifer vorne in der Mitte stand - sie beeindruckte uns total. Am Ende des Auftritts tobte das Publikum und forderte eine Zugabe. „Ich verwende KVE jetzt jeden Tag," sagt Jennifer. „Mein Selbstvertrauen ist enorm und meine Zuversicht grenzenlos. Ich singe auch besser als früher – ich weiß das, weil ich nach jedem Auftritt dutzende Komplimente bekomme."

zu treffen.

Sie können diese Anspannungs-, Entspannungsübung jederzeit und überall wiederholen. Sie kann Sie direkt aus der Fight-or-flight Reaktion in die Entspannungsreaktion führen – und das ist der Zustand, in dem Sie, wie Sie wissen, die meisten Ressourcen haben. Sie machen das, indem Sie zunächst feststellen, wo Sie die Anspannung spüren. Während Sie **drei** zählen, intensivieren Sie die Anspannung in diesem Bereich. Während Sie **zwei** zählen, untersuchen Sie die Anspannung und nehmen einen tiefen Atemzug. Dann, bei **eins**, lassen Sie mit einem Seufzer los. Diese Entspannung wird Ihre beste mögliche Trance darstellen.

Es ist am besten, diese Technik zu üben, indem Sie bei den Füßen beginnen und sich dann nach oben durch Ihren Körper bewegen – bis zu Ihrem Kopf. Benutzen Sie Ihre Vorstellungskraft, um dieser Anspannung und Entspannung Zeit zu geben, für Sie zu arbeiten. Stellen Sie sich in Ihrem Inneren eine stressige Situation vor, um sich dann mit **eins** vorzustellen, wie Sie loslassen. Während Sie in dieser Situation sind, untersuchen Sie die Entspannung und stellen sich vor, dass all die neuen Fähigkeiten, die Sie brauchen, da sind. Diese Fähigkeiten können sein: einen aufgenommenen KVE-Prozess anhören oder ein Glücksgefühl oder diesen langen, geraden Drive beim Golf schlagen oder das unbedingte Bedürfnis Früchte und Gemüse zu essen – statt Junkfood, es kann Zuversicht sein, mehr Energie oder entspannt zu sein unter schwierigen Menschen. Es kann all das sein und noch viel mehr. Verwenden Sie Ihre Vorstellungskraft so gut, wie Sie sich vorstellen können, wo und wann Sie die Entspannungsreaktion am meisten brauchen.

Wenn Sie in Ihrem Körper Stress und Anspannung aufbauen, studieren Sie das. Dann lernen Sie es wieder loszulassen, indem Sie die Schultern zurück rollen, Ihren Kopf heben und es zulassen, dass Ihre Vorstellungskraft übernimmt. Sie stellen sich vor, Sie atmen so, wie Sie atmen, wenn Sie glücklich und stolz sind.

Nehmen Sie sich kurz die Zeit und machen das jetzt. Rollen Sie Ihre Schultern zurück, heben Sie Ihr Kinn und atmen Sie so, wie Sie atmen, wenn Sie stolz und glücklich sind. Stellen Sie sich jetzt vor, wie dieses glückliche und stolze Gefühl in Ihrem Körper beginnt. Ist es nicht erstaunlich, wie diese einfache Veränderung Ihrer

Physiologie so schnell Ihr ganzes Gefühl verändert?

Eine andere sehr wirksame Visualisierung ist es, sich Ihren Körper als leeren Glasbehälter vorzustellen, der sich mit Entspannung füllt. Manche Menschen finden es hilfreich, sich eine bestimmte Farbe vorzustellen.

Bei jedem kreativen Visualisierungsprozess ist das Ziel Langzeitdenken aufzubauen. Das ist die Fähigkeit über das hinauszudenken, was gerade geschieht, hin zu den Konsequenzen, die diese Handlungen haben werden. Mit dieser mentalen Übung denken Sie an zukünftige Zeiten, in denen Sie durch ein stressiges Ereignis angespannt werden könnten.

Wenn Sie an dieses stressige Ereignis denken, üben Sie, in die Physiologie der Situation zu kommen und die Anspannung zu spüren. Sobald Sie in der richtigen Trance sind, können Sie sich leicht alle Fähigkeiten und Fertigkeiten vorstellen, die Sie brauchen und all die besten Entscheidungen, die Sie treffen.

Mit ein wenig Übung stellen Sie erstaunt fest, wie leicht die Anspannung und der Stress Ihren Körper verlassen – und das geschieht deswegen, weil Sie mental eine andere Reaktion geprobt haben. So zähmen Sie den Anspannungstiger. Mit Übung lernen Sie unnötige Anspannung und Stress sofort loszulassen.

Gedankenexperiment:
Zähmen Sie den Anspannungstiger (Teil 2)

Nachdem Sie geübt haben, Ihren Anspannungstiger zu zähmen, können Sie den nächsten Schritt gehen, indem Sie sich vorstellen, den nächsten Tag Ihres Lebens mit einer positiven, optimistischen Einstellung zu leben. Rollen Sie Ihre Schultern zurück, heben Sie Ihr Kinn und nehmen Sie einen tiefen, erfrischenden Atemzug, während Sie durch Ihr Leben gehen. Stellen Sie sich vor, wie Sie sich mit all den positiven Gefühlen aus Ihrem mentalen Training erfüllen – Entspannung, Friede, Ausgeglichenheit, eine positive Einstellung – und dann träumen Sie von all den positiven Veränderungen, die in der Zukunft auf Sie warten.

Gedankenexperiment:
Zähmen Sie den Anspannungstiger – Visualisierung

Um das beste Ergebnis zu erzielen, nehmen Sie den folgenden Text mit Ihrer eigenen Stimme auf, sprechen Sie langsam und nehmen sich die Zeit jeder einzelnen Anweisung zu folgen.

Ihre Augen sind bequem geschlossen, Sie nehmen einen tiefen Atemzug und atmen mit einem Seufzen wieder aus. Heute zähmen Sie den Anspannungstiger. Um das zu tun, üben wir die drei bis eins Entspannungsmethode. Wenn ich drei sage, spannen Sie einen Bereich Ihres Körpers an. Wenn ich zwei sage, nehmen Sie einen tiefen Atemzug und untersuchen die Anspannung in diesem Bereich Ihres Körpers. Es ist wichtig, dass Sie Anspannung und den Atem anhalten, bis Sie mich „eins" sagen hören. Wenn Sie hören, wie ich eins sage, lassen Sie die Anspannung los, atmen aus und untersuchen die Entspannung. So wie Ihr Körper den Unterschied zwischen Anspannung und Entspannung lernt, lernen Sie die Entspannungsreaktion.

Beginnen wir damit, dass Sie die Hände zu Fäusten ballen und dann von den Händen aus bis in die Schultern anspannen. Drei. Halten Sie so fest, wie Sie können. Untersuchen Sie die Anspannung. Zwei. Nehmen Sie einen tiefen Atemzug und erleben Sie die Anspannung. Halten Sie sie …
(5 Sekunden Pause)
Eins. Lassen Sie mit einem Seufzen los. Untersuchen Sie die Entspannung. Kommt sie als Leichtigkeit? Oder als Schwere? Oder als Kitzeln? Genießen Sie einfach das Gefühl und werden Sie sich gewahr, wie sich Entspannung anfühlt.
(10 Sekunden Pause)
Ballen Sie die Hände jetzt noch einmal zu Fäusten. Spannen Sie jetzt die Füße an und die Beine bis in die Hüften, während Sie gleichzeitig von den Händen bis in die Schultern anspannen. Drei. So fest wie Sie können. Untersuchen Sie die Anspannung. Zwei. Atmen Sie tief ein und studieren Sie die Anspannung. Halten Sie sie …
(5 Sekunden Pause)
Eins. Lassen Sie mit einem Seufzen los. Studieren Sie das Gefühl der

Entspannung. Genießen Sie einfach das Gefühl und werden Sie sich völlig gewahr, wie sich Entspannung anfühlt. Bald werden Sie in der Lage sein, auf Knopfdruck Entspannung auszulösen und Ihren Körper von Stress zu befreien. Achten Sie darauf, um wie viel leichter es jedes Mal geht.

(10 Sekunden Pause)

Als Nächstes ballen Sie Ihre Hände zu Fäusten. Jetzt spannen Sie die Füße und Beine bis in die Hüften an. Spannen Sie von den Händen bis in die Schultern an, dann die Brust, den Rücken, den Bauch bis in den Nacken hinein. Drei. So fest, wie Sie können. Studieren Sie die Anspannung. Zwei. Nehmen Sie einen tiefen Atemzug und beobachten Sie die Anspannung. Halten Sie sie …

(5 Sekunden Pause)

Eins. Lassen Sie mit einem Seufzen los. Stu-dieren Sie das Gefühl der Entspannung. Achten Sie darauf, um wie viel leichter es jedes Mal geht. Spüren Sie, wie der Stress aus Ihrem Körper fließt.

(10 Sekunden Pause)

Jetzt sind Sie bereit, Ihren ganzen Körper anzuspannen. Drei. Spannen Sie jeden Bereich Ihres Körpers an, auch Ihr Gesicht. So fest, wie Sie können. Studieren Sie die Anspannung. Zwei. Nehmen Sie einen tiefen Atemzug und beobachten Sie die Anspannung. Halten Sie …

(5 Sekunden Pause)

Eins. Lassen Sie mit einem Seufzen los. Studieren Sie die Entspannung. Spüren Sie, wie der Stress aus Ihrem Körper fließt. Erfüllt mit Entspannung schaffen Sie sich Ihren besonderen Raum. Das ist ein Raum, in dem Sie entspannen, loslassen, sich erholen. Das ist ein Raum zwischen dem Tick und dem Tack der Uhr. Von diesem kreativen Platz aus stellen Sie sich vor, wie sich Ihr Leben verbessert, indem Sie den Anspannungstiger gezähmt haben.

(1 Minute Pause)

Jetzt wissen Sie, wie Sie eine Entspannungsreaktion schaffen. Wenn Sie also beginnen, Stress in Ihrem Körper zu spüren, können Sie drei sagen, die Anspannung studieren, zwei sagen und tief einatmen, dann eins sagen und loslassen. Mit der Zeit wird das so leicht wie einatmen und dann wieder ausatmen.

Es ist jetzt Zeit, zum hellwachen Bewusstsein zurückzuke-

hren. *Zählen Sie mental von 1 bis 5 und kehren Sie in den Raum zurück. Bei 5 sagen Sie zu sich selbst: hellwach, hellwach, ich fühle mich gut und bei bester Gesundheit. Ich werde jeden Tag auf allen Ebenen besser, besser und besser. Und das ist so.*

KAPITEL
SIEBEN

NAME IT AND YOU CLAIM IT!
- NEGATIVES FÜHRT ZU NEGATIVEM
- POSITIVES FÜHRT ZU POSITIVEM

Wie ich in Kapitel 3 erwähnte, ist Ihr Anders-als-Bewusstsein die wichtigste Zutat für den Zaubertrank, der Ihr Leben verändert. Einer der Vorteile des Anders-als-Bewusstsein ist seine Fähigkeit, die Umwelt auszuwerten, um zu beweisen, dass wir uns richtig verhalten oder nicht. Dieses Verhalten ist in unseren Gehirnen veranlagt. Die Wissenschaft nennt diesen Teil des Gehirns das retikuläre Aktivierungssystem. Das retikuläre Aktivierungssystem ist konzipiert, kontinuierlich nach Dingen zu scannen, die kongruent, potentiell gefährlich und/oder vertraut sind.

Im Kapitel 9 bespreche ich das retikuläre Aktivierungssystem noch genauer. Im Augenblick ist es wichtig, dass Sie wissen, was das Außergewöhnlichste am retikulären Aktivierungssystem ist: Es wird von den Erfahrungen, die wir gemacht haben und den Überzeugungen, die wir im Laufe unseres Lebens gesammelt haben, in Gang gesetzt. Wir verwenden von Geburt an unser Bewusstsein und unser Anders-als-Bewusstsein, um Informationen zu verarbeiten – und das beeinflusst unsere Überzeugungen später im Leben. Das zeigt eine Untersuchung von Familien, die in der dritten Generation von Sozialhilfe lebten, auf. Schon in frühester Kindheit waren die Mitglieder dieser Gruppe mit dieser Lebensweise konfrontiert, durch das Verhalten und den Lebensstil der zwei vorgehenden Generationen. Sie kannten keinen anderen Lebensstandard. Als Ergebnis entwickelte diese dritte Generation im Allgemeinen kein Glaubenssystem, das sie veranlasste ihre Situation zu verändern, indem sie einen Job fanden, sich eine Schulbildung verschafften oder eine Lehre absolvierten. Sie waren so konditioniert, dass es unmöglich sei, eine Karriere zu machen und falls es doch möglich sein sollte, dann würden sich die Umstände ändern und die Karriere ist wieder weg - warum also die Energie verschwenden.

Im Gegensatz dazu betrachtete der Immobilienzar Donald Trump, als er am Rande des Bankrotts stand, seine Situation nicht als hoffnungslos. Er setzte unmittelbare und entschiedene Schritte, um seine Umstände zu ändern, indem er den Kauf eines Gebäudes in Florida vermittelte, das Millionen wert war. Ohne einen Cent eigenes Geld einzusetzen, baute er sein Vermögen neu auf und wurde zu der Berühmtheit, die er heute ist. Sein Erfolg entsprang seiner

Überzeugung, dass er seine Situation verändern kann. Mit der Weigerung sich selbst Grenzen zu setzen, fand er gegen alle Schwierigkeiten den Umkehrpunkt in seinem Leben.

Können Sie es sich leisten negative Gedanken zu riskieren?

Cynthia und ich fuhren voller Vorfreude mit unserem LKW in Louisville, Kentucky ein. Wir hatten monatelang auf diesen Tag gewartet. Endlich bekam ich meine Praxis in einem ganzheitlichen Spital. Unsere neuen Partner hatten uns erzählt, dass sie den Bau fertigstellten und das Gebäude in ein, zwei Wochen bezugsfertig sei. Da wir unsere Neugier nicht bändigen konnten, beschlossen wir uns das Gebäude im Vorbeifahren anzusehen. Als wir um die Ecke bogen, saßen wir mit offenem Mund da.

Wo war das Spital?

Statt dem glänzenden, neuen Gebäude, das wir erwarteten, sahen wir eine heruntergekommene Hütte mit zugenagelten Fenstern. Nach dem Aussehen des Gebäudes vor uns wären wir glücklich gewesen, in einem Jahr starten zu können. Unser Sohn, Alex, spielte hinten im LKW, ohne mitzubekommen, dass seine Eltern gerade den größten Fehler in ihrem Leben gemacht hatten.

Sechs Monate davor war ich in San Francisco und hielt einen Vortrag für Light & Sound Research. Nach meiner Rede über die Vorteile von Licht und Ton sprach mich ein Mann namens Dwight an unserem Messestand an. Er erzählte mir von dem ganzheitlichen Spital, das er in Louisville baute. Das klang nach einer einmaligen Gelegenheit. Ich hatte immer davon geträumt, Patienten und Patientinnen zu helfen, die Macht ihres Geistes zu benutzen, um Schmerzen zu überwinden und die Heilung zu beschleunigen.

Ich war allerdings vorsichtig und stellte Dwigth dutzende Fragen – und er hatte alle richtigen Antworten.

„Was haben Sie gerade vor?" fragte er dann.

Ich erzählte ihm, dass ich frisch verheiratet war und meine Frau und ich uns nach einem Ort umsahen, um unsere eigene Praxis zu gründen.

„Warum starten Sie nicht in Louisville?" schlug er vor.

Dwight versicherte mir, dass er sich mit seinem Partner Charlie um alles kümmern würde, falls wir uns entschieden in seinem Team mitzuarbeiten. Sie würden sogar organisieren, dass wir im ersten Jahr mietfrei wären, wenn wir einen Raum im neuen Spital nehmen würden. Ich konnte dem Angebot nicht widerstehen.

Als wir die Fassade des verfluchten Gebäudes sahen, hatten wir den Eindruck, dass alles schief gegangen sei. Wir fuhren schweigend zu dem Denny's (Restaurantkette), wo wir unsere neuen Partner treffen sollten. Ich konnte nichts essen, während wir warteten. Mein Leben, meine Arbeit, alles, was ich aufgebaut hatte, war im Laderaum des LKWs. Es hatte den Anschein, als gäbe es keinen Ort, um abzuladen. Ich fühlte ein taubes Gefühl in mir.

Als unsere Partner endlich eintrafen, wurden sie von einer jungen Frau begleitet. „Ich möchte euch Gayle vorstellen," sagte Dwight. „Sie ist die Liebe meines Lebens und die beste Friseurin, die es gibt." Er drückte sie an sich und lächelte.

Charlie und Dwight versicherten uns, dass wir uns keine Sorgen zu machen bräuchten. Sie hatten einen Plan. „Das mit dem Spital hat nicht so geklappt, wie wir uns das erhofft hatten," sagte Dwight, „aber wir bauen einen Schönheitssalon. Ihr könnt euch dort einmieten."

Ein Schönheitssalon? Ich blickte kurz in Gayles strahlendes Gesicht. *Aha, ein Schönheitssalon.* Da wir nicht wussten, was wir sonst tun sollten, sahen wir uns den Raum an. Wir zwängten uns in ein Auto und fuhren zu dem Laden. Es war recht nett, aber es war kein Spital und in einer armen Umgebung gelegen – und es würde noch Wochen, wenn nicht Monate dauern, bis er öffnen konnte.

Ich schätze unsere Situation ab. Wir hatten unseren ganzen Besitz in einen LKW gepackt und waren durch das ganze Land gefahren, um, an einem Ort, den wir nicht erkundet hatten, einen Neustart zu machen mit Menschen, die wir nicht kannten. Es sah nach einer Sackgasse aus. Zum Glück ließ uns Dwight mit unseren Habseligkeiten in ein kleines Apartment über dem Schönheitssalon einziehen. Wir waren nicht mittellos.

Ein paar Tage später läutete das Telefon und meine Welt brach zusammen. Es war meine jüngere Schwester Sarah. „Patrick, Mutter hat Krebs. Sie sagen, sie hätte nur mehr sechs Wochen zu leben."

Als ich auflegte, wurde mein ganzer Körper taub. Meine Mutter? Falls der Anruf meinem alkoholischen Vater gegolten hätte, hätte ich es geglaubt – aber meine Mutter? Sie war ein Gesundheitsapostel. Sie war es, die den Rest der Familie überzeugt hatte selbst Gesundheitsapostel zu werden. Sie hatte den weißen Zucker und das weiße Mehl aus unserem Haus verbannt. Sie war eine Frau, die immer nach der besonderen gesunden Nahrung oder den Nahrungsergänzungsmittel Ausschau hielt, die jede Krankheit heilten. Ich akzeptierte nicht, dass meine Mutter, die so voller Lebenskraft und gesundheitsbewusst war, sterben könnte.

Ich ließ alles liegen und stehen und flog nach Phoenix. Meine Mutter sah oberflächlich betrachtet gut aus ... bis ich die Gehirnscans sah. Sie hatte nicht einen, sondern drei große Tumore in ihrem Kopf. Einer war in das Schmerzzentrum ihres Gehirn gewachsen. Durch diesen Tumor war sie körperlich taub gegen alle Schmerzen, die der Krebs sonst verursacht hätte. Der Krebs hatte ihren Körper angefüllt. „Bestenfalls sechs Wochen," war alles, was der Arzt zu sagen hatte.

Da fiel es mir plötzlich ein. Durch die ganzen Jahre hatte meine Mutter während der Trinkzüge meines Vaters immer wieder gesagt: „Ich bin taub für das alles." Sie hatte ihr Leben in einem Zustand der Taubheit verbracht und das in ihrem Körper manifestiert.

So wie die Ärzte es vorhergesagt hatten, legte sich meine Mutter auf den Tag genau sechs Wochen später nach einem Spaziergang hin und stand nie wieder auf.

Ich kehrte mit neuer Zielstrebigkeit nach Louisville zurück. Meine Mutter war nur 47 Jahre alt geworden. Das Leben ist kurz, ich hatte keine Zeit taub für alles zu sein. Meine Umstände waren nicht Dwights oder Charlies Schuld. Es war meine Schuld, dass ich in Louisville war, ohne Gebäude, um meine Praxis zu eröffnen.

Das war der Moment, wo ich *umgekehrt paranoid* wurde. Ich glaubte, dass alle sichtbaren und unsichtbaren Kräfte für mich arbeiteten, für meinen Erfolg und nicht gegen mich. Cynthia und ich setzten uns in einem Restaurant zusammen und versuchten einen Plan zu machen. Wir könnten mit eingezogenem Schwanz nach Phoenix zurückkehren oder wir konnten das Beste aus der Situation machen. Wir starrten schweigend über unsere Teller, bis Cynthia niesen musste. „Pfuh, hier rauchen ja alle!" sagte sie nach einem Blick in den Raum.

„Ja, das ist mir im Denny's auch schon aufgefallen." sagte ich.

Wir sahen uns an und wussten sofort, was wir zu tun hatten. Wir begannen Pläne zu schmieden, um eine Rauchfrei-Klinik zu eröffnen. Wir vereinbarten das wenige Geld, das wir noch hatten zu verwenden, um eine Praxis zu eröffnen. Zu der Zeit rauchten

56 % der erwachsenen Bevölkerung in Kentucky, dem Tabakland. Wir waren ab der Eröffnung gut gebucht. Cynthia und ich entwickelten das Unternehmen weiter, bis wir sieben Filialen hatten. Dann verkauften wir das Unternehmen und zogen weiter nach Virginia Beach, Virginia, wo wir das Konzept erweiterten und mit unseren Methoden ein ganzes Franchisesystem aufbauten.

Hätte ich es nicht zugelassen, dass das Gesetz der Akzeptanz wirkt, hätte ich stattdessen in Taubheit vegetiert, voller negativer Gedanken und Schuldzuweisungen, wäre ich nicht umgekehrt paranoid geworden, hätte ich es nie gewagt, diese erste Rauchfrei-Klinik zu gründen. Ich wäre nie motiviert gewesen, Franchisecenter in den ganzen USA und Kanada aufzubauen.

Das Geheimnis des Risikos ist, aus den richtigen Gründen zu riskieren, offen zu sein für die Rückmeldungen, bereit zu sein auch kleine Schmerzen zu ertragen und aus ihnen zu lernen und dabei zu wachsen. Taub zu sein gegen Ihre Umstände kann Ihre Träume töten. Es kann Sie sogar Ihr Leben kosten.

Als Kinder wurden wir von Familienmitgliedern, Freundinnen, Freunden, Nachbarn, Lehrerinnen und Bekannten beeinflusst und lernten von ihnen. Meistens ist das gut so und bringt eine Reihe von wichtigen Lernerfahrungen mit sich. Während die meisten positiv sind und Ihr Wachstum unterstützen, gibt es auch negative Erfahrungen, die wir abspeichern und die als Filter für zukünftige Erfahrungen dienen.

Lassen Sie mich Ihnen ein typisches Beispiel aus der Schule geben. Es ist Zeichenstunde und Sie werden aufgefordert einen Baum zu zeichnen. Ohne weitere Anweisungen machen Sie sich daran zu zeichnen, was Sie für einen Baum halten. Sie sind stolz auf Ihre Zeichnung, aber der Lehrer hat eine andere Vorstellung. Ihr Baum ist zu dünn. Sie haben nicht genug Blätter. Ihr Lehrer sagt Ihnen, Sie sollen den Baum nochmals zeichnen und sagt Ihnen dabei genauer, was seine Vorstellung von einem Baum ist. Sie tun, was verlangt wird, sind aber durch die Aufforderung des Lehrers verwirrt. Sie beginnen an Ihren Fähigkeiten zu zweifeln.

Das Gleiche passiert, wenn Sie einen Hund oder eine Katze zeichnen sollen. Wenn Sie dann ein Haus zeichnen sollen, erstarren Sie. Sie können das Haus nicht zeichnen, weil Sie an Ihrer Fähigkeit zu zeichnen zweifeln. Der Lehrer kommt vorbei und Ihr Blatt ist leer. Sie haben aus vergangenen Erfahrungen gelernt, dass egal, was Sie tun, der Lehrer etwas auszusetzen haben wird, also warten Sie auf Anweisungen. Der Lehrer ist verwirrt und fragt, warum Sie Ihr Haus nicht gezeichnet haben. Sie hören aufmerksam zu, wie der Lehrer genau erklärt, was er haben will. Erst dann fühlen Sie sich wohl damit weiter zu machen und das Haus zu zeichnen.

In diesem Szenario werden Sie durch die Vorstellung von jemand anderem, wie etwas gemacht werden soll, aus Ihrer Kreativität und Ihren Ressourcen gerissen. Ihr Verstand verwendet so etwas als Filter oder Vorlage für alle anderen Aufgaben. Ein einmaliges Ereignis hat nicht viel Gewicht, aber wenn so ein Ereignis immer wiederholt wird und von anderen negativen Erfahrungen oder Ihrem eigenen negativen inneren Dialog unterstützt wird, bauen Sie innerlich negative Auslöser auf und installieren Programme, die für den Rest Ihres Lebens kontraproduktiv sein können.

Deshalb lernen Sie negatives Denken und negative Gedanken zu ersetzen. Stellen Sie sich einen Garten in Ihrem Inneren vor. Nicht alles, was eingesetzt wurde oder Sie selbst eingepflanzt haben, treibt schöne Blüten. Es war vielleicht nicht immer einfach, sich von einigen Pflanzen, an die Sie sich gewöhnt hatten, zu trennen. Und am Ende haben Sie genug Platz, um neue Samen zu setzen und Ihr Garten wird blühend und wunderschön. So wird auch Ihr Denken blühend und voller Lebenskraft, sobald Sie das negative Denken und Handeln in Ihrem Anders-als-Bewusstsein ersetzt haben.

„In dem Augenblick, wo du dich festlegst, verschwört sich das ganze Universum, um dich zu unterstützen." Frei nach Goethe

Warum ist erweiterndes Denken so mächtig?

Anders als negatives Denken bringt *erweiterndes Denken* ungeheure Macht mit sich. Ein wichtiges Sprichwort, an das Sie immer wieder denken sollten, ist: „Ziele auf den Mond – falls du vorbei schießt, landest du immer noch unter den Sternen." Das ist genau das, was ich Sie mit dem kreativen Visualisierungsprozess lehre – Ihr Denken zu erweitern. Sobald Sie in Ihrem Inneren eine Welt voller Erfolg sehen, hören und erleben, dann können Sie es auch in der Außenwelt haben. Wenn Sie es in Ihrem Inneren nicht sehen, hören, erleben können, werden Sie es nie erreichen.

Seien Sie bereit, Ihren Geist zu erweitern und die Überzeugung aufzubauen, dass Sie alles haben können, sobald Sie diese Visualisierungsprozesse anwenden. Dr. Wayne Dyer sagt: „Das Bewusstsein ist wie eine Laufhose. Wenn die alte nicht mehr oben hält, dann hören Sie auf, sie zu verwenden." Sobald Sie beginnen groß zu denken, werden Ihre alten, überholten Überzeugungen von Angst, Frustration und Mangel wie die alten Laufhosen – Sie haben keine Verwendung mehr für sie. Sie hören auf den alten Überzeugungen zu glauben und ersetzen sie durch eine größere, erweiterte Sicht Ihrer Zukunft, in der Ihre unsichtbaren inneren Kräfte beginnen Ihren Erfolg zu bauen.

Warum Konzentration König ist

Mein guter Freund Dr. Bob Harris sagt gerne: „Entweder wir haben Ergebnisse in unserem Leben oder Ausreden, warum wir keine haben." Nach meiner Erfahrung ist die Fähigkeit sich zu konzentrieren und fokussieren, das, was erfolgreiche Menschen von Menschen unterscheidet, die scheitern. Warum? Weil Sie immer das erhalten, worauf Sie sich den ganzen Tag fokussieren. Das ist das Gesetz von Ursache und Wirkung in Aktion.

Es gibt im Leben grundsätzlich zwei Arten von Menschen – pessimistische und optimistische. Pessimistische Menschen sind so sehr damit beschäftigt, Gründe zu finden, warum Dinge nicht funktionieren, dass es für sie schwierig ist auf irgendeinem Gebiet Erfolg zu haben. Der extreme Gegensatz dazu sind die optimistischen Menschen, die permanent beschäftigt sind verschiedene Wege zu finden, wie Dinge funktionieren. Die Möglichkeit des Scheiterns kommt ihnen so gut wie nie in den Sinn. In der Welt der Psychologie würden wir die Pessimisten und Pessimistinnen als *weg von motiviert* und die Optimisten und Optimistinnen als *hin zu motiviert* bezeichnen. Das bedeutet, dass ein pessimistischer Mensch üblicherweise durch die Motivation *von* etwas Unangenehmen, Schmerzvollen oder Angsteinflößenden *weg* ins Handeln kommt. Die optimistischen Menschen kommen normalerweise ins Handeln, *um* etwas Angenehmes oder Positives *zu* erreichen. Beide Motivationsstrategien können im richtigen Kontext angemessen sein.

Ich glaube für mich ist es gesünder, ein Pessimist zu sein.

Das setzt natürlich auf der Grundlage auf, dass ich umgekehrt paranoid bin. Denn als umgekehrt Paranoider glaube ich, dass alles Sichtbare und Unsichtbare sich *mit mir* für meinen Erfolg verschwört. Wenn ich da eine kleine Dosis Pessimismus hinzufüge, dann hilft mir das ausgeglichen zu sein. Natürlich ist diese Philosophie nicht für alle die richtige Antwort. Das wirkliche Geheimnis des Erfolges beinhaltet zu wissen, wann es angebracht ist pessimistisch zu sein, und wann der Optimismus die passende Option ist. Ich habe daher diesem Thema unter dem Namen „Die optimale Risikozone" einen ganzen Prozess in meiner KVE-Serie „Exzellent leben" gewidmet. Jetzt, wo Sie ein wenig von pessimistischen und optimistischen Menschen verstehen und wie sie sich motivieren, werde ich die Fertigkeiten der beiden genau beschreiben. Denken Sie an Ihr eigenes Leben, während ich sie erkläre. Zeigen Sie irgendwelche dieser Fertigkeiten? Sind sie nützlich für Sie? Verbessert sich Ihr Le-ben, sobald Sie Veränderungen in irgendwelchen dieser Bereiche vornehmen?

Die neun Fertigkeiten der Pessimisten und Pessimistinnen

Fertigkeit 1: *Glauben Sie, dass negative Ereignisse normal sind?*

Fred war ein Immobilienmakler – oder zumindest sagte er, dass er einer sein wollte. Er besuchte mich auf Empfehlung eines erfolgreichen Klienten. Während meines Gesprächs mit ihm verbrachte er die ganze Zeit damit, mir zu erklären, warum es eine schlechte Entscheidung war, in die Immobilienbranche zu gehen. Er sagte, dass das Timing schlecht gewesen sei und war davon überzeugt, dass der Markt demnächst zusammenbrechen würde. „Das passiert die ganze Zeit. Ich war ein Autoverkäufer, kurz bevor die Benzinpreise stiegen." jammerte Fred. Was es dann ganz eindeutig für mich machte, war, als er sagte: „Ich bin einfach ein Pechvogel. Das Pech folgt mir, egal, wohin ich gehe." Er hatte die Entscheidung ein Immobilienmakler zu werden schon für einen Fehler gehalten, bevor er sie getroffen hatte. Sein Gehirn machte sich also auf, um all die Gründe zu finden, warum es ein Fehler war.

Sind Sie wie Fred und warten die ganze Zeit auf den nächsten Schicksalsschlag? Gehen Sie davon aus, dass negative Situationen lange anhalten werden? Geben Sie sich immer selbst die Schuld an negativen Situationen? Falls ja, dann sind Sie möglicherweise pessimistisch. Keine Sorge. Wir machen jetzt nur Inventur. Das Ziel ist es, Sie zu unterstützen, einen gesunden Optimismus für Ihr Leben zu entwickeln.

Fertigkeit 2: *Glauben Sie, dass Sie immer Pech haben?*

Ich erinnere mich immer noch an den Tag, als Rachael ins Büro kam und so erschöpft aussah, sogar ihr Haar schien total müde zu sein. Sie war eine Idealgewichtsklientin und sie hatte einen 10 Uhr Termin. Sie kam um 10 Uhr 30 in unser Büro und bestand hartnäckig darauf, dass wir bei dem Terminzeitpunkt einen Fehler gemacht hatten. Uns ging es nicht darum Schuld zu verteilen, sondern der Klientin zu helfen – also führten wir die Sitzung durch. Als Racheal und ich uns weiter unterhielten, setzte sie ihre Schuldzuweisungen fort. Sie erklärte, wie alle Ampeln rot waren, sie fast in einen Unfall verwickelt wurde, und so weiter und so fort ... Am Ende sagte sie: „Na ja, das ist ein typischer Tag. Das passiert allen." Und sie fügte noch hinzu: „Ich weiß gar nicht, warum ich hier bin, ich bin ohnehin vorbestimmt dick zu sein. Alle Frauen in meiner Familie sind dick." Rachael glaubte, dass sie zu Pech verdammt sei und die Ereignisse in ihrem Leben überzeugten sie, dass das stimmt. Ich bin immer erstaunt, wie oft ich Klienten und Klientinnen sagen höre; „Ich habe einfach immer Pech!" Glück und Pech sind metaphysische Konzepte. Anders gesagt, diese Konzepte nehmen an, dass die ganze Macht außerhalb von Ihnen existiert. Ich mag wie der Motivationsredner Anthony Robbins über Glück spricht, für ihn ist es nichts anderes als arbeiten mit der richtigen Information. Mit dieser Definition sehen Sie sofort, warum es nicht um Glück oder Pech geht, es ist die ständige Bewegung auf Ihr Ziel zu, die Sie erfolgreich macht. Natürlich erzeugt eine ständige Bewegung vom Ziel weg, wie in Rachaels Fall, Pech.

Fertigkeit 3: *Übernehmen Sie keine Verantwortung für Versagen und schreiben Erfolge nur sich selbst zu?*

Caroline war eine Unternehmerin, die mit dem Ziel zu mir

kam, ihre Kommunikation mit den Mitarbeitern und Mitarbeiterinnen zu verbessern. Sie bezeichnete ihre Angestellten oft als dumm und beschwerte sich, dass sie ihr niemals zuhörten. Sie beklagte sich, dass sie keine intelligenten Menschen für ihr Team finden könne. Da war es nicht schwierig herauszufinden, warum Caroline Schwierigkeiten mit Ihren Angestellten hatte, nicht wahr?

Ich erklärte ihr, dass ihre Kommunikation mit den Angestellten genau so gut war, wie die Rückmeldungen, die sie erhielt. Tatsächlich war sie selbst die Wurzel für die Kommunikationsschwierigkeiten in der Firma. Sie starrte mich mit großen Augen an. „Meine Kommunikationsfähigkeiten sind der einzige Grund, warum die Firma erfolgreich ist.", sagte sie schnaubend.

„Das kann stimmen", sagte ich „und Ihr Scheitern in der Kommunikation mit den Angestellten muss Sie Zeit und Energie kosten und eine hohe Fluktuation bewirken – sonst wären Sie nicht hier."

Das ist eine übliche Sichtweise von pessimistischen Menschen. Wenn die Dinge nicht so laufen, wie sie sich das vorstellen, sind sie schnell mit Schuldzuweisungen bei der Hand – Genetik, die Wirtschaftsentwicklung, die Politik, Chef oder Chefin, Partnerin oder Partner oder irgendeine andere externe Quelle. Sie weigern sich, die Verantwortung für irgendein Problem zu übernehmen und schreiben nur sich selbst jeden Erfolg zu. Ich erinnere mich an etwas, das mir mein Vater erzählt hat und sehr gut für diese Situationen passt. „Wenn du im Zentrum all deiner Probleme bist, schau in dich hinein, es kann sein, dass du sie erschaffst."

Fertigkeit 4: *Arbeiten und leben Sie lieber mit negativen Emotionen wie Furcht und Zweifel?*

Während meines ersten Jahres als Trainerassistent beim Leichtathletikteam beschloss die Cheftrainerin bei meiner jüngeren Schwester eine besondere Taktik anzuwenden. Eines Tages fand ich Sarah, die sonst immer glücklich und optimistisch vor einem Wettkampf war, weinend, mit roten Augen auf einer Bank sitzend. „Die Trainerin lässt mich beim Weitsprung nicht mitmachen." sagte sie.
Der Weitsprung war Sarahs Lieblingsbewerb und ihre große Stärke.

Ich fragte die Trainerin, warum sie eine so ungewöhnliche Entscheidung getroffen hatte.

„Mach dir keine Sorgen," sagte sie, „ich plane Sarah kurz vor dem Bewerb zu sagen, dass sie doch mitmachen darf. Das wird sie total motivieren und sie gewinnt."

Glaubte sie wirklich, dass ihr altmodischer Ansatz bei Sarah, die ihr eigenes Motivationssystem entwickelt hatte und bisher jeden Weitsprung gewonnen hatte, funktionieren würde?

Zu oft verwenden Trainerinnen und Trainer die Taktik, ihr Team anzuschreien und ihnen zu sagen, wie schlecht sie seien. Sie versuchen dabei, das Team zu bewegen, sie selbst zu widerlegen. Diese Art von Motivation funktioniert gut bei Menschen, die sich *weg von* Schmerzen motivieren. Aber es hat bei Menschen, die *auf* ein Ziel *hin*arbeiten, wie Sarah, die entgegengesetzte Wirkung.

Glücklicherweise deckte ich den Plan der Trainerin rechtzeitig auf, so dass Sarah genug Zeit hatte, sich erfolgreich zu motivieren. Sie gewann dann auch und stellte einen neuen persönlichen Rekord auf.

Manche Menschen haben diese negative Motivationsstrategie unbewusst gelernt und wenden sie ständig auf sich selbst an. Sind Sie die Art Person, die sich am Ende des Tages fragt, warum Sie sich so ausgelaugt fühlen? Es kann Ihre negative Motivationsstrategie sein. Sich Sorgen über Dinge machen, die nie eintreten, verbraucht sehr viel Energie – und das kann Ihre Energiereserven auslaugen. Eine Studie in den späten 80er-Jahren des 20. Jahrhunderts stellte fest, dass mehr als 90 % der Dinge, über die wir uns Sorgen machen, nie eintreten. Und falls sie eintreten, sind sie in den seltensten Fällen so schlimm, wie sich pessimistische Menschen das vorstellen.

Fertigkeit 5: *Generalisieren Sie Ihre Probleme?*

Mein Klient Martin wollte Spanisch lernen. Er glaubte allerdings, dass – über einem gewissen Alter – niemand mehr eine Sprache lernen könne. Nach Martin gab es nur eine Chance, eine Sprache zu meistern – in sie hineingeboren werden oder sie schon in frühen Jahren lernen. Er war gerade dabei zu versuchen, diesen Punkt zu beweisen, als ich ihn unterbrach: „Versuchen Sie mich oder sich selbst zu überzeugen?" fragte ich. Ich wollte von Martin wissen, ob er sich mit diesem Glaubenssatz überzeugen wollte, um die Arbeit zu vermeiden, die mit Sprache lernen verbunden ist und sich eine Entschuldigung für das Nicht-Erreichen seines Ziels geben wollte.

Ich sagte ihm, dass jeder Mensch alles lernen kann – sobald er oder sie motiviert ist. John Grinder, Mitbegründer des Neuro-Linguistischen Programmierens war ein Meister im Sprachenlernen. Er modellierte für seine Strategie Kinder. Statt zu versuchen sich fremde Worte zu merken samt all der Regeln und Gesetze, die mit der Sprache verbunden sind, tauchte er in die Sprache ein. Als Professor für Linguistik ging er dorthin, wo junge Menschen die Sprache sprachen und kommunizierte mit ihnen. John Grinder ist ein Optimist. Er realisierte, dass jeder Mensch zumindest einmal vor der Notwendigkeit steht, eine Sprache zu lernen. Die meisten von uns haben das als Kind geschafft. Als Erwachsener wendete er dieses Wissen auf sein eigenes Ziel an und wurde darin zum Meister. Sind Sie ein Martin oder ein John? Falls Sie in der Schule keine guten Noten hatten, glauben Sie, es lag daran, dass Sie nicht klug genug waren? Geben Sie den Lehrern und Lehrerinnen die Schuld oder sind Sie überzeugt, dass sie eine teuflische Verschwörung ausgeheckt hatten, um Ihnen das Wissen vorzuenthalten? Wenn Sie mit einer bestimmten Person nicht auskommen, gehen Sie davon aus, dass Sie grundsätzlich mit Menschen gut auskommen? Glauben Sie, dass es für Alle schwer ist, ihr Idealgewicht zu erreichen, rauchfrei zu werden oder zu sein, bzw. Ihr Leben zu verändern? Falls Sie eine dieser Fragen mit Ja beantwortet haben, brauchen Sie Übung darin in Möglichkeiten zu denken.

Fertigkeit 6: *Begrenzen Sie Erfolge?*

Ralph, ein Sportstar, war an einem Wendepunkt in seinem Leben. Sein Ziel war im wirtschaftlichen Bereich genauso erfolgreich zu werden wie im Sport. Seine ersten Versuche als Unternehmer waren bestenfalls ineffektiv. Die Rückschläge, die er erlitt, überzeugten ihn davon, dass einige Menschen fürs Geschäftsleben gemacht sind – und andere nicht. Zu der Zeit, als er zu mir kam, war er sich sicher, dass er nicht für die Geschäftswelt geschaffen sei.

Ralph war es gewohnt, sich körperlich einzusetzen und war daran gewöhnt, Probleme eher rustikal zu lösen. Er wurde sich bewusst, dass diese Fertigkeit nicht in die Geschäftswelt passte, und fühlte sich nicht in der Lage, das Wissen, das er benötigte, zu erwerben. Ich erklärte Ralph, dass er sich selbst eingeschränkt hatte, in dem er seinen Erfolg nur auf den Sport begrenzt hatte. „Sie können die gleiche Einstellung nehmen, die Sie im Sport benutzten, um erfolgreich zu sein, und sie als Unternehmer anwenden." sagte ich ihm. „Sie brauchen nur gezeigt bekommen, wie das geht."

Begrenzen Sie Ihre Erfolge, so wie Ralph das tat? Vielleicht ist die Schule Ihr Thema. Wenn Sie gut in Mathematik sind, begrenzen Sie Ihr Denken, wenn Sie sagen: „Ich bin gut in Mathematik." im Gegensatz zu: „Ich bin klug." oder „Ich lerne leicht und gut." Wenn Sie über Ihre Beziehungen zu Anderen denken, nehmen Sie dann eine bestimmte Person heraus, die Sie mögen? Sagen Sie: „Ich komme gut mit Michael Wallen aus.", statt Ihren Horizont zu erweitern und zu sagen: „Ich komme gut mit Menschen aus."

Während Sie kreative Visualisierungen anwenden, werden wir Ihre Definition von Erfolg erweitern und lernen vergangene Fähigkeiten zu ernten, damit Sie diese in neuen Lebensbereichen anwenden können.

Fertigkeit 7: *Internalisieren Sie Probleme?*

Unsere lokale Lotteriegesellschafft verwendet den Slogan, *„Sie können nicht gewinnen, wenn Sie nicht spielen."* Ich denke: „Sie können nicht *verlieren*, wenn Sie nicht spielen.", ist eine exaktere Aussage. In Wahrheit haben Sie mehr Chancen vom Blitz getroffen zu werden, als in der Lotterie zu gewinnen. Lässt mich das pessimistisch klingen? Nicht wirklich, denn ich glaube, Sie gewinnen in dem Moment, in dem Sie Ihren Euro bezahlen. Ich führe das in einem Moment aus.

Stellen Sie sich jetzt vor, Sie hätten ein Lotterielos gekauft und – so wie einige Millionen Menschen – verloren. Wie fühlen Sie sich? Was sagen Sie zu sich selbst? Statt die minimale Gewinnchance anzuerkennen und einfach zum Spaß zu spielen, internalisieren Sie den Verlust, indem Sie zu sich sagen: *Ich bin ein Verlierer, eine Verliererin. Ich gewinne nie etwas.*

Als ich das erste Mal ein Lotterielos kaufte, war ich zusammen mit einem Freund unterwegs und wir vereinbarten, dass wir den Gewinn teilen würden. Wir begannen uns über all die Dinge zu unterhalten, die wir tun würden, wenn wir den Topf gewännen. Wir genossen unsere vorgestellten Gewinne im Kopf genauso natürlich, wie wir atmeten. Wir waren ganz im hier und jetzt. Ich verstand später, dass mein Gehirn positive Neurochemikalien im Wert von mehreren tausend Euro ausgeschüttet hatte.

Wenn ich also sage, Sie erhalten Ihren Gewinn schon in dem Moment, wo Sie das Los kaufen, meine ich das. Sie brauchen nicht eine Million Euro gewinnen, um den „Rausch" der Neurochemikalien zu genießen, die Ihr Gehirn jedes Mal ausschüttet, sobald Sie einen positiven Gedanken ausschütten. Sie gewinnen jedes Mal, sobald Sie optimistisch sind. Und – fühlt sich das besser an, statt sich zu sagen, dass Sie ein Verlierer, eine Verliererin sind?

Fertigkeit 8: *Glauben Sie, dass das Gute durch äußere Ursachen bewirkt wird?*

Als Becky in mein Büro kam und mir sagte, Sie hätte ein geringes Selbstvertrauen, konnte ich es fast nicht glauben. Sie war eine große, schöne, wortgewandte Frau. „Ich habe nur Erfolg, weil ich so gut aussehe." sagte sie. „Niemand nimmt mich ernst." Sie glaubte, dass sie einfach in der Lotterie des Lebens ein Glückslos gezogen hätte, wenn es um ihre Schönheit und ihren Erfolg ging. „Ich habe nichts dazu beigetragen, um zu verdienen, was ich bekommen habe." sagte sie. „Ich fühle mich unwohl, wenn Menschen mir Komplimente machen, weil ich nicht den Eindruck habe, dass ich ihre Anerkennung verdiene. Sogar wenn sie etwas bewundern, das ich erreicht habe, weiß ich, dass sie mir nur wegen meinem Äußeren schmeicheln."

Becky hatte ihren Selbstwert dermaßen externalisiert, dass sie ihre eigenen Fähigkeiten nicht mehr erkennen konnte. Ihr Glaube, dass andere Menschen sie selbst in schlechtem Licht sahen, machte Sie blind für Ihre eigene Wahrnehmung – und dieses Bild hatte in der Wirklichkeit keine Grundlage.

Machen Sie je so etwas? Untergraben Sie Ihre eigene Zuversicht auf der Grundlage externer Einflüsse? Zum Beispiel, wenn Sie im Sport gewinnen, sind die erste Worte, die aus Ihrem Mund kommen: „Ich habe nur gewonnen, weil mein Gegner einen schlechten Tag hatte"? Spielen Sie Ihre eigenen Errungenschaften herunter? Wenn Sie Lob erhalten für Ihre sehr gute Leistung bei einer Prüfung, sagen Sie dann: „Na ja, die Prüfung war leicht" und schütteln damit die Anerkennung ab? Falls Sie sich diese schlechten Gewohnheiten zu eigen gemacht haben – keine Sorge, Sie lernen bald, wie Sie Ihren eigenen Erfolg würdigen und ein gesundes Selbstvertrauen genießen und Ihre Errungenschaften voll auskosten.

Fertigkeit 9: *Geraten Sie durch die normalen Aufs und Abs im Leben unter Stress?*

Diese Fertigkeit kommt als letzte – und sie ist sicher nicht die unwichtigste. Genau genommen ist die verblüffende menschliche Fähigkeit unter Stress zu geraten, der Hauptgrund überhaupt über Optimismus zu sprechen. Ich kenne viele Menschen, die keinen guten Grund brauchen, um unter Stress zu geraten. Sie können an einem schönen Strand sitzen und nichts zu tun haben, als sich zu entspannen. Innerhalb von Bruchteilen einer Sekunde geraten sie über eine triviale Kleinigkeit, wie der Frage, ob die Nachbarn diese Woche den Mist herausgebracht haben, unter Stress. Sie regen sich über ein Ereignis auf, das gar nichts mit der aktuellen Situation zu tun hat.

Eines der größten Geheimnisse für ein Leben ohne Stress ist, zu lernen, dass wir zeitweise die Kontrolle über Dinge, die wir nicht kontrollieren können, aufgeben, um die Kontrolle darüber zu erlangen, was wir kontrollieren können.

Bevor wir zu den Fertigkeiten der optimistischen Menschen kommen, wiederholen wir noch die neun pessimistischen Fertigkeiten. Machen Sie sich keine Sorgen, wenn Sie sich mit einer oder mehreren identifizieren. Sie lesen dieses Buch, um sie zu ändern. Sie sind vermutlich pessimistisch, wenn Sie:

1. glauben, dass negative Ereignisse normal sind.
2. glauben, dass Sie immer Pech haben.
3. keine Verantwortung für Versagen übernehmen und Erfolge nur sich selbst zuschreiben.

4. lieber mit negativen Emotionen wie Furcht und Zweifel leben und arbeiten.
5. Ihre Probleme generalisieren.
6. Ihre Erfolge begrenzen.
7. Ihre Probleme internalisieren.
8. glauben, dass das Gute durch äußere Ursachen bewirkt wird.
9. durch die normalen Aufs und Abs im Leben unter Stress geraten.

Die elf Fertigkeiten der Optimisten und Optimistinnen

Lassen Sie uns jetzt einen Blick auf elf Fertigkeiten von Optimistinnen und Optimisten werfen. Denken Sie dabei wieder an Ihr eigenes Leben. Erkennen Sie eines oder mehrere dieser Merkmale?

Fertigkeit 1: *Sehen Sie negative Ereignisse als vorübergehende Rückschläge?*

Als ich mich eines Tages mit meinem Freund Jerry unterhielt, bezeichnete er sich selbst als „Engelsinvestor" - eine Bezeichnung, die ich noch nie gehört hatte. Jerry sucht Unternehmen heraus, die vielversprechend sind und nicht genug Kapital haben, um ihr Potential zu erfüllen. Sobald er die richtige Firma findet, tritt er auf (wie ein Engel) und investiert einen beträchtlichen Betrag. Ein Engelsinvestor zu sein ist ein riskantes Unterfangen und nichts für schwache Nerven. In mehr als 75 % der Fälle verliert der Investor das Ganze oder einen Teil des eingesetzten Kapitals. In den restlichen 25 % - da, wo alles zusammenpasst, kann es wie ein Lotteriegewinn sein. Wenn Jerry nicht gut darin wäre, sein Risiko richtig abzuschätzen und zu organisieren, hätte er nach dem ersten Flop aufgehört ein Engelsinvestor zu sein.

Ich halte Jerry für einen erfolgreichen Optimisten. Er brütet nie über negative Situationen und sucht auch nie das Mitleid anderer, wenn er einmal keinen Erfolg hat. Er glaubt so wie andere optimistische Menschen, dass morgen der Start eines brandneuen Tages ist und die Lösung zum Problem gleich hinter der nächsten Ecke wartet. Jerry sagt gerne: „Überall ist etwas Gutes drinnen – du darfst es nur finden!"

Fertigkeit 2: *Glauben Sie, dass die natürliche Ordnung der Welt positiv ist?*

Es ist ja weithin bekannt, dass ich als Sohn eines Alkoholikers aufgewachsen bin. Wenn ich als Kind meinen Vater in einer alkoholbedingten Bewusstlosigkeit liegen sah, glaubte ich nie, dass das, was ich erlebte, positiv sein könnte. Ich konnte erst als Erwachsener sehen, dass es das Beste war, was mir passieren konnte. Ohne die Kindheit, die ich hatte, hätte ich mich nicht zu der Person entwickelt, die ich heute bin, ich hätte auch nicht das Verständnis, um dieses Buch zu schreiben. In *„Erwecke das Genie in dir"* habe ich ein Kapitel dem Thema gewidmet, warum es ein *Segen* für mich war, der Sohn eines Alkoholikers gewesen zu sein. Mir ist klar, dass alles genau so geschieht, wie wir es brauchen, obwohl das nicht immer das sein muss, was wir uns wünschen.

Da ich umgekehrt paranoid bin, bin ich felsenfest davon überzeugt, dass Leben großartig ist und nur noch besser wird. Sogar wenn etwas Negatives geschieht, kann ich immer eine positive Lernerfahrung mit dem negativen Ereignis verbinden. Wins-ton Churchill sagte: „Wer nicht aus der Geschichte lernt, ist dazu verdammt, sie zu wiederholen."

Fertigkeit 3: *Sehen Sie Herausforderungen als Gelegenheiten?*

Beim Klettern gibt es den Ausdruck: *Wenn du kannst, dann kannst du nicht. Wenn du nicht kannst, dann musst du.* Kletterer und Kletterinnen lieben Herausforderungen. Ein überzeugter Kletterer, eine überzeugte Kletterin nimmt nie die Abkürzung.

Was glauben Sie würde geschehen, wenn eine Person, die ihr Idealgewicht erreichen möchte, diese Einstellung übernimmt? Da die durchschnittliche Diät 72 Stunden dauert und eine Frau im Durchschnitt 31 Jahre auf Diät ist, und nichtsdestoweniger eine alarmierende Anzahl von Menschen unter Übergewicht leidet, scheint es offensichtlich, dass Veränderung nötig ist. Diese Veränderung muss natürlich im Inneren geschehen. Diäten funktionieren nicht. Falls sie funktionieren würden, wären alle schlank und gesund. Wenn es keine Änderung der inneren Einstellung gibt, gibt es keine Chance auf dauerhafte Gewichtsreduktion. Wenn Menschen ihre innere Einstellung verändern, so dass sie Veränderungen im Lebensstil als neue Gelegenheiten sehen statt als unüberwindbare Herausforderungen, haben wir die Möglichkeit, die Übergewichtsepidemie hinter uns lassen.

Optimistische Menschen finden Wege Herausforderungen zu überwinden und glauben, dass Hindernisse, die ihnen in den Weg kommen, sie stärker machen. Wie die Marines glauben sie an: *Was mich nicht umbringt, macht mich nur härter.*

Fertigkeit 4: *Glauben Sie, dass sich alle sichtbaren und unsichtbaren Kräfte verschworen haben, um Ihnen zum Erfolg zu verhelfen?*

Das ist die Fertigkeit, die viele pessimistische Menschen am schwierigsten anzunehmen fanden. Schauen Sie, wenn optimistische Menschen das Telefon läuten hören, haben Sie eine Ahnung, dass ein Freund, eine Freundin in der Leitung ist, einfach weil er oder sie an diese Person gedacht hat. Pessimistische Menschen nehmen an, es geht um eine Rechnung oder Telefonverkauf. Als Optimist, als Optimistin glauben Sie, dass das Radio den Soundtrack zu Ihrem Lebensfilm spielt; Sie wachen jeden Morgen auf, als wären Sie der positive Mittelpunkt der Welt und gehen davon aus, dass das ganze Universum auf unsichtbaren Wegen damit beschäftigt ist, Sie den ganzen Tag über zu unterstützen.

Pessimistische Menschen haben eine Tendenz in Richtung Paranoia, sie glauben, dass jeder neue Tag voller schwieriger Herausforderungen ist, die überwunden werden müssen und dass sich sichtbare und unsichtbare Kräfte gegen sie verschwören, um sie zum Scheitern zu bringen.

Fertigkeit 5: *Leben und arbeiten Sie mit positiven Gefühlen wie Glück, Freude und Wohlgefühl?*

Es ist für Optimisten und Optimistinnen schwierig zu glauben, dass irgendjemand Zeit für negative Emotionen wie Wut, Angst oder Missgunst verschwendet. Buddha sprach die Wahrheit dazu vor mehr als 5.000 Jahren aus: „Über wen du dich ärgerst, der hat dich erobert." Die Medizin hat nachgewiesen, dass diese Aussage richtig ist.

Medizinische Visionäre wie Dr. Deepak Chopra haben gezeigt, dass sobald Menschen negative Gedanken denken, ihre Körper Neurochemikalien erzeugen, die den Körper zersetzen und zerstören. Wenn Sie einen positiven Gedanken denken, erzeugt Ihr Körper Neurochemikalien, die den Körper stärken und Wohlgefühl auslösen. Ah, das ist er wieder, der Zaubertrank!

**Fertigkeit 6: *Haben Sie einen emotionalen Puffer,
um mit Krisensituationen als Lektionen umzugehen,
die Sie zu lernen haben?***

Da optimistische Menschen von guten Gefühlen leben, scheint es, als ob sie ein verstecktes Reservoir von Freude hätten, das ihnen hilft, durch die Tiefen im Leben zu kommen. Hier tritt das tägliche Anwenden der kreativen Visualisierungen auf den Plan.
Wie ich schon früher erwähnte, funktionieren unsere Körper als Kondensatoren. Während des Tages bauen wir durch unsere Erfahrungen eine Ladung (negative Gefühle) auf und entladen sie, sobald sie das Maximum erreicht. Diese Entladung geschieht oft durch Wutanfälle, Angst oder Frustration. Unglücklicherweise entladen sie viele Menschen – ohne richtiges mentales Training wie kreative Visualisierungen - auf ihre Familien, Freunde und Freundinnen. Sie tun das, weil sie wissen, dass ihre Liebsten sie, in den meisten Fällen, wieder annehmen.
Optimistische Menschen verwenden natürliche Wege der Entspannung wie Sport, gesunde Ernährung, um den Stress aus dem Körper zu bekommen. Während einige Menschen von Natur aus damit gesegnet sind, braucht die Mehrzahl der Menschen für diesen Vorgang Training – ohne dem suchen sie sich ungesunde Wege des Stressabbaus, wie trinken, rauchen und zu viel essen.

Fertigkeit 7: *Grenzen Sie Ihre Problemgebiete ein?*

Wenn ein Optimist, eine Optimistin über eine persönliche Beziehung spricht, sagt er oder sie vielleicht: „Mit Karl Meinrich komme ich nicht gut zurecht." Das ist ein abgegrenztes Problemgebiet. Optimistische Menschen generalisieren das nicht, indem sie sagen: „Ich komme mit Menschen schlecht aus." Das hat damit zu tun, wie Sie Informationen gliedern. Wenn es um gesundes Verhalten geht, dann ist es am besten, negative Erfahrungen aus unserer persönlichen Erfahrung auszusortieren und positive Erfahrungen wieder in unser Leben zu holen.

Fertigkeit 8: *Generalisieren Sie Erfolg?*

Umgekehrt wollen Sie als Optimistin, als Optimist Ihre Erfolge generalisieren und sie über begrenzte Gebiete hinaus erweitern. Machen Sie zum Beispiel Kommentare wie: „Ich bin klug." oder „Ich komme gut mit Menschen aus.", statt Ihre Erfolge wie die pessimistischen Menschen einzugrenzen? Falls ja, dann sind Sie vielleicht optimistisch!

Fertigkeit 9: *Sind Sie die Art von Mensch, der oder die Probleme externalisiert?*

Würden Sie einer Freundin erzählen, „Meine Familie hatte einige Probleme, aber ich gehe weiter voran in meinem Leben." oder „Meine Schulbildung war nicht besonders, aber ich überwinde das." Falls ja, sind Sie wahrscheinlich eine Optimistin, ein Optimist. Optimistische Menschen arbeiten nicht wie pessimistische mit Schuldzuweisungen. Eine pessimistische Person würde vermutlich sagen: „Meine Familie hat mein Leben ruiniert.", oder „Meine Schulbildung ist so schlecht – ich bekomme keinen Job und kann mich auch nicht weiter bilden." Optimisten und Optimistinnen identifizieren sich nicht mit negativen Erscheinungen oder vergangener Geschichte und entscheiden sich stattdessen über Hindernisse zu springen und ständig ihre Träume zu verfolgen.

Fertigkeit 10: *Internalisieren positive Ereignisse?*

Wenn Sie in der Schule bei einer Prüfung gut abschneiden, sagen Sie dann etwas wie: „Mein ganzes Lernen hat sich gelohnt." Wenn in der Arbeit etwas gut läuft, klopfen Sie sich dann auf die Schulter und sagen: „Meine Arbeit hat sich wirklich gelohnt." Falls ja, dann sind die Chancen gut, dass Sie ein optimistischer Mensch sind. Ein Optimist, eine Optimistin glaubt, dass er oder sie lobenswert ist und wert ist, die Vorteile harter Arbeit zu genießen. Im Gegensatz dazu sagen pessimistische Menschen: „Ah, die Prüfung war leicht." oder „Mein Boss hat mir das ermöglicht."

Fertigkeit 11: *Leben Sie mit weniger Stress als die meisten Menschen, die Sie kennen?*

Das ist die optimistische Fertigkeit mit den größten Vorteilen. Indem Sie mit weniger Stress leben, leiden Sie nicht unter den normalen Aufs und Abs im Leben. Der Optimist, die Optimistin fokussiert sich auf das Positive und denkt daran, das Negative zu vergessen. Dieses Denken entspricht dem wahrlich gesunden Menschenverstand und erlaubt es Ihnen tiefer zu schlafen, tiefgehende, positive Träume zu erleben und in der Früh erfrischt aufzuwachen.

Bevor wir weitergehen zu den Schritten, die Sie dabei unterstützen, diese positiven Fertigkeiten zu entwickeln, wiederholen wir noch einmal die elf Fertigkeiten eines optimistischen Menschen. Es ist in Ordnung, falls Sie sich noch nicht mit ihnen identifizieren können. Dieses Buch hilft Ihnen sie zu erwerben. Sie sind ein Optimist, eine Optimistin, sobald Sie:

1. negative Ereignisse als vorübergehende Rückschläge betrachten.
2. glauben, dass die natürliche Ordnung der Welt eine positive ist.
3. Herausforderungen als Gelegenheiten ansehen.
4. glauben, dass sich alle sichtbaren und unsichtbaren Kräfte verschworen haben, um Ihnen zum Erfolg zu verhelfen.
5. mit positiven Emotionen wie Glück, Freude und Wohlgefühl arbeiten und leben.

6. einen emotionalen Puffer haben, um mit Krisensituationen so umzugehen, dass Sie sie als Lektionen betrachten, die Sie lernen.
7. Ihre Problemgebiete eingrenzen.
8. Ihre Erfolge generalisieren.
9. Probleme externalisieren.
10. gute Ereignisse internalisieren.
11. mit weniger Stress leben als die meisten Menschen, die Sie kennen.
12. Jetzt, wo Sie den Unterschied zwischen pessimistischen und optimistischen Menschen kennen, erkläre ich Ihnen, wie Sie Optimismus aufbauen.

Lassen Sie mich als Erstes eine Geschichte erzählen, die mein Denken über Optimismus stark beeinflusst hat. Mein Vater hat mir einmal von einem Native American erzählt, mit dem er in seinem Büro in Phoenix, Arizona, gearbeitet hat. Dieser Herr schilderte ihm, dass er sich so angefühlt hatte, als ob zwei Hunde in seinem Kopf kämpften. Einer war rot und der andere weiß. Zeitweise war der Kampf so heftig, dass er seinen Schlaf störte. Eines Tages hatte der Mann dann eine, wie er sagte, spirituelle Eingebung und der Kampf stoppte zum Glück.

An diesem Punkt hielt er inne und blickte meinen Vater einfach an.

„OK – Sie haben mich – welcher Hund hat gewonnen?" fragte mein Vater nach einem Moment des Schweigens.

„Der weiße natürlich." sagte der Mann lachend.

„Was meinen Sie?" fragte Vater „Wie hat er gewonnen?"

Der Native American grinste: „Der weiße Hund war der einzige, den ich gefüttert habe."

Welchen Hund füttern Sie? Den Hund des Pessimismus oder den Hund des Optimismus? Ich hoffe, dass Sie damit beginnen Ihre optimistische Natur zu füttern, indem Sie kreative Visualisierungen anwenden und Ihren pessimistischen Teil aushungern.

Was sind die sieben Schritte, um Optimismus aufzubauen?

Schritt 1: Machen Sie sich eine Liste Ihrer vergangenen

Erfolge und nutzen sie als Ressourcengenerator.

Die Erfolge, die Sie in der Vergangenheit bereits hatten, bringen die Gefühle, Bilder und Worte mit sich, die Ihnen helfen, die Muster für zukünftige Erfolge wieder zu erkennen. Sobald Ihr Anders-als-Bewusstsein die Muster kennt, ist es in der Lage, sie anzuwenden, um Ihren Erfolg jeden Tag zu maximieren.

Schritt 2: Finden Sie einen Mentor, eine Mentorin, der, die optimistisch ist.

Sie kennen sicher einen Menschen, der oder die erfolgreich und optimistisch ist. In der Vergangenheit haben Sie solche Menschen vielleicht beneidet. Jetzt wissen Sie es besser. Alles, was Sie zu tun haben, ist sich vorzustellen, wie es ist, sobald Sie so optimistisch und guten Mutes sind wie diese Vorbilder. Stellen Sie sich während einer kreativen Visualisierung vor, wie Sie einem Optimisten, einer Optimistin folgen, Sie beobachten wie sie oder er funktionieren und lassen es zu, dass Sie in Ihrem Inneren die optimistischen Fertigkeiten in Ihre eigene Erfahrung installieren.

Schritt 3: Erstellen Sie eine Übersicht von Dingen, die Sie gut machen und setzen Sie diese in Ihrer Umgebung für einen guten Zweck ein.

Ein Licht unter einem Scheffel wird von niemandem gesehen. Sobald Sie den Scheffel entfernen, kann das Licht hell erstrahlen und von allen gesehen werden. Stellen Sie sich all das Gute vor, dass Sie in Ihrer Umgebung bewirken können, indem Sie Ihre Stärken ausleben. Während meiner Lehrjahre besuchte ich mit einigen Klassenkameraden ein Zentrum für Obdachlose, und wir übten die neuen Methoden der Persönlichkeitsentwicklung, die wie lernten, mit denen, die sich nicht leisten konnten, sie zu bezahlen. Es war erstaunlich, die Veränderung in diesen obdachlosen Menschen zu sehen, wie sie sich für die Möglichkeit öffneten, dass es für sie andere Lösungen gab, als in diesem Zentrum festzusitzen.

Schritt 4: Lesen und hören Sie Selbsthilfe-Bücher, um den richtigen Hund zu füttern.

Stellen Sie sich den weißen und den roten Hund als gute und schlechte Gedanken vor. Welchen Hund füttern Sie? Denken Sie an all die Zeit, die Sie im Auto oder in öffentlichen Verkehrsmitteln verbringen. Wenn Sie jeden Tag eine halbe Stunde fahren, sind das dreieinhalb Stunden potentielle Lernzeit pro Woche – oder 15

Stunden im Monat. Widmen Sie diese Zeit dem Füttern des richtigen Hundes, statt es einem Radiosender zu erlauben, Ihrem roten Hund Brocken in Form von lauter Musik und aufdringlicher Werbung zuzuwerfen. Fast jedes Selbsthilfe-Buch gibt es auch als Hörbuch. Schließen Sie heute mit sich selbst einen Vertrag, dass Sie ein Persönlichkeitsentwicklungskolleg auf Rädern schaffen. Sie werden sich über die Durchbrüche wundern, die Sie haben, während Sie unterwegs sind.

Schritt 5: *Reframen Sie Ihre Überzeugungen über vergangenes Scheitern.*

Setzen Sie sich zum Ziel, Ihr eigener Engelsinvestor zu sein – und das Unternehmen, in das Sie investieren, ist Ihre Zukunft. Reframing ist das Gleiche wie das Gute zu entdecken, das in Allem steckt. Reframing ist die Fähigkeit von einem anderen Standpunkt aus auf etwas zu schauen. Zum Beispiel: Wenn Sie Ihren Job verlieren, denken Sie nicht, dass Sie entlassen wurden; stattdessen denken Sie, dass Sie die Gelegenheit für unendlich viele neue Jobs erhalten haben. Anders gesagt, sobald Sie den einen Job nicht mehr haben, eröffnet sich Ihnen eine ganze Welt von Optionen und Möglichkeiten. Vielleicht ist es die Freiheit, auf eine Traumkarriere hinzuarbeiten oder selbst ein Unternehmen zu gründen. Sie können auch das Ende einer Beziehung reframen. Statt es als schmerzhafte Trennung zu sehen, erkennen Sie, dass Sie gerade die Gelegenheit erhalten haben, die wahre Liebe Ihres Lebens zu finden und Ihre Fähigkeit zu vergeben, vergessen und weiterzugehen zu erkunden.

Schritt 6: *Seien Sie ein Mensch, der sein oder ihr ganzes Leben lang lernt. Besuchen Sie Kurse und Workshops bei Experten und Expertinnen zu den Themen, wo Sie besonders viel Potential haben und/oder, die Sie besonders interessieren.*

Vielleicht wollen Sie Kurse an der Volkshochschule besuchen oder sich bei einem Weiterbildungsinstitut anmelden. Es ist nie zu spät, etwas Neues zu lernen. Ein wunderbares Beispiel ist Grandma Moses, die ihre größten Erfolge hatte, nachdem sie 70 geworden war.
Anna Mary (Grandma) Moses hatte in ihrer Kindheit nur eine

sporadische Schulbildung und verbrachte fast ihr ganzes Erwachsenenleben auf einem Bauernhof damit, fünf Kinder groß zu ziehen. Nachdem ihre Kinder groß waren und ihr Mann verstorben war, beschloss sie – für ihr eigenes Vergnügen – zu malen. Sie stellte ihre Bilder in die Auslage eines kleinen Geschäfts und der erste Mensch, der eines kaufte, war ein Kunstsammler aus New York. Heute ist sie als eine der beliebtesten Künstlerinnen Amerikas bekannt. Als Grandma Moses dann über 90 war, malte sie im Fernsehen. Als sie 100 wurde, tanzte sie bei ihrem Geburtstag.

Menschen sind wie die Früchte auf einem Baum. Entweder lernen sie und wachsen oder sie altern und sterben.

Lassen Sie es nicht zu, dass Sie geistig verkümmern, weil Sie Ihren Geist nicht verwenden. Stellen Sie sich selbst die Herausforderung etwas Neues zu lernen. Wer weiß, was Sie alles erreichen können.

Schritt 7: *Sagen Sie einfach „Nein" zu den Menschen in Ihrem Leben, die Ihnen die Begeisterung und Freude rauben.*

Das Leben ist zu kurz, um Zeit und Energie auf Menschen zu verschwenden, die ich „Energievampire" nenne. Umgeben Sie sich mit Ihrem Supportteam. Finden Sie Familienmitglieder, Freunde und Freundinnen, die Sie ermutigen als Person zu wachsen. Suchen Sie die Optimisten und Optimistinnen in dieser Welt.

Hier ein kurzer Überblick der sieben Schritte, um eine optimistische Einstellung zu schaffen:

1. Machen Sie sich eine Liste Ihrer vergangenen Erfolge und nutzen Sie sie als Ressourcengenerator.
2. Finden Sie einen Mentor, eine Mentorin, der, die optimistisch ist.
3. Erstellen Sie eine Übersicht von Dingen, die Sie gut machen und setzen Sie diese in Ihrer Umgebung für einen guten Zweck ein.
4. Lesen und hören Sie Selbsthilfe-Bücher, um den richtigen Hund zu füttern.
5. Reframen Sie Ihre Überzeugungen über vergangenes Scheitern.

6. Seien Sie ein Mensch, der sein oder ihr ganzes Leben lang lernt. Besuchen Sie Kurse und Workshops bei Experten und Expertinnen zu den Themen, wo Sie besonders viel Potential haben und/oder die Sie besonders interessieren.

7. Sagen Sie einfach „Nein" zu den Menschen in Ihrem Leben, die Ihnen die Begeisterung und Freude rauben.

„Lieber bin ich Asche als Staub! Ich will lieber, dass mein Funke mit einem strahlendem Leuchten verglüht, als dass er austrocknet und verkümmert. Ich bin lieber ein vortrefflicher Meteor, jedes einzelne Atom von mir großartig glänzend als ein verschlafener, immerwährender Planet. Die Menschen haben die Aufgabe zu leben, nicht zu existieren. Ich verschwende meine Zeit nicht damit, zu versuchen sie zu verlängern – Ich nutze meine Zeit!

- Jack London

Widerstandsfähigkeit – Ihr Schlüssel, um negative Muster umzuwandeln

Es war die Woche vor Weihnachten und ich hatte gerade eine Buchpräsentationstour bei Barnes & Noble in Südkalifornien beendet. Wir waren auf dem Weg nach Phoenix, wo wir die Feiertage mit der Familie verbringen würden. Jerry, unser Verleger, kam kurz vorbei, bevor wir aufbrachen. Unter seinem Arm hatte er ein kleines Geschenkpaket. Wir setzten uns in einem Restaurant zusammen, um unsere zukünftigen Pläne für mein Buch zu besprechen.

„Das Geschäft kann warten.", sagte er. „Ich habe das perfekte Weihnachtsgeschenk für dich gefunden. Hier ..."

Er gab mir das Paket und sagte: „Mach es gleich auf."

„Aber es ist noch eine Woche bis Weihnachten.", sagte ich.

„Das ist mir egal. Ich will, dass du es jetzt aufmachst."

„Schon gut." Ich konnte mir nicht vorstellen, was an diesem Geschenk so besonders sein sollte.

Als ich das Geschenk ausgepackt hatte, hielt ich in meinen Händen einen kleinen, trommelnden Hasen (natürlich batterie-betrieben).

„Danke Jerry.", sagte ich und versuchte meine Fassungslosigkeit zu verbergen.

„Das verstehst du nicht, nicht wahr?", sagte er.

„Ja, das stimmt – tut mir leid."

Er nahm mir den Hasen aus der Hand, schaltete ihn ein und setzte ihn auf den Tisch. Der kleine rosa Hase mit blauen Sandalen und Sonnenbrille marschierte los und schlug seine Trommel.

„Schau", sagte Jerry „das bist du."

Ich hob die Augenbrauen.

Cynthia, die schweigend neben mir saß, lachte. „Mir ist es klar." sagte sie. „Du bist so. Egal, wie oft du Rückschläge erlebst oder zu Boden gehst, du gehst immer weiter und immer weiter."

Ich glaube, einer von sechs Jungen zu sein hat mir geholfen, die Widerstandsfähigkeit zu entwickeln, angesichts von Schwierigkeiten immer weiter zu gehen. Auch der Sport war für mich wichtig, um negative Erfahrungen in positive Lektionen für mein Leben umzuwandeln. Es ist völlig in Ordnung, wenn Sie nicht einer von sechs Jungen waren oder sich nicht für Sport interessieren – Sie lernen auch so, negative Erfahrungen zu reframen und eine Ich-schaffe-es Einstellung aufzubauen – sogar, falls Sie in der Vergangenheit noch nie ein Hindernis zu überwinden hatten.

Was sind die vier Schlüssel, um eine lebenslange Widerstandsfähigkeit aufzubauen?

Schlüssel 1: Benutzen Sie Ihre Kreativität, um Ihren Zielen Leben zu verleihen.

Nutzen Sie Ihre kreativen Visualisierungssitzungen, um Tagträume über Ihre Ziele zu haben. Stellen Sie sich Ihre Ziele in lebendigen Farben vor. Tun Sie Ihre Lieblingsmusik zu der Szene dazu. Dann steigen Sie mitten hinein. Fühlen Sie sich so, wie Sie sich in der Situation fühlen werden. Erlauben Sie sich selbst, aus der Perspektive zu genießen, dass Sie Ihre Ziele schon erreicht haben.

Schlüssel 2: Üben Sie das „ Was wäre, wenn ..." anzuwenden.

Sobald Ihnen pessimistische Gedanken in den Sinn kommen, spielen Sie ein kleines mentales Spiel mit sich selbst, das das Negative ins Lächerliche verkleinert. Beginnen Sie damit, dass Sie an das genaue Gegenteil der negativen Erfahrung, die Sie gerade machen, denken. Zum Beispiel: Was wäre, wenn Sie einen neuen Job finden, der alle Ihre Träume verwirklicht? Was wäre, wenn Sie gerade jetzt die ideale Beziehung finden? Was wäre, wenn Sie sich jetzt so gut fühlen, dass Sie nicht anders können, als zu lächeln? Was wäre, wenn Lächeln ohne Grund zu einer Gewohnheit geworden ist?

Johns Geschichte

Bravado ist kein Wort, das irgendjemand benutzen würde, um John Shoecraft zu beschreiben. Niemand würde ihn als wagemutig oder risikofreudig beschreiben. John ist ein ziemlich normaler Mann. Und dieser normale Mann tat etwas so Außergewöhnliches, dass er sich einen Platz im Guiness Buch der Rekorde sicherte. Und er sagt, dass er seinen Erfolg kreativer Visualisierung verdankt.

Johns Geschichte beginnt im Frühjahr 1980 in Phoenix, Arizona, als er versuchte einen Höhenrekord für Heißluftballons aufzustellen. Er und sein Partner stiegen bis in eine Höhe von 6.400 Meter, wo Sie auf einen Jetstream trafen, der sie mit einer Geschwindigkeit von 160 km/h weg wehte. Sie landeten 30 Minuten später in Apache Junction, einer kleinen Wüstenstadt etwa 80 km von Phoenix entfernt. John war noch nie so schnell mit einem Ballon gefahren und fand es wunderbar. „Kein einziges von den Begleitfahrzeugen konnte mit uns mithalten." sagte er.

Unmittelbar davor hatten drei Ballon-Begeisterte gerade Schlagzeilen gemacht, weil sie als erstes Team in einem Ballon, dem Double Eagle, quer über den Atlantik gefahren waren. Das brachte John auf eine Idee. Warum nicht in seinem Heißluftballon quer über die USA fahren? Niemand hatte das je getan. Mit dem schroffen Gelände und den unvorhersagbaren Wetterbedingungen, die entweder aus Kanada oder vom Golf von Mexiko kommen konnten, war diese Aufgabe eine noch größere Herausforderung, als im Ballon über den Atlantik zu fahren.

John ging die Idee nicht mehr aus dem Kopf. Nachdem er seinen Partner überredet hatte, ihn zu begleiten, machte er sich daran, die Einzelheiten auszuarbeiten. Die beiden besuchten auch das Team des Double Eagle, um sich beraten zu lassen.

Sie gaben Ihrem Unternehmen den Namen „Super Chicken quer durch Amerika". Der Name kam zum Teil daher, dass der Ballon einem Phoenix ähnlich sehen sollte aber in Wahrheit eher einem komischen Huhn glich und zum Teil daher, dass etwas, an dem Projekt, das sie vorbereiteten, super war – aber im Herzen waren sie immer noch feige. John erhielt von der Luftfahrtsbehörde die Genehmigung im September 1980 zu starten. Sie würden von einem Sportplatz im Orange Coast College in Kalifornien starten. Als der Tag kam, war John darauf fokussiert, den Ballon in die Luft zu bekommen und auf den richtigen Weg, eine Aufgabe, die sie mit Bravour erledigten. Sie fuhren mit dem Wind bis nach Texas, als sie eine Stimme über Funk warnte, dass sich bei St. Louis eine große Wetterfront entwickle. Der Luftstrom, auf dem sie fuhren, würde das Super Chicken genau in den Sturm führen. Jedoch bestand auch eine Chance, dass sie durchkämen, bevor sich der Sturm aufgebaut hatte – Sie entschieden es darauf ankommen zu lassen.

Ein paar Stunden später sah sich das Duo einer Wand von schwarzen, blitzdurchzogenen Gewitterwolken gegenüber, eine Naturgewalt viel stärker als das Super Chicken. Sie mussten landen. John funkte um Hilfe und innerhalb von Minuten waren sie von Hubschraubern umgeben. Es begann zu regnen und das Super Chicken wurde vom Wind hin und her gerissen. Johns Partner sprang mit dem Fallschirm ab, während John die Gondel so nah an die Erde brachte, wie es ging. Dann sprang er um sein Leben. Momente nachdem er abgesprungen war, wurde das Super Chicken vom Sturm weggerissen. Es wurde am nächsten Tag in Fetzen fast 1.300 km entfernt in Harrisburg, Pennsylvania, gefunden.

„Es waren haarsträubende 66 1/2 Stunden", sagte John, „aber weniger als einen Monat später waren wir bereit, es wieder zu versuchen." Das Paar startete ihren Ballon im späten Oktober. Sie hatten jede Einzelheit des ersten Versuch genau analysiert und sich klar gemacht, was mit dem Wettersystem schief gelaufen war, in dem sie gefangen wurden. Jetzt waren sie sich sicher, dass sie alles abgedeckt hatten.

Das zweite Super Chicken kam über die Sandia Berge in New Mexico, als es von einem Aufwind erfasst wurde, der sie in einigen wenigen Minuten bis in eine Höhe von mehr als neun

Kilometer führte. Auf dieser Höhe begann der Ballon Helium zu verlieren und schnell zu sinken. Das Team verbrachte die Nacht damit, Ballast abzuwerfen (eine Mischung aus Sand und Steinen, die Ballonfahrer verwenden, um den Ballon im Gleichgewicht zu halten), um zu verhindern, dass die Gondel zu schnell absank. Zu der Zeit, als die Sonne rosafarben über dem Horizont aufging, hatten sie ihren Ballast komplett aufgebraucht. Sie hatten keine andere Wahl als zu landen. Sie waren nur 29 Stunden in der Luft gewesen und landeten in Liberty, Kansas.

Nach dem zweiten Scheitern beschloss Johns Partner, dass er vom transkontinentalen Ballonfahren genug hatte. John war entschlossener denn je und überzeugte seinen ehemaligen Fluglehrer den Trip mit ihm zu machen. Dieses Mal war John klar, dass er etwas vollständig anders zu machen hatte. Er beschloss seine Fehlversuche als Lernerfahrungen zu betrachten. Es ging um mehr als Wind und Wetter. Er glaubte nicht an Pech. Woran mangelte es bei den ersten beiden Trips? John erwog diese Frage tagelang und endlich dämmerte es ihm. Er hatte sich auf all die falschen Dinge fokussiert. Er hatte jeden Trip begonnen, indem er auf das Abheben und die Fahrt fokussiert war – das Ende hatte er niemals im Sinn gehabt.

John schloss die Augen und visualisierte das Erreichen seines Ziel visuell. Was hatten sie die ersten beiden Male gemacht? Nun, an einem Strand waren sie nicht gelandet. Also stellte sich John vor, wie die Gondel auf dem goldenen Strand aufsetzt und die Wellen an der Küste spielen. Er sah sich selbst eine Flagge in den Boden pflanzen wie das Landeteam am Mond. Er stellte sich vor, wie er in einem Liegestuhl am Strand sitzt, sein Partner neben ihm, das Super Chicken hinter ihnen. „Einen Trinkspruch", sagte John und hebt sein Glas mit Champagner, „auf zwei Hühner mit großem Abenteuergeist."

Und so geschah es. In nur 55 Stunden Flug raste das dritte Super Chicken quer durch Amerika – von Kalifornien zur Blackbeard Insel vor der Küste Georgias. Dort setzte es auf einem Sandstrand auf. „Sobald ich die kreative Visualisierung gemacht hatte, gab es keinen Moment mehr, in dem ich von meinem Ziel abgewichen bin. Ich wusste, ich schaffe das und wir schafften es. Es war ein perfekter Tag. Ich verwende jetzt kreative Visualisierung für jedes Ziel, das ich mir setze. Es ist für mich zur zweiten Natur geworden."

Schlüssel 3: Verwenden Sie das Stop-Schild-Gleichnis, um negative Gedankenmuster zu unterbrechen.

Falls Sie in Ihrem Inneren damit beginnen Weltuntergangsszenarien zu spielen, visualisieren Sie ein Stop-Schild. Sagen Sie zu sich selbst: „Stop! Hör auf dem Gedanken Leben zu geben, hör auf ihm Energie zu geben." Dann stellen Sie sich wieder das „Was wäre, wenn …" vor. Was wäre, wenn die positiven Veränderungen, die Sie sich für Ihr Leben wünschen, bereits vollzogen sind? Wie ist Ihr Leben anders? Was ist, wenn Sie das wichtigste Ziel, das Sie sich gesetzt haben, erreicht haben? Wie wird es sich anfühlen, sobald Sie dieses Ziel erreicht haben. Indem Sie Ihre Fähigkeiten für kreative Visualisierung und Entspannung verfeinern, meistern Sie diesen Schlüssel.

Schlüssel 4: Wann ist es besser, ein wenig pessimistisch zu sein?

So verlockend es klingt, die Auffassung, dass Sie die ganze Zeit optimistisch sein könnten und sollten, ist nicht realistisch. Es gibt Situationen, wo es am besten ist, ein wenig pessimistisch zu sein oder zumindest neutral. Was sind die drei Situationen, wo es am besten ist, das optimistisch Sein aufzuschieben?

1.   Wenn Ihr Ziel zu riskant ist, entscheiden Sie sich für ein wenig Pessimismus. Optimismus ist keine gute Einstellung, wenn Sie alles hinter sich lassen und ein neues Leben beginnen wollen. Es ist am besten, dieses Szenario mit sorgfältiger Überlegung von Nachteilen und Vorteilen zu betrachten.

2.   Singen Sie niemandem das Lied vom Optimismus, der oder die gerade einen lieben Menschen verloren hat, einen Job oder eine Beziehung. In so einer Situation braucht er oder sie eine starke Schulter mehr als jemand, der ihn oder sie anfeuert. Wenn Sie einen lieben Menschen in Not verärgern, indem Sie übertrieben fröhlich auftreten, kann das seine oder ihre negativen Gefühle nur noch mehr verstärken.

3.   Schließlich ist es am besten, Ihren Optimismus zu zügeln, wenn Sie Ihre Unterstützung zeigen wollen oder ein mitfühlendes Ohr für die Sorgen anderer zeigen wollen. Stellen Sie sich

auf deren Gefühle ein und leiten sie langsam zu einem positiveren Blick auf ihre Situation.

Da Sie jetzt wissen, wie verschieden Sie mit Optimismus umgehen, erarbeiten wir nun die Grundlagen für den Aufbau von optimistischem Denken in Ihrem Leben.

Was sind die Grundregeln, um optimistisches Denken anzuregen?

Achten Sie auf jeden Gedanken

Niemand kann sich den Luxus eines negativen Gedankens leisten. Die medizinische Forschung beweist, dass positive Gedanken heilen und negative Gedanken dem Körper schaden. Üben Sie innerlich sich für die unendliche Perspektive zu öffnen. Das kann am Anfang ein wenig unheimlich sein und mit etwas Übung stellen Sie fest: es ist einfach, das zu betonen, was Sie genießen und Zeit mit dem zu verbringen, was konstruktiv ist. Beginnen Sie heute damit Ihre persönliche Verantwortung zu übernehmen. Sie sind die Summe Ihrer Gedanken, Handlungen und Überzeugungen. Stellen Sie sich ein Leben vor, in dem Sie sich selbst und andere aufwerten.

Überzeugungen sind keine Wahrheiten

Seien Sie bereit Bilder, Töne und Gefühle, die negative Überzeugungen aufrecht erhalten, zu verändern. Mit Übung können Sie den Würgegriff, in dem Sie von negativen Gedanken gehalten wurden, abschütteln. Gründen Sie Ihre Annahmen auf der Wirklichkeit, nicht auf Fantasie. Verwenden Sie das Denken in Möglichkeiten, um die Samen der Größe zu pflanzen und Sie bauen Ihr Selbstvertrauen auf. Nehmen Sie zur Kenntnis, dass Sie die Zeit, die Energie und die Anstrengung wert sind, indem Sie sich Zeit nehmen für Ihre kreativen Visualisierungssitzungen.

Verpflichten Sie sich Ihre Gedanken zu verändern

Haben Sie jemals reiche Menschen beneidet? Gehen Sie davon aus, dass die Menschen, die mehr materiellen Reichtum haben als Sie, irgendwie mehr Glück haben? Stellen Sie diese Annahme in Frage, indem Sie ein Gefühl des Überflusses für sich selbst und andere erschaffen. Stellen Sie sich die Welt voller Gelegenheiten für alles vor. Sehen Sie sich selbst, Ihr Leben und am Wichtigsten Ihre Zukunft in einem positiven Licht, als Prozess, in dem Sie sich vorwärts bewegen. Achten Sie darauf, wie Sie das Leben bei jeder Gelegenheit unterstützt. Reframen Sie Ihre Gedanken vom Jammern zum Planen. Vermeiden Sie unnützes Jammern und finden Sie sich mit Tatsache ab, dass Leben nicht immer fair ist. Das Leben gibt Ihnen genau das, was Sie dem Leben geben.

Malen Sie weiß

Stoppen Sie Ihre Ängste, indem Sie realistische Alternativen entwickeln. Verwenden Sie die Stop-Schild-Technik, die wir weiter oben besprochen haben. Sind Sie humorvoll. Die gesündesten Menschen lachen leicht und oft über sich selbst. Reframen Sie Unzulänglichkeiten und denken Sie wie ein großer Erfinder, eine große Erfinderin. Thomas Edison scherzte einmal, dass er 999 Wege gefunden hatte, wie er die Glühbirne nicht erfinden konnte, bevor er den einen Weg gefunden hatte, der funktionierte.

Entwickeln Sie sich

Stellen Sie Ihre Grenzen in Frage. Verwenden Sie wirklich jede Ihrer Fähigkeiten, jede Ihrer Fertigkeiten, jede Ihrer Ressourcen zur Gänze? Machen Sie sich den konstruktiven Skeptizismus der Menschen, denen Sie am meisten vertrauen, zu Nutze. Stellen Sie sich das Leben als ein Spiel vor und machen Sie die Veränderung zu einem Teil dieses Spiels. Experimentieren Sie mit neuen Zugängen zu Problembereichen in Ihrem Leben. Es ist in jedem Alter möglich sich zu verändern. Wenn Grandma Moses in ihren 70ern zu einer berühmten Künstlerin werden konnte, was können Sie alles tun? Verwenden Sie Ihre neu gefundenen Fähigkeiten in der kreativen Visualisierung, um ein neues Leben für sich zu entwerfen. Erschaffen Sie sich ein Leben, das großartig und Ihrer Anstrengungen wert ist. Seien Sie ehrlich zu sich selbst. Erkennen Sie an, dass Sie ein Work-in-progress sind, dass Sie Ihre eigene Künst-lerin, Ihr eigener Künstler sind, dass Sie und nur Sie die letzte Entscheidung über Ihre eigene Evolution haben. Beschließen Sie heute, dass Sie grün sind und immer weiter wachsen. Um eine optimistische Frau, ein optimistischer Mann zu sein, ist manchmal mehr als nur eine Änderung der Einstellung nötig; es kann sein, dass Sie neue Freunde brauchen, sich von alten trennen, neue Hobbys aufnehmen oder neue Fähigkeiten lernen dürfen.

Jetzt, da Sie die pessimistischen und optimistischen Fertigkeiten kennen, beginnen Sie, Ihr Leben sofort durch optimistisches Denken umzuwandeln. Folgen Sie den sieben Schritten, um Optimismus aufzubauen, setzen Sie die Schlüssel zur Widerstandskraft ein und wenden Sie die Grundregeln zur Anregung positiven Denkens an.

Gedankenexperiment: Optimismus und Widerstandsfähigkeit - Visualisierung

Um das beste Ergebnis zu erzielen, nehmen Sie den folgenden Text mit Ihrer eigenen Stimme auf, sprechen Sie langsam und nehmen sich die Zeit jeder einzelnen Anweisung zu folgen.

Ihre Augen sind bequem geschlossen. Heute verwenden Sie dieses Gedankenexperiment, um Optimismus und Widerstandsfähigkeit aufzubauen. In der Vergangenheit haben Sie das Beste getan, was Sie mit den Informationen, die Sie hatten, tun konnten. Heute verwenden Sie neue Informationen ... Informationen, die die Art, wie Sie die Welt in sich und um sich sehen, hören und erleben, verändern. Heute – und von heute an immer – haben negative Gedanken, Vorstellungen und Überzeugungen keine Kontrolle über Sie, weder auf dieser noch auf anderen Ebenen der Bewusstheit. Mit diesem Gedanken im Kopf planen Sie Ihren Tag. Stellen Sie sich die Menschen vor, die Sie sehen werden und die Gespräche, die Sie führen werden. Bemerken Sie, wie Sie auf jeden Gedanken achten. Positive Gedanken führen zu positiven Handlungen. Nehmen Sie sich einen Moment und planen Sie heute Ihren Erfolg. Falls ein negativer Gedanke kommen sollte, sagen Sie innerlich das Wort: „STOP!" Stellen Sie sich ein großes rotes Stop-Schild vor und sagen Sie zu sich selbst: „Hör auf diesem Gedanken Energie zu geben. Hör auf an ihn zu denken. Hör auf ihm Zeit zu geben."
Jetzt spielen Sie den Tag noch einmal ab und visualisieren Sie, wie

Sie den Tag verbringen wollen, ohne irgendeinen negativen Gedanken. Stellen Sie sich vor, wie Sie Ihr Denken weiter entwickeln, bis zu dem Punkt, wo Sie negative Gedanken als Unkraut in Ihrem Garten betrachten. Negative Gedanken mögen natürlich sein, nur, Sie halten sie aus Ihrem mentalen Garten heraus. Sie haben beschlossen Ihren mentalen Garten mit wunderschönen Blumen zu füllen, die herrlich süß nach Erfolg duften.

Jedes Mal, sobald Sie diese Visualisierung anwenden, fällt es Ihnen noch leichter die negative Programmierung aus der Vergangenheit umzuformen und sie mit den neuen Gedanken und den neuen Handlungen Ihrer strahlenden und verlockenden Zukunft zu ersetzen. Heute kennen Sie die Wahrheit. Sie sind viel großartiger, als Sie glauben gemacht wurden und viel mächtiger, als Sie sich selbst früher erlaubt haben zu sein. Heute haben Sie sich zur Exzellenz in der Ausführung verschworen. Heute verbessern Sie sich und kommen ins Handeln.

Stellen Sie sich jetzt, von hier aus vor, wie diese weiter entwickelte Einstellung Ihnen helfen wird, die Ziele zu erreichen, die Sie sich gesetzt haben. Sobald Sie damit fertig sind und wissen, dass Sie Erfolg haben, gehen Sie weiter und zählen sich selbst in den Raum zurück, indem Sie von eins bis fünf zählen. Bei fünf sind Sie hellwach, hellwach. Sie fühlen sich gut und bei bester Gesundheit. Sie verbessern sich jeden Tag auf allen Ebenen, sie werden besser, besser und besser als am Tag davor. Und das ist so.

„Menschen erlangen eine bestimmte Qualität, indem sie sich stetig auf die gleiche Weise verhalten ... sie werden gerecht, indem sie gerecht handeln, gemäßigt, indem sie gemäßigt handeln, tapfer, indem sie tapfer handeln."

- Aristoteles

KAPITEL
ACHT

TRETEN SIE IN DAS SCHEINWERFERLICHT IHRES LEBENS

William Shakespeare schrieb: „Die ganze Welt ist eine Bühne und alle Männer und Frauen sind nichts als Spieler." Wie würde sich unser Leben verändern, wenn wir so über das Leben denken wie Shakespeare? Erstens würden wir unser Leben nicht so ernst nehmen. Die Dramen, die wir in unserem Leben erschaffen – die Probleme, Herausforderungen und Krisen – werden zu etwas, das wir kontrollieren.

Ich denke, als Shakespeare seine, heute berühmte, Aussage machte, war ihm klar geworden, dass wir nicht nur in einem riesigen Schauspiel spielen, es ist ein Schauspiel ohne Drehbuch, eine Improvisation. Wir lassen uns den Handlungsstrang und die Dialoge am Weg einfallen. Wir erfinden auch die Rollen, die wir spielen. In einer Minute können wir eine Liebhaberin spielen, in der nächsten eine Mutter. Am nächsten Tag können wir als gestresster Chef besetzt werden, als unterstützender Freund oder als hilfreicher Nachbar. Zu einer anderen Zeit spielen wir liebe, nette Rollen und unter anderen Bedingungen spielen wir Bösewichte und unangenehme Charaktere. Manchmal sind wir voller Freude und manchmal sind wir traurig. Wir können an einem Tag eine vorsichtige und gleichgültige Rolle spielen und als Nächstes ein rührseliges Opfer. Und dann sind wir einmal ein unbeschwerter Junge, ein unbeschwertes Mädchen.

Bei der Improvisation hat es jeder Schauspieler, jede Schauspielerin in der Hand seine oder ihre Rolle zu erfinden, während sich das Schauspiel entfaltet. Ein neuer, kurzer Dialog kann das Theaterstück in eine andere Richtung laufen lassen – das macht Improvisationen so spannend. Und ist das nicht auch im Leben so? Eine kurze Nebenbemerkung des Partners, der Partnerin kann Ihren Tag plötzlich in eine völlig andere Richtung laufen lassen. Vielleicht fühlten Sie sich beim Aufwachen fröhlich und zuversichtlich und dann, Bumm, einige Worte von einem Menschen in Ihrem Leben und Sie landen ganz schnell in der Rolle des verletzten Opfers, verärgerten Liebhabers, missmutigen Mitarbeitern oder ...

Schauspieler und Schauspielerinnen glauben nicht, dass sie die Rolle sind, die sie spielen. Sogar das Publikum weiß, dass Schauspieler und Schauspielerinnen getrennt von der Rolle, die sie spielen, existieren. Das schafft uns einen Abstand vom Gesetz von Ursache und Wirkung. In den Rollen in unserem wirklichen Leben verwurzeln wir uns so tief in die Charaktere, die wir spielen, dass wir kämpfen müssen, um Abstand von den beteiligten Emotionen zu bekommen.

Sobald wir unser tägliches Leben wirklich als Teilnahme in einem Improvisationstheater sehen, gelingt es uns leichter, weniger in Reaktionen, Gewohnheiten und Haltungen verstrickt zu sein. Das bringt uns alle in eine Situation, in der wir wählen können. Schließlich spielen wir ja nur eine Rolle, nicht wahr? Sogar wenn uns andere Menschen ärgern, beleidigen, verletzen, können wir uns aussuchen, wie wir reagieren. Wir können beschließen uns zu ärgern – oder auch nicht, wir können verletzt sein – oder auch nicht, wir können mit einer eigenen Beleidigung zurück schießen – oder auch nicht.

Mit der Macht der Wahl bestimmen wir, welche Rollen wir spielen und wie. Wir können beschließen zu einer Rolle *Ja* und zu einer anderen *Nein* zu sagen. Sie sagen dem Regisseur, der Regisseurin (und das sind übrigens Sie!): „Von der Rolle habe ich genug! Ich spiele diese Rolle nicht mehr. Ich habe es satt, das Opfer zu sein. Ich spiele jetzt den Helden, die Heldin. Ich schreibe das Drehbuch neu und ändere meine Rolle."

Wenn die ganze Welt eine Bühne ist, dann gibt es eine unendliche Anzahl von Rollen, die Sie spielen können. Auch wenn Sie im Publikum sitzen und sich das Ganze ansehen, spielen Sie eine Rolle – die Rolle der oder des Unbeteiligten – und das bedeutet, Sie erhalten das, was Sie standardmäßig erhalten.

Nehmen wir an, Sie haben das Ziel in Ihrem Leben und in der Welt einen Unterschied zu machen: Dann sind Sie verantwortlich, Ihre Rollen sorgfältig und bei klarem Bewusstsein zu wählen.

Nachdem das gesagt ist, helfe ich Ihnen, ein einfaches und doch sehr mächtiges Werkzeug zu entdecken, das Modelling genannt wird. Modelling verbessert Ihre Fähigkeit mit einer Erfolgseinstellung zu denken, zu handeln und auf das Leben zu reagieren. Mit Modelling suchen Sie sich andere Rollen aus, die Sie unterstützen – jede Rolle wird für Sie zu einer Mentorin, einem Mentor.

Modelling war ein wichtiger Bestandteil Ihres inneren Systems, als Sie ein Kind waren. Es ist die Kunst des Nachahmens. Als Kind haben Sie gelernt, indem Sie andere nachmachten – Ihre Eltern, Geschwister, andere Familienmitglieder, Freundinnen und

Freunde, Nachbarn, Ärzte und Ärztinnen, sogar den Kassierer, die Kassiererin im Supermarkt. Manchmal waren Sie sich Ihrer Auswahl beim Modelling bewusst und meistens geschah es auf der anders-als-bewussten Ebene Ihres Verstandes.

Wenn Sie verheiratet sind, dann wissen Sie, was ich meine. Hat Ihre Partnerin, Ihr Partner je gesagt: „Du verhältst dich genau wie deine Mutter" oder „wie dein Vater": Fragen Sie sich, wie das möglich ist, wo Sie sich doch geschworen hatten, nie so zu werden wie Ihre Eltern?

Sie schreiben das Drehbuch Ihres Lebens

Als Sie aufwuchsen, hatten Sie vielleicht das Gefühl, dass andere Menschen Ihr Leben kontrollierten. Die meisten Eltern setzen sich nicht mit ihren Kindern hin und erklären ihnen, dass wir die Kontrolle über die Welt um uns haben. Eltern neigen dazu, ihren Kinder nur wenige – falls überhaupt – wichtige Fertigkeiten für das Leben beizubringen und die meisten Schulsysteme sind geizig, was Erziehung fürs Leben betrifft. In der Schule lernten wir, *was* wir denken sollen, nicht *wie* wir denken. Daher lernten wir die Fertigkeiten für das Leben auf dem harten Weg. Unser Anders-als-Bewusstsein schätzt die Außenwelt ein und wir saugen– wie ein Schwamm das Wasser – die Moral und die Überzeugungen von Anderen auf. Das wird *soziale Hypnose* genannt und es geschieht jedes Mal, wenn wir passiv lernen etwas zu denken. Soziale Hypnose betrifft jeden Bereich unseres Lebens: Religion, Politik, Karriere, Mode, Diät, Lebensstil mit eingeschlossen – sogar mit welchen Teams wir im Sport mitfiebern.

In diesem Kapitel helfe ich Ihnen, die Kontrolle über das Drehbuch Ihres Lebens wieder zu übernehmen. Ich lehre Sie, *wie* Denken geht. Statt in Ihrem eigenen Leben eine kleine Nebenrolle zu spielen, ist es Zeit die wichtigste Rolle zu übernehmen: Sie sind die Heldin, der Held Ihres Lebens.

Warum ist es notwendig, dass Sie ein Drehbuch für Ihr Leben schreiben?

Es ist wichtig, Ihr eigenes Drehbuch für Ihr Leben zu schreiben, damit Sie die kreative Kontrolle haben und behalten. Falls Sie es nicht machen, könnten Sie beim Opfer-Dasein feststecken – oder noch schlimmer – in der Rolle des Bösewichts. Zum Beispiel: Ihre Eltern und Lieben hatten die besten Absichten, aber als sie Ihnen sagten, dass Sie den Teller aufessen sollten, weil in Afrika Kinder verhungern – was Sie in Ihrem Kopf zum Thema Essen abspeicherten – war es ihnen nicht bewusst, dass die Fertigkeit immer aufzuessen später in Ihrem Leben dazu führt, dass Sie pro Jahr ein bis zwei kg zunehmen. Jetzt haben Sie 10 – 15 kg Übergewicht.

Das Anders-als-Bewusstsein arbeitet nicht auf der Grundlage von Logik; es lernt durch Nachahmen. So betrachtet ist das Anders-als-Bewusstsein nicht intelligenter als ein Volksschulkind. Als Folge entwickeln Menschen Gewohnheiten, die unvernünftig und maschinenhaft sind – aber erinnern Sie sich: Sie hatten das Drehbuch nicht für sich selbst geschrieben.

Schauspieler und Schauspielerinnen, die die gleiche Rolle immer wieder spielen, werden mit dieser Rolle identifiziert. Vielleicht haben Sie einen Actionfilm gesehen und haben bemerkt, dass der gleiche Schauspieler, den Sie schon von zwei anderen Filmen in ähnlichen Rollen kannten, den Bösewicht spielte. Solche Schauspieler und Schauspielerinnen neigen dazu, eine bestimmte Art des Schauspielens bis zur Perfektion zu üben, die einem bestimmten Rollentyp, wie Bösewicht, Mentor oder auch Opfer genau entspricht. Wie solch ein Schauspieler, eine solche Schauspielerin spielt das Anders-als-Bewusstsein das, was geprobt wurde. Sobald es einen Weg findet, etwas zu tun, löscht das Anders-als-Bewusstsein ganz natürlich alle anderen Optionen. Wie die meisten Kinder nimmt das Anders-als-Bewusstsein den Weg des geringsten Widerstands.

Angesichts dieser Tatsachen hoffe ich, dass Sie einer Neubesetzung zustimmen. Können Sie das Wort „Filmstar" aussprechen?

Wie entwickeln Sie Ihre Geschichte?

Stellen Sie sich vor, Sie bereiten sich auf ein öffentliches Casting vor. Was hätten Sie als erstes zu tun? Natürlich müssen Sie die Rolle lernen, für die Sie sich bewerben. Welche Informationen sind für SIE wichtig?

1. Sie müssen wissen, welche Rolle Sie spielen werden.
2. Sie brauchen Hintergrundinformationen zu der Rolle.
3. Sie müssen wissen, welche Fähigkeiten Sie brauchen, um die Rolle zu spielen.
4. Sie müssen das gewünschte Ergebnis der Aufführung kennen.

Sobald Sie die Antworten auf diese vier Fragen haben, können Sie mit den Recherchen beginnen.

Sie wissen, dass Schauspieler und Schauspielerinnen umfangreiche Recherchen zu den Rollen machen, die sie spielen, nicht wahr? Sie lernen die Person zu *sein*, die sie porträtieren. Lassen Sie uns so tun, als wären Sie ein Hollywoodstar. Wie recherchieren Sie für Ihre Rolle?

Sie könnten damit beginnen Bücher zu dem Thema zu lesen. Sie könnten Seminare zu den Themen besuchen. Ein großer Nachteil ist, dass das alles Zeit kostet. Schauspielerinnen, die eine Ärztin spielen, haben nicht die Zeit Medizin zu studieren. Was machen sie also?

Sie finden ein Modell für die Rolle – eine Mentorin, wenn Sie so wollen.

Eine Schauspielerin, die sich dafür vorbereitet, die Rolle einer hart arbeitenden Ärztin in der Notaufnahme zu spielen, könnte einige Wochen in so einer Notaufnahme verbringen. Sie würde zusehen, was passiert und darauf achten, wie sich das medizinische Team in bestimmten Situationen verhält.

Dann würde sie vielleicht die Mitarbeiter und Mitarbeiterinnen im Krankenhaus interviewen, um Einblick in das interne Geschehen zu bekommen. „Was geht Ihnen durch den Kopf, wenn Sie erfahren, dass gerade ein Mensch mit Schussverletzungen eingeliefert wurde? Was wären die Schritte, um das Leben des Menschen zu retten?" Sie könnte Ärztinnen fragen: „Wie wirkt sich der Umgang mit diesen Notfällen auf Ihr Privatleben und Ihre Familie aus?" Filme mit großen Budgets bezahlen oft richtige Ärzte, um am Set zu sein und während der Filmaufnahmen auf die Wirklichkeitsnähe zu achten.

Mit diesem Konzept im Kopf schauen wir uns jetzt an, wie Sie Modelling auf Ihr Leben anwenden können.

Veränderung – so wie eine Filmproduktion – ist ein Prozess

**Schritt eins: Als Drehbuchautor, Drehbuchautorin
Ihres Lebens entscheiden Sie, welche Rolle Sie spielen wollen.**

Einige Menschen wollen gerne eine natürlich schlanke Person sein, andere wollen rauchfrei leben und wieder andere beim Golf richtig gut werden, ein toller Redner, eine tolle Rednerin oder hervorragend im Verkauf. Schreiben Sie in die Zeilen, die wir freigelassen haben, Ihr wichtigstes Ziel, das Sie mit KVE erreichen wollen. Formulieren Sie es positiv. Schreiben Sie nicht, was Sie nicht wollen. Anders gesagt, wenn Sie im Golf richtig gut sein wollen, dann sagen Sie nicht: „Ich möchte kein Handicap über 90." - Sie sagen: „Ich spiele die Rolle einer Person, die sehr gut Golf spielt." Wenn Ihr Ziel Ihr Idealgewicht ist, sagen Sie nicht: „Ich will nicht übergewichtig sein." sondern „Ich spiele die Rolle einer schlanken Person."

Wer ist Ihre Rolle?

_____

_____

_____

Wenn Sie auf Ihr Anders-als-Bewusstsein richtig zugreifen wollen, ist es unbedingt notwendig, alles positiv zu formulieren und Bilder und Worte des Erfolgs zu verwenden. Das erzeugt die Gefühle des Erfolgs.

**Schritt zwei: Als Regisseurin, als Regisseur entscheiden
Sie, was zu geschehen hat, damit Andere überzeugt sind,
dass Sie Ihrer Rolle treu bleiben.**

Dieser Schritt besteht darin, die Verhalten oder Handlungen aufzulisten, die der Schauspieler, die Schauspielerin zeigen muss, um das Publikum zu überzeugen, dass er oder sie glaubwürdig ist. Wenn zum Beispiel schlechte Golfspieler oder Golfspielerinnen zu sehr guten werden wollen, könnten sie zuerst einen Pro für Ihren Golfschwung engagieren und dann die neuen Informationen mit

KVE fest abspeichern und integrieren. Vielleicht proben sie einen beständigen, langen Drive und arbeiten daran, ihre Putts zu verbessern. Und am Ende gewinnen sie vielleicht die Klubmeisterschaft.

Natürlich stellt ein guter Regisseur, eine gute Regisseurin sicher, dass die Rolle glaubwürdig bleibt.

Welche Verhalten wird Ihre Rolle zeigen?

_____

_____

_____

Schritt drei: Finden Sie als Schauspielerin, als Schauspieler heraus, was Sie wissen müssen.

Machen Sie eine Liste mit drei Menschen, die die Fähigkeiten haben und die Ergebnisse erzielt haben, die Sie sich wünschen. Diese Menschen sind Ihre Mentoren und Mentorinnen. Nachdem Sie diesen Personen – in Wirklichkeit oder vorgestellt - zugehört haben, können Sie weitergehen. Alles ist gut. Sie müssen die Menschen, die Sie auswählen, nicht persönlich kennen, weil es tatsächlich nur um Ihre eigene Wahrnehmung geht.

Wenn wir beim Golf spielen bleiben, könnten Sie als Golferin Annika Sorenstam als Vorbild nehmen. Sie ist schließlich eine der erfolgreichsten Golferinnen auf der LPGT-Tour. Als Golfer könnten Sie Lee Westwood nehmen.

Wenn Sie sich nicht für Golf interessieren, dann sagen Ihnen diese Namen vermutlich nicht sehr viel. Sie machen sich einfach eine Liste mit Ihren eigenen Helden und Heldinnen. Falls Sie natürlich schlank sein wollen, dann kennen Sie vielleicht jemanden unter Ihren Bekannten oder Verwandten, der oder die diese Fertigkeit hat. Wenn Sie gerne gute Reden halten wollen, ziehen Sie eine Person in Erwägung, die Sie dafür bewundern.

Sobald Sie diese Informationen haben, sind Sie fertig für Ihre Recherche als Schauspieler und Schauspielerin.

Wer sind Ihre Mentoren, Ihre Mentorinnen?

_____

_____

_____

Sind Sie Held, Heldin oder ein Opfer?

Der einzige Unterschied zwischen Helden und Heldinnen auf der einen und Opfern auf der anderen Seite sind die Entscheidungen, die sie treffen. Wenn Sie über die Erfahrungen Ihres Lebens nachdenken und sich dabei als Opfer sehen, gibt Ihnen dieses Buch die Zeit und die Ressourcen das zu ändern. Wenn Sie bereits ein Held, eine Heldin sind – Gratulation! Sind Sie bereit jetzt das nächste Level zu erreichen?

Bewaffnet mit den Informationen von Ihrem Drehbuchautor, Ihrer Regisseurin und über die Rolle, ist es jetzt Zeit in die Rolle zu schlüpfen, die Sie für sich entworfen haben. Stellen Sie sich das wie in einer Schauspielschule vor, dass heißt, Sie dürfen sich an Ihre Rolle gewöhnen.

Wie schlüpfen Sie in die Rolle?

Der erste Schritt ist, dass Sie sich vorstellen, wie Sie einen Ihrer Mentoren, eine Ihrer Mentorinnen dabei beobachten, wie er oder sie den Erfolg und die Fähigkeit demonstrieren, die Sie ausgewählt haben. Stellen wir uns für dieses Beispiel vor, dass Sie sich eine Freundin ausgewählt haben, die natürlich schlank ist. Stellen Sie sich vor, wie Sie ihr durch einen typischen Tag folgen. Achten Sie aus der Entfernung darauf, wie sie mit Menschen und Nahrung umgeht, wie sie sich in Situationen verhält.

Aus dieser dissoziierten Perspektive heraus stellen Sie sich vor, wie Sie ihre nonverbale Kommunikation beobachten. Sie bemerken, dass Essen für sie nie so wichtig wird – wie sie sich einen Teller mit Essen, eine Nachspeise, ein Getränk ansieht und wie sie ihre Entscheidungen trifft zu essen, wenn es passend ist zu essen, und wie sie *Nein* sagt, wenn es unpassend ist.

Der nächste Schritt ist, sich das gleiche Szenario noch einmal vorzustellen und dieses Mal gehen Sie in die Szene direkt hinein, Sie sehen durch ihre Augen, hören mit ihren Ohren und erleben selbst alles, was sie fühlt. Stellen Sie sich vor, wie Sie ihren inneren Dialog hören. Anders gesagt, Sie hören, was sie zu sich sagt, wenn sie die richtigen Entscheidungen trifft. Dieser Teil des Modelling verschafft Ihnen das Insider-Wissen. Und: Alles ist gut. Es wird immer leichter sich diese Dinge während des tatsächlichen KVE (Kreative Visualisierung und Entspannung)-Prozesses vorzustellen. Jetzt, wo Sie Ihre Rolle immer besser kennenlernen, wird Ihnen das Gedankenexperiment helfen, die Übung, in diese Persönlichkeit hinein zu schlüpfen, weiter zu vertiefen, so dass es Ihnen immer leicht fällt, in herausfordernden Situationen und unter herausfordernden Menschen, in Ihrer Rolle zu bleiben.

Wenn Sie Modelling benutzen, ist es wichtig, aus der Perspektive Ihrer Mentorin, Ihres Mentors zu denken. Zum Beispiel stellen Sie sich eine Ihrer Mentorinnen als schlanke Person vor, die früher übergewichtig war. Wie könnte ihr innerer Dialog ablaufen, wenn sie ein Stück Schokoladetorte sieht? „Diese Torte gibt mir nicht das, was ich will. Ich weiß, dass ich mich voll und unwohl fühle, wenn ich sie esse. Die Schuldgefühle und die Scham sind meine Zeit nicht wert."

Das ist ganz anders, als die Reaktion eines übergewichtigen Menschen, der vielleicht an den unmittelbaren guten Geschmack denkt. Er könnte sagen: „Mmmh, die Torte schmeckt sicher gut." Später, nachdem die Torte gegessen ist, fühlt er sich schuldig, schämt und ärgert sich über sich selbst. In diesem Beispiel bleibt die schlanke Person schlank, weil sie an das Endergebnis ihrer Handlungen denkt, bevor sie eine Entscheidung trifft.

Übergewichtige Menschen neigen dazu Sport und Bewegung als Strafe zu sehen. Es macht sie schwitzen, bringt sie außer Atem und tut weh. Sie vergessen an die langfristigen Vorteile zu denken. Wenn natürlich schlanke Menschen an Sport und Bewegung denken, denken sie an die langfristigen Vorteile, die sie davon haben. Sie denken daran, wie sie ihre Gesundheit verbessern, ihr Durchhaltevermögen steigern und sich einen attraktiven Körper schenken.

Die Verbindung zwischen Körper und Geist herstellen

Sprechen wir jetzt über die Physiologie und wie sie Ihr Denken beeinflusst. Wie beeinflusst die Physiologie die Psychologie? Die meisten Menschen sind sich darüber bewusst, wie ihr emotionaler Zustand ihre Physiologie beeinflusst. Wenn jemand sich zum Beispiel depressiv fühlt, lässt er oder sie oft den Kopf hängen und hält sich schlecht. Die meisten Menschen sind sich umgekehrt nicht bewusst, wie ihre Physiologie ihre Psychologie beeinflusst. Eine kurze Übung unterstreicht diesen Punkt.

Wenn Sie gerade im Lotto eine Million Euro gewonnen hätten, würden Sie:

a) Ihr Kinn und Ihre Schultern hängen lassen, flach atmen und die Stirn runzeln oder

b) Ihre Schultern zurückrollen, Ihr Kinn anheben, Ihren Körper in einer stolzen Position halten und dann lächeln?

Wenn Sie sich annähernd so verhalten wie die meisten meiner Seminarteilnehmer und Seminarteilnehmerinnen, ist die Antwort offensichtlich. Allein die Vorstellung bewirkte bei vielen, dass sie die Schultern zurückrollten, ihr Kinn anhoben und lächelten. Ihre Gehirne konnten nicht zwischen einem wirklichen und einem vorgestellten Szenario unterscheiden. Wenn das bei Ihnen geschah, bedeutet das in einem sehr wirklichen Sinn, dass Sie in der Lotterie des Lebens gewonnen haben. Mit einem einfachen Gedanken haben Sie mächtige, positive Neurochemikalien freigesetzt, durch die Sie sich gut fühlten. Und in Wahrheit würde es Sie hunderte Euro kosten, wenn Sie diese Chemikalien als Medikament in einer Apotheke kaufen müssten. Vermutlich wären sie auch illegal, Sie würden bestenfalls einen flüchtigen Moment der Freude erleben – einen, den Sie ganz einfach erzeugen, indem Sie Ihre Physiologie verändern.

Kehren wir zurück zur Schauspielschule. Wenn ich frage, wie Sie sich nonverbal verhalten, um auszudrücken, dass Sie sich in einem Zustand von Freudig-erregt-sein befinden – wie tun Sie es? Wie schaut es aus mit Zufriedenheit über etwas, das Sie erreicht haben? Glücklich sein? Euphorisch sein? Aufgeregt sein? Begeistert sein?

Wenn Sie festgestellt haben, dass Sie Ihre Physiologie verändern müssen, um diese verschiedenen psychischen, emotionalen Zustände auszudrücken, dann sind Sie dabei nicht allein. Physiologie und Psychologie existieren gemeinsam in der menschlichen Natur - in einer symbiotischen Wechselwirkung.

Testen Sie jetzt etwas anderes. Rollen Sie Ihre Schultern nach vor, lassen Sie den Kopf hängen, machen Sie Ihre Atmung flach und versuchen Sie ein Gefühl von Erfolg oder Sieg auszudrücken.

Wie sieht es aus mit Genuss? Befriedigung? Verzückt sein?

Sind Sie sich bewusst, dass Ihr Körper seine eigene Erinnerung hat? Denken Sie zum Beispiel an Ihre Eingangstür. In welche Richtung drehen Sie den Türknopf oder die Türschnalle, um sie zu öffnen?

Stellen Sie sich, um das zu beantworten, vor, wie Sie vor der Tür stehen und drehen? Das ist keine Entscheidung der linken Gehirnhälfte. Da Sie die Tür bereits unzählige Male geöffnet haben, machen Sie es aus Gewohnheit, ohne bewusst darüber nachzudenken.

Vielleicht überrascht es Sie, dass Sie Türknöpfe in verschiedene Richtungen drehen, je nach dem ob die Türen links oder rechts aufgehängt sind. Und dennoch brauchen Sie nicht darüber nachzudenken, Sie tun es einfach. Wir nennen das *unbewusste Kompetenz*. Sie zeigen, dass Sie etwas gemeistert haben, ohne zu wissen, wie Sie es tun.

Ist es überhaupt verwunderlich, dass alte Gewohnheiten wiederholen leicht ist und das Erlernen von neuen Gewohnheiten zunächst schwierig scheint? Falls Sie, zum Beispiel, nicht an einer Keksdose vorbeigehen können, ohne hineinzugreifen, dann erleben Sie unbewusste Kompetenz. Sie denken nicht über die Handlung nach, sie geschieht einfach. Das Nächste, was Sie wissen ist, dass Sie das Keks verspeisen, das Sie nicht essen wollten. Manche Menschen sind dermaßen unbewusst kompetent, Sie vergessen sogar das Keks zu schmecken!

Was wäre, wenn Sie die gleiche unbewusste Kompetenz für die Dinge haben, die Sie sich wünschen? Wie leicht ist es Ihr Idealgewicht zu erreichen, sobald Sie die unbewusste Kompetenz haben richtig zu essen? Wie leicht ist es, ein meisterlicher Golfspieler oder Golfspielerin zu sein, sobald Sie die unbewusste Kompetenz für den perfekten Golfschwung haben? Was ist, wenn Sie die unbewusste Kompetenz zum rauchfrei leben haben?

Machen Sie sich bereit! Denn das nächste Gedankenexperiment ist entwickelt worden, um genau das für Sie zu tun. Mit der Macht des Modellings fordere ich Sie auf, in das Rampenlicht Ihres Lebens zu treten. Das machen Sie, indem Sie Ihren Körper darauf trainieren alte, gespeicherte Gewohnheiten zu überwinden. Statt dass Ihr Körper Ihren Geist leitet, trainieren Sie Ihren Geist Ihren Körper zu leiten, da Sie Ihre eigene *Software für den menschlichen Verstand entwickeln.*

Die Geschichte von Reverend Michelle

Als Michele Whittington das erste Mal die First Church of Religious Science betrat, fühlte sie sich wie zu Hause. Die Kirche selbst war ein liebenswertes kleines Gebäude in der Siebten Straße in Phoenix, Arizona, und wirkte auf sie wie ein Zufluchtsort. Sie ging dort immer zu den Messen, bis sie – aus Gründen, die sie nicht besprechen wollte – mit ihrem Mann die Gemeinde verließ. Im Jahr darauf dachte Michele oft an die Kirche. Sie vermisste die Heiterkeit und spirituelle Inspiration, die sie dort erfahren hatte. Eines Tages, als sie sich gerade spirituell kraftlos fühlte, erhielt sie einen Anruf von einem Gemeindemitglied. „Wir denken darüber nach, uns abzutrennen und einen neuen Versammlungsort zu schaffen," sagte die Frau. „Wir wollen nur, dass Sie und ihr Mann das wissen, falls Sie sich uns anschließen wollen."

Michele machte sich eine geistige Notiz von dem Namen der neuen Kirche – Kreative Lebende Gemeinschaft. Sobald sich die Gruppe organisiert hatte, begann sie mit ihrem Mann an den Messen teilzunehmen und freundete sich mit ihrer neuen spirituellen Familie an. Durch – was Michele eine „Reihe von unglaublichen Wundern" nennt – wurde sie zur Leiterin der neuen Kirche. Sie folgte endlich dem Ruf ihres Herzens, den sie schon seit Jahren vernommen hatte.

Die Gruppe entschied sich für einen kleinen Raum in einem günstigen Einkaufszentrum. Nach fünf Jahren, in denen sie versuchten, mit diesem Raum zurecht zu kommen, entschied die Gemeinde, dass sie ein eigenes Gebäude haben wollten. Sie beschlossen, eine *Visions*sitzung abzuhalten, um zu bestimmen, ob die Idee gut für sie war. Visionieren ist wie eine Vorstufe zum Visualisieren. Es ist das, was Sie machen, bevor Sie wissen, was Sie kreativ visualisieren wollen. Der Vorstand versammelte etwa 40 Mitglieder, die zusammen saßen, die Augen schlossen und sich gegenseitig Fragen stellten, wie: Was ist der Pfad für unsere Kirche in den nächsten zehn Jahren? Jede Person brachte dann seine oder ihre Visionen ein und sie erschufen gemeinsam eine zehn Jahres-Vision für die Kirche – und diese Vision beinhaltete ein eigenes Gebäude. „Es war verblüffend, wie ähnlich die Visionen waren," sagte Reverend Michele. „Während jede Person ihre oder seine Vision vorlas, sagten andere, oh, ah, das hab ich auch gesehen, das hab ich auch gespürt."

Während also die Gemeinde eine schöne neue Kirche kreativ visualisierte, indem sie sich auf Größe, Form, Atmosphäre und die Lage des Gebäudes fokussierten, begannen Reverend Michele und der Vorstand zu handeln. Sie veranstalteten Fundraisers und engagierten einen Makler, um die Suche zu beginnen. Zu einem Zeitpunkt dachten sie, dass sie den perfekten Ort gefunden hätten, aber der Vorstand der existierenden Pfarre entschied sich dann doch gegen den Verkauf. Auch durch die Enttäuschung hindurch machte die Gemeinde weiterhin kreative Visualisierungen ihres Traums.

Reverend Michele entschied, dass es an der Zeit war, die universelle Intelligenz, die sie leitete, nach dem nächsten Schritt zu fragen. Wenn die Gemeinde jedes Gebäude haben könnte, überall, ohne Rücksicht auf Mittel und Verfügbarkeit, was wäre die perfekte Lösung? „Ich hatte eine volle körperliche Reaktion," sagte Michele, „Gänsehaut, Tränen, Schmetterlinge in meinem Bauch." Die Antwort war Micheles geliebte kleine Kirche in der Siebten Straße.

Auf den ersten Blick schien die Antwort absurd. Ungefähr sieben oder acht Jahre früher hatte sich die die originale Religious Science Kirche aufgelöst und das Gebäude an eine Polnisch-Katholische Gemeinde verkauft. Sogar falls das Gebäude zum Verkauf stünde, was nicht der Fall war, konnten sie es sich nicht leisten. Sie hatten etwa 400.000 Dollar aufgebracht und hatten Vereinbarungen für Darlehen getroffen, so dass sie über eine Summe von etwa einer Million Dollar verfügten, um eine Liegenschaft zu kaufen. „Es fühlte sich so richtig an, so als ob all die kreativen Visualisierungen, die wir in diesen vier Jahren gemacht hatten, uns zu dieser speziellen Kirche führten – und zugleich sagte mein logischer Verstand: es ist unmöglich, sie jemals zu bekommen", sagte Michele. „Also visionierte ich noch einmal und fragte, was ich als Nächstes tun könnte, falls ich nicht denken würde, dass es unmöglich sei, diese Kirche zu besitzen? Die unmittelbare Antwort war: Finde heraus, ob sie verfügbar sein *könnte*."

Michele kontaktierte den Makler und fand heraus, dass er vor fünf Jahren den Verkauf an die aktuelle Gemeinde durchgeführt hatte. Er kannte sie gut. Der Makler machte einen Anruf und war überrascht, dass die Polnisch-Katholische Gemeinde daran gedacht hatte, ihn anzurufen, um damit zu beginnen nach einem neuen Gebäude zu suchen; sie waren zu groß geworden für die Kirche in der Siebten Straße und brauchten einen viel größeren Raum. Zufällig hatte der Makler eine Liegenschaft einige Meilen nördlich zum Verkauf stehen, in die sie sich verliebten. Unglücklicherweise lehnte die Römisch-Katholische Pfarre, der die Liegenschaft gehörte, beide Geschäfte ab. Wieder stellte Michele die Frage: Was würde ich als Nächstes tun, falls ich es nicht für unmöglich hielte? Die Antwort war: Sammle mehr Geld und finde andere Möglichkeiten für Darlehen.

In einem Moment in den nächsten fünf Monaten hatte Michele, die mutlos geworden war, ein Gespräch mit einer Priesterin an ihrem College. „Lass uns gleich jetzt eine kreative Visualisierung machen," sagte die Frau. „Ich will, dass du dich körperlich in diese Kirche hineinbringst, vorne auf die Bühne. Sieh dich selbst als Pastorin in dieser Kirche. Schau in die vollen Reihen. Spüre die Begeisterung und die Aufregung deiner Gemeinde für diesen neuen Raum." Michele beendete diese Sitzung mit dem Wissen, dass alle Hindernisse aus dem Weg geräumt würden. Fünf Monate später stimmte die Diözese endlich zu, aber sie schrieb das Gebäude für 2,4 Millionen aus, mehr als doppelt so viel, wie Micheles Gemeinde zur Verfügung hatte. Wieder fragte Michele, was würden wir tun, wenn wir es nicht für unmöglich hielten? Sie wurden letztlich zu einer Firma geleitet, die das Geschäft für sie abwickeln konnte. In dem Monat, das sie brauchten, um die Finanzierung zu organisieren, trieb sie der Makler immer wieder zu Eile an. „Dieses Gebäude ist heiß," sagte er, „irgendjemand schnappt sich diese Liegenschaft." Michele und ihre Gemeinde hielten an ihrer Vision fest. Obwohl dutzende Gruppen interessiert waren und sich das Gebäude angesehen hatten, machte keine ein weiteres Angebot. Micheles Gemeinde hingegen machte ein substantielles Angebot, den Betrag, den sie sich leisten konnten.

Es war bedeutend weniger als die Diözese verlangt hatte. „Ich habe mit der katholischen Diözese gearbeitet," sagte der Makler. „Sie gehen nie von ihrem Preis ab."

„Gut," antwortete Michele, „ sie hatten auch noch nie ein Angebot von der Kreativen Lebenden Gemeinschaft." Und so kaufte die Gemeinde von Reverend Michele die bezaubernde Kirche in der Siebten Straße, eine Liegenschaft, die nicht zum Verkauf stand und die sie sich nicht leisten konnten - und der Ort, wo sich Michele am meisten zu Hause fühlte.

Diese neue Software hilft Ihnen, Ihren Körper und Ihren Geist neu zu programmieren und sich so zu verhalten wie die Person, die Sie sein wollen. Das funktioniert für jedes Ziel und das ist der eigentliche Zweck dieses Prozesses – die Fertigkeiten, Fähigkeiten und Ressourcen der erfolgreichen Menschen in der Außenwelt zu lernen und dann nachzubilden.

Schauen wir uns die drei Schritte des Gedankenexperiments an:

Schritt 1: Stellen Sie sich vor, Sie beobachten eine Expertin, einen Experten in der Fertigkeit, die Sie ausgewählt haben.

Stellen Sie sich für dieses Beispiel vor, Sie haben ein männliches Familienmitglied ausgewählt, um die Fertigkeiten einer Person zu demonstrieren, die rauchfrei lebt. Stellen Sie sich vor, wie Sie ihm folgen, während er einen typischen Tag durchlebt. Achten Sie aus der Entfernung darauf, wie er mit Menschen umgeht, wie er sich nach dem Essen und in anderen Situationen verhält. Aus dieser dissoziierten Perspektive stellen Sie sich vor, wie Sie seine nonverbale Kommunikation beobachten. Bemerken Sie, wie ihm nie ein Gedanke an eine Zigarette in den Sinn kommt – wie er eine Zigarette anschauen, wie er anderen Menschen beim Rauchen zuschauen kann, ohne weiter über Rauchen nachzudenken.

Schritt 2: Stellen Sie sich das gleiche Szenario noch einmal vor, aber diesmal so, dass Sie durch seine Augen sehen, mit seinen Ohren hören und alles spüren, was er fühlt.

Das ist während des tatsächlichen kreativen Visualisierungsprozess noch leichter. Dieser Teil des Modellings gibt Ihnen das Insider-Wissen. Stellen Sie sich vor, wie Sie auf seinen inneren Dialog zugreifen können und hören, was er zu sich sagt, wenn er all die richtigen Entscheidungen trifft.

Schritt 3: Stellen Sie sich drei Momente, Situationen am nächsten Tag vor, wo Sie diese Fertigkeit haben wollen.

Wenn es Ihr Ziel ist, ein guter Redner, eine gute Rednerin zu sein, Ihr Golfspiel zu verbessern, dann denken Sie an einen bestimmten Ort zu einer bestimmten Zeit in der Zukunft, wo Sie diese neue Fertigkeit ausleben. Wie schon früher erwähnt, wird das Future-Pacing genannt. Wir wissen, dass die Zukunft kommt. Mit mentalen Übungen können Sie die Zukunft mit neuen Fertigkeiten, Fähigkeiten und Ressourcen erleben, so dass Sie sich Ihre Träume erfüllen.

Wie lange dauert es die neuen Fertigkeiten zu meistern?

Es gibt Stufen des Lernens und die unbewusste Kompetenz ist nur eine von ihnen. Das Timing kann davon abhängen, auf welcher Stufe Sie bei den Veränderungen stehen, die Sie in Ihrem Leben machen wollen.

Die erste Stufe ist unbewusste Inkompetenz

Das heißt, Sie wissen nicht, was Sie nicht wissen. Das ist Ort der Frustration für alle, die sich verbessern wollen. Unbewusste Inkompetenz ist wahrscheinlich der Grund, aus dem heraus Sie dieses Buch lesen und sie ist der Grund, warum Sie die neuen Fertigkeiten durch die Gedankenexperimente und die KVE-Prozesse proben.
Hier habe ich ein Beispiel: Wenn Sie Ihr Golf verbessern wollen, sich dabei jedoch den falschen Schwung visualisieren, dann werden Sie sich nicht viel verbessern. Sie haben zu Ihrem Golfschwung eine unbewusste Inkompetenz – Sie wissen nicht, was Sie falsch machen. Sobald Sie sich allerdings an einen Pro wenden, um Sie zu trainieren und kreative Visualisierung anwenden, um bewusste Kompetenz zu

erlangen, werden Ihre Fortschritte enorm beschleunigt.

Die zweite Stufe ist bewusste Inkompetenz

Das ist, wenn Sie wissen, was Sie zu tun haben, aber das neue Verhalten noch nicht gemeistert haben. Eine Idealgewichtsklientin nannte es so: „Ich wusste, was ich zu tun gehabt hätte, aber ich hatte keine Idee, wie ich mich selbst dafür motivieren hätte können." Diese Klientin verlor schließlich 20 kg, was sie allein nicht schaffen konnte, weil sie die unbewusste Kompetenz brauchte, um es leicht und automatisch zu tun.

Es lohnt sich, sich Folgendes zu merken: Alles, was wert ist, getan zu werden, ist auch wert, es am Anfang schlecht zu machen. KVE beschleunigt Ihr Lernen auf der anders-als-bewussten Ebene – so dass es sich einfach und leicht anfühlt unbewusste Kompetenz zu erwerben. Indem Sie wissen, wie Sie etwas richtig tun und es in Ihrem Kopf proben, beschleunigen Sie Ihr Lernen und Sie wenden Verhalten schneller an und – für die meisten – automatisch.

Die dritte Stufe ist bewusste Kompetenz

Das ist, wenn Sie wissen, was Sie zu tun haben und Sie auch wissen, dass Sie es tun. Ein gutes Beispiel dafür ist, wenn Sie das erste Mal beginnen, sich um Ihre Gesundheit zu kümmern und damit beginnen, Etiketten zu lesen. Bald wissen Sie, welche Produkte nicht einmal Ihre Zeit wert sind. Sie machen solange bewusst Veränderungen, bis es automatisch wird.

Die vierte Stufe ist unbewusste Kompetenz

Das ist natürlich unser Ziel. Das ist, wenn Sie die neuen Fertigkeiten anwenden ohne, überhaupt darüber nachzudenken – und das ist, wo die kreative Visualisierung wirklich hervorragend ist. Jedes Mal, wenn Sie auf die anders-als-bewussten Ebene gehen, speichern Sie die Erfolgserinnerungen in Ihrem Kopf. Jedes Mal, wenn Sie das Löschen von negativen Gedanken, Vorstellungen und Überzeugungen üben, werden die neuen Gewohnheiten unbewusst und automatisch. Das erlaubt Ihnen positiv und optimistisch zu sein und in der Lage zu sein, jedes Ziel zu erreichen, dass Sie sich selbst setzen.

Jetzt ist der Zeitpunkt das Gedankenexperiment „Tritt in

das Rampenlicht deines eigenen Lebens" aufzunehmen und es anzuhören. Sie sind Drehbuchautor, Regisseurin, Schauspieler und Schauspielerin, um all die positiven Veränderungen zu erzeugen, die Sie in Ihrem Leben haben wollen.

Gedankenexperiment:
Treten Sie ins Rampenlicht Ihres Lebens

Um das beste Ergebnis zu erzielen, nehmen Sie den folgenden Text mit Ihrer eigenen Stimme auf, sprechen Sie langsam und nehmen sich die Zeit jeder einzelnen Anweisung zu folgen.

Schließen Sie Ihre Augen und nehmen Sie einen tiefen Atemzug. Stellen Sie sich vor, wie Ihre Kreativität jedes einzelne Mal, wenn Sie sich diese Gedankenexperimente anhören, zunimmt. Stellen Sie sich vor Ihrem inneren Auge die Mentorinnen und Mentoren vor, die die Fertigkeiten und Fähigkeiten haben, die Sie für sich haben wollen.

Stellen Sie sich vor, wie Sie ihnen dafür danken, dass sie Teil Ihres Lebens sind und dafür, dass sie jemand sind, den oder die Sie modellieren können. Stellen Sie sich vor, wie sich Ihre Mentoren und Mentorinnen bei Ihnen bedanken, dass sie von Ihnen ausgewählt wurden. Und jetzt stellen Sie sich vor, wie Sie eine nach dem anderen beobachten, wie sie durch einen typischen Tag gehen. Während Sie beobachten, achten Sie darauf, wie sie mit anderen Menschen umgehen. Achten Sie darauf, wie sie kommunizieren und sich verhalten. Sie machen das alles aus der Entfernung. (nicht gesprochen: machen Sie eine Minute Pause und lassen Sie es zu, dass Ihre Vorstellungskraft die Fertigkeiten, Fähigkeiten und Ressourcen entdeckt, die Ihre Mentorinnen und Mentoren verwenden.) Nehmen Sie einige tiefe Atemzüge und bemerken Sie, wie tief Sie schon entspannt sind. Scannen Sie Ihren Körper und achten darauf, wie Sie auf der nächsten logischen Ebene entspannen. Bald werden Sie sich Ihres Körpers nicht mehr bewusst und Ihres Geistes und all der Ressourcen, die Sie dort haben, vollständig bewusst sein.

Stellen Sie sich als Nächstes vor, dass Sie Zugang zu ihrem Inneren haben. Stellen Sie sich vor, Sie können hören, was sie hören, sehen, was sie sehen, sogar spüren, was sie fühlen. Dann stellen Sie sich vor, wie ihr Tag noch einmal von vorne beginnt. Dieses Mal können Sie sogar die inneren Dialoge hören. Es ist wie eine Fahrt in einem Vergnügungspark. Sie sind nur für den Spaß hier und speichern all ihre Fertigkeiten, Fähigkeiten und Ressourcen.

Machen Sie ein paar tiefe Atemzüge und lassen Sie den Tag beginnen. (nicht gesprochen: machen Sie eine Minute Pause und lassen Sie es zu, dass Ihre Vorstellungskraft die Fertigkeiten, Fähigkeiten und Ressourcen entdeckt, die Ihre Mentorinnen und Mentoren verwenden.)

Nehmen Sie einige tiefe Atemzüge und bemerken Sie, wie tief Sie schon entspannt sind. Scannen Sie Ihren Körper und achten darauf, wie Sie auf der nächsten logischen Ebene entspannen. Bald werden Sie sich Ihres Körpers nicht mehr bewusst und Ihres Geistes und all der Macht und der Ressourcen, die Sie gerade gesehen, gehört und erlebt haben, vollständig bewusst sein.

Mit diesen positiven Gedanken stellen Sie sich vor, wie Sie diese neuen Gedanken, Ideen und Konzepte in Ihren Alltag integrieren. Stellen Sie sich vor, wo und wann Sie diese Fertigkeiten benutzen. Nehmen Sie sich die Zeit und stellen Sie sich vor, wie Sie diese Fertigkeiten mit Familienmitgliedern, Freundinnen und Freunden, Kollegen und Kolleginnen verwenden. Lassen Sie Ihre Vorstellungskraft durch den nächsten Tag fließen, die nächste Woche und in die Monate, die noch kommen. Nehmen Sie sich all die Zeit, die Sie brauchen, um die unendliche Anzahl der Möglichkeiten, die jeder Moment Ihnen bietet zu erforschen. Jedes Mal, sobald Sie dieses Gedankenexperiment verwenden, schaffen Sie einen mentalen Durchbruch, indem Sie Ihr inneres Laboratorium benutzen, um die Qualität Ihres Lebens, Ihres Alltag zu verbessern. Sie wissen: Falls da ein Problem in Ihrem Leben ist – Sie finden eine Lösung. (nicht aufnehmen: eine Minute Pause für das Visualisieren)

Machen Sie weiter und bemerken Sie die Tiefe Ihrer Entspannung, in dem Wissen, dass Sie sich jedes Mal weniger um Ihren Körper und mehr und mehr um Ihren Geist kümmern. Es macht Spaß, Ihr inneres Potential zu erforschen und es fällt Ihnen jedes Mal leichter und leichter. Jedes Mal sehen, hören und fühlen Sie noch besser in Ihrer Vorstellungskraft.

Stellen Sie sich jetzt Ihren persönlichen Entspannungsplatz vor. Lassen Sie sich gehen. Sobald Sie sich ausgeruht, entspannt, erfrischt und erneuert fühlen, machen Sie weiter und kehren in diesen Raum zurück. Aber zuerst stellen Sie sich drei Situationen vor, in denen Sie diese neue Fähigkeit des Modellierens verwenden, um Ihre Lebensqualität zu steigern. Sobald Sie das getan haben, sagen Sie zu sich: hellwach, hellwach und kehren erfrischt in diesen Raum zurück.

KAPITEL NEUN

LEBEN LERNEN
– SIE REFRAMEN IHR LEBEN

„Sie können nicht durchs Leben gehen und ständig Buch führen. Wenn Sie über die guten und die schlechten Dinge Buch führen, werden Sie feststellen, dass Sie ein sehr unglücklicher Mensch sind. Gott gab Ihnen die Fähigkeit zu vergessen, was eine der größten Stärken ist, die Sie haben. Denn, wenn Sie sich an alles erinnern, das Ihnen je geschehen ist, dann erinnern Sie sich im Allgemeinen an das, was am unglücklichsten war."

- Hubert H. Humphrey

In dem obigen Zitat klingt Hubert Humphrey mehr wie ein Psychologe als wie der 38. Vizepräsident der Vereinigten Staaten. Seine Aussage ist heute genauso wahr, als zu der Zeit, als er sie schrieb – und die Weisheit, die in ihr liegt, ist der Kern dieses Kapitels.

Warum ist es wichtig Ihr Leben zu reframen?

Wie wir schon früher besprochen haben, ist Reframing, die Fähigkeit auf etwas von einem neuen Standpunkt aus zu schauen, damit Sie zu der Art von Mensch werden, die oder der in jeder Sache etwas Gutes findet und das, was unglücklich war, vergisst. Es ist deswegen möglich, unser Leben zu reframen, weil wir als Menschen ohnehin dazu neigen, uns nur an die sehr schönen und sehr schlimmen Dinge wirklich klar zu erinnern. Unser Anders-als-Bewusstsein hält die „durchschnittlichen" Alltagsgeschehnisse unter Verschluss, damit unser bewusster Verstand nicht darin untergeht. Können Sie sich vorstellen in Ihrem Alltag zu funktionieren, wenn jede einzelne Erinnerung ganz nah und deutlich in Ihrem Bewusstsein ist? Es wäre unmöglich.

Ist es nicht schön, dass wir den gleichen Mechanismus benützen, um die Gewohnheiten und Muster, die wir nicht mehr haben wollen, verschwinden zu lassen? Da haben Sie Glück, denn das können Sie und es ist auch wirklich einfach. Ich lehre Sie eine Technik, die wir als Compulsion Blowout bezeichnen. Compulsion steht für Zwang, also etwas, das Sie tun, obwohl Sie es nicht tun wollen. Diese Technik macht genau das, was sie sagt: Sie bläst die Zwänge weg und lässt sie verschwinden, damit Sie sie ein für allemal los sind. Um das zu lernen, darf ich Ihnen zuerst beibringen, wie Sie das Fotozentrum in Ihrem Kopf benutzen.

Was ist das Fotozentrum in Ihrem Kopf?

Vor einigen Jahren verlor meine Frau Cynthia ihre geliebte Schwester, Christa, durch Lungenkrebs. Christa kämpfte zwei Jahre lang gegen die Krankheit und Cynthia verbrachte einen großen Teil dieser Zeit an ihrer Seite. Während dieser Zeit entdeckte Cynthia eine dunkle Seite an ihren Erinnerungen, die sie nie zuvor erlebt hatte, eine Seite, so hässlich und schmerzhaft für sie, dass es sich fast unmöglich anfühlte, sie zu vergessen.

Cynthia litt Wochen nach Christas Tod und durchlebte die Leiden ihrer Schwester immer wieder. Cynthia beschrieb ihre Erfahrung so:

„Nachdem Christa starb, schien es so, als ob mein Gehirn immer über den schlimmsten Momenten ihres Kampfes mit der üblen Krankheit schwebte. Bilder rasten durch meinen Kopf – Christa, wie sie hustet, verletzte Venen, ein sich türmender Tumor an ihrem Hals, ihre lieben Arme blau und geschwollen von einer schlecht gesetzten Transfusion. Ich konnte diese Erinnerungen genauso wenig stoppen, wie ich einen heranrasenden Hurrikan aufhalten könnte."

Ich wusste, dass Cynthia ihren Kummer auf ihre eigene Art überwinden durfte, also tat ich mein Bestes, um sie zu unterstützen. Eines Tages, nach einem besonders heftigen Weinkrampf, kam sie zu mir, nahm mich an der Hand und sagte: „Das klappt so nicht für mich. Ich will mich an Christas schönes Gesicht erinnern, ihre sanfte Art und den Spaß, den wir zusammen hatten, nicht an die letzten schrecklichen Monate."

„Das kannst du," sagte ich, „Alles, was du zu tun hast, ist die Kontrolle über die Erinnerungen zu übernehmen und sie so abzulegen, wie du das willst, statt zuzulassen, dass negative Bilder durch deinen Kopf rasen."

„Ich bin dazu bereit." sagte sie.

Ich führte Cynthia durch den Prozess, den Sie hier lernen. Ich half ihr, die schrecklichen, negativen Bilder von der Krankheit ihrer Schwester hinter sich zu lassen, in schwarz und weiß, ohne

Ton und ohne Gefühl. Dann ließ ich sie sich auf die guten Zeiten fokussieren, die sie mit ihrer Schwester verbracht hatte und sich an diese in Farbe, mit allen Einzelheiten, mit Tönen, Gerüchen und Geschmack erinnern. Ich ließ sie diese schönen Erinnerungen in die Zukunft tun. So beschrieb es Cynthia:

„Sobald all die dunklen Erinnerungen hinter mir lagen, liefen mir Tränen der Freude und der Erleichterung über die Wangen. Ich öffnete die Schleusen für all die glücklichen Erinnerungen an das Leben, das Christa und ich teilten: Wir zwei wandernd in der Wüste und einfach plaudernd. Wir beide, wie wir zwei neugeborene Kätzchen in Händen halten und über die witzigen Namen lachen, die wir ihnen gegeben hatten. Wie wir beide mit unseren Söhnen im Park spazieren, mit ihnen spielen und sie in Ninja Turtles Schlafsäcken zur Ruhe legen. Wir spielen Wasserbomben in Christas Pool, kichern, bis uns die Bauchmuskeln schmerzen und sitzen Seite an Seite in ihrem Hinterhof und beobachten den Sonnenuntergang in Arizona. Das erste Mal seit Monaten erfüllte mich eine warme und friedvolle Stimmung."

Wie war Cynthia in der Lage, dermaßen schnell eine so dramatische Verwandlung durchzuführen? Indem sie ihr inneres Fotozentrum benutzte. Das funktioniert, weil unser Geist von Natur aus die Fähigkeit hat alles abzuspeichern, was wir über die Sinne aufnehmen. Jemand, der immer leicht, beschwingt und glücklich durchs Leben geht, speichert positive Erinnerungen in Farbe, mit Geräuschen. Solche Menschen können sogar in diese schöne Situation hineinsteigen und sie noch einmal erleben. Wir nennen das assoziieren oder *Assoziation*.

Der gleiche unbeschwerte Mensch speichert negative Erfahrungen offline. Die negativen Erinnerungen sind unscharf, blass oder ganz aus Ihrem Inneren verschwunden. Wie ein alter Film sind sie in schwarz-weiß und altmodisch. Vielleicht sind sie sogar nur Standbilder. Sie haben vermutlich schon zu sich gesagt: „Diese Erfahrung habe ich hinter mir gelassen." Das ist eine Art der *Dissoziation*.

Das Gegenteil der unbeschwerten, glücklichen Person ist ein Mensch, der oder die eine sehr traumatische Erfahrung hatte und beschlossen hat, an dieser Erinnerung festzuhalten. Solche Menschen neigen dazu, die betreffenden Szenen in ihrem Kopf immer wieder abzuspielen und die negativen Ereignisse in Farbe und mit Ton abzuspeichern. Das war das, was Cynthia in den Wochen unmittelbar nach dem Tod ihrer Schwester machte. Das Ergebnis war Trauer, Depression, Angst und das Gefühl, dass Sie die guten Erinnerungen an ihre Schwester verloren hatte.

Die heutigen Psychologen und Psychologinnen erkennen dieses Phänomen und wechseln zu einem produktiveren Zugang zur Psychotherapie. Ihnen ist bewusst, dass Reden über ein Problem oder die Vergangenheit einfach keine Erlösung von den negativen Symptomen bringt. Jedes Mal, wenn eine Person über das Ereignis spricht, erlebt er oder sie die Erfahrung nochmals und holt sie zurück in die Gegenwart – mit all den negativen Gefühlen. Das hilft gar nicht für die Lösung der zu Grunde liegenden Probleme.

Dieser gleiche Mensch neigt, weil er oder sie auf das Negative fokussiert, dazu, positive Erinnerungen zu blockieren, indem er oder sie diese schwarz-weiß macht wie Stummfilme ohne Emotionen. Diese Erinnerungen sind für sie nicht wirklich. Bald fühlen sich die positiven Erfahrungen wie Träume an, die so weit in der Vergangenheit liegen, dass sie nie wieder auftauchen.

Um Ihr inneres Fotozentrum zu benutzen, möchte ich, dass Sie an etwas denken, das zu tun Sie sich gezwungen fühlen, obwohl Sie es nicht mehr tun wollen. Schreiben Sie das Verhalten, die Einstellung oder Überzeugung, die Ihr Zwang ist, auf. Betrachten Sie das nicht als Herausforderung. Schreiben Sie einfach auf, was Sie heute ändern wollen.

Noch besser, sobald das für Sie möglich ist, schreiben Sie die sieben wichtigsten Zwänge auf, die Sie ändern wollen.

1._____
2._____
3._____
4._____
5._____
6._____
7._____

Es ist vollkommen in Ordnung, wenn Sie nicht sieben haben. Schreiben Sie auf, was Ihnen einfällt. Für die Ehrgeizigen unter Ihnen: Sie brauchen keine Zwänge zu erfinden, nur um die Zeilen zu füllen. Falls es Ihnen schwer fällt, gebe ich Ihnen noch einige Beispiele für typische Zwänge.

Lassen Sie uns als Beispiele sieben Verhalten betrachten, zu denen viele Menschen mit Übergewicht sich gezwungen fühlen.

1. Sie müssen jedes Mal den Kühlschrank öffnen, wenn sie in die Küche gehen.
2. Wenn ein Kollege oder eine Kollegin Süßigkeiten auf dem Tisch hat, müssen sie beim Vorbeigehen jedes Mal eine nehmen.
3. Sie müssen ihren Teller leer essen.
4. Wenn sie bei der Kassa Süßigkeiten sehen, müssen sie eine kaufen.
5. Wenn ihnen jemand Essen anbietet, essen sie – auch wenn sie nicht hungrig sind.
6. Sie glauben, dass Essen sie beruhigt, wenn sie unter Stress sind.
7. Auch wenn gutes Wasser zur Verfügung steht, entscheiden sie sich für Softdrinks oder Eistee.

Als zweites Beispiel betrachten wir sieben Verhalten, zu denen Menschen, die rauchen sich gezwungen fühlen.

1. Sie müssen eine Zigarette rauchen, wenn sie aufwachen.
2. Wenn sich jemand in ihrer Nähe eine Zigarette anzündet, spüren sie den Drang nach einer Zigarette.
3. Sobald sie ein rauchfreies Gebäude verlassen, müssen sie eine Zigarette rauchen.
4. Nach dem Essen brauchen sie eine Zigarette – oder das Essen ist nicht vollständig.
5. Wenn jemand sagt, gehen wir eine rauchen, gehen sie mit, auch wenn sie nicht wirklich wollen.
6. Wenn sie unter Stress sind, ist eine Zigarette das Einzige, was

sie beruhigen kann.

7. Sie brauchen sogar nach dem Sport eine Zigarette.

Auch wenn Sie kein Gewichtsproblem haben oder nie geraucht haben, geben Ihnen diese 14 Beispiele einen Ausgangspunkt, um Ihre spezifischen Zwänge zu entdecken. Wir verwenden diese Zwänge in dem Gedankenexperiment am Ende dieses Kapitels.

Was sind selektive Wahrnehmung und das retikuläre Aktivierungssystem?

Ihr Anders-als-Bewusstsein wählt aus und bestimmt, worauf Sie sich fokussieren. Das wird selektive Wahrnehmung genannt. Gewohnheiten, wie die oben erwähnten, haben mit einem Auslöser in unserem Gehirn zu tun, dem retikulären Aktivierungssystem. Das retikuläre Aktivierungssystem ist ein organischer Teil des Gehirns, der außerhalb unserer bewussten Wahrnehmung arbeitet. Es ist der Mechanismus, der hinter der selektiven Wahrnehmung steht. Stellen Sie sich dieses retikuläre Aktivierungssystem als einen super-effizienten Archivar vor, der Ihnen permanent die Informationen bringt, die Sie zu einem bestimmten Thema brauchen, manchmal noch bevor Sie wissen, dass Sie diese Informationen brauchen.

Warum ist es äußerst wichtig, dass Sie lernen zu vergeben, zu vergessen und weiter zu gehen?

Wenn Sie Ihr Gehirn nicht trainieren, dann übernehmen die automatischen Funktionen die Kontrolle. Das retikuläre Aktivierungssystem scannt die Außenwelt ständig auf drei äußere Einflüsse, die retikuläre Aktivatoren genannt werden:

1. das, was kongruent ist.
2. das, was gefährlich oder bedrohlich ist.
3. das, was vertraut ist.

Ich erkläre das jetzt Punkt für Punkt.
1) Das, was kongruent ist.

Ihr retikuläres Aktivierungssystem vergleicht die ganze Zeit die alten Erinnerungen, die Sie gespeichert haben mit dem, was gerade in der Außenwelt geschieht. Anders gesagt, es sucht eine Kongruenz, eine Übereinstimmung mit vergangenen Verhalten und Überzeugungen.

Ein Beispiel dafür: Ein Mensch könnte bemerken, dass dieses System ausgelöst wird, wenn er oder sie bei einer bestimmten Konditorei vorbeigeht, wenn die Lichter eingeschaltet sind. Die Konditorei und das Licht sind retikuläre Aktivatoren. Falls diese Person sich in der Vergangenheit immer wieder ein Stück Torte kaufte, wenn er oder sie bei der Konditorei vorbei kam und das Licht an war, dann könnte er oder sie sich gezwungen fühlen, stehen zu bleiben.

Falls diese Person versucht einfach weiterzufahren oder weiterzugehen, ohne anzuhalten, wird das retikuläre Aktivierungssystem vermutlich ein unangenehmes Gefühl auslösen oder vielleicht sogar das starke Verlangen nach einer Torte – ohne, dass die Person weiß, warum. Manche Menschen werden sogar nervös oder ärgerlich.

Das alles geschieht, weil das retikuläre Aktivierungssystem die Aufgabe hat, den Status Quo aufrecht zu erhalten und an den bewussten Verstand Signale zu senden, sobald etwas außerhalb dieser Ordnung ist.

2) Das, was bedrohlich und gefährlich ist.

Die zweite wichtige Funktion des retikulären Aktivierungssystems ist es, Ihren bewussten Verstand zu informieren, falls Sie bedroht werden oder in Gefahr sind.

Nehmen wir einen unserer menschlichen Vorfahren als Beispiel. Einer von ihnen wurde als Kind zum Zeugen, wie ein Freund, eine Freundin von einem Säbelzahntiger überfallen und verspeist wurde: Was glauben Sie, was geschah, als er oder sie das nächste Mal einen Säbelzahntiger sah? Natürlich löste diese Erinnerung sofort eine Fight-or-flight Reaktion aus. Genau so verbinden wir in unserem Inneren Erfahrungen. Das Anders-als-Bewusstsein unterscheidet nicht zwischen gut und böse. Es speichert nur Informationen, damit sie wieder abgerufen werden können.

Mit so einem Trauma würde unser Höhlenmensch vermutlich beginnen vorauszuahnen, wo der Tiger zuschlagen könnte. Der Höhlenmensch könnte sogar eine Phobie vor der Dunkelheit oder vor lauten Geräuschen entwickeln, aus Angst, dass ein Tiger herumstreicht.

Da Sie und ich kaum, wenn überhaupt, solch lebensbedrohende Erlebnisse haben wie einem Säbelzahntiger zu begegnen, wird dieser Teil unseres Geistes für andere Gebiete verwendet. Durch die Anpassung an unsere Umgebung lernten wir in unserem Inneren diesen Gefahrenimpuls für emotionale Angelegenheiten genauso wie für physische Gefahren zu verwenden. Vielleicht kennen Sie zum Beispiel jemanden, der nicht zur Liebe fähig zu sein scheint. Nachdem Sie diese Person kennenlernen, stellen Sie vielleicht fest, dass er oder sie als Kind körperlich oder psychisch missbraucht wurde. Vielleicht missbrauchte ein Elternteil das Kind und sagte ihm oder ihr zur gleichen Zeit: „Ich liebe dich."

Das ließ in seinem oder ihrem Inneren einen Auslöser entstehen. Die Person denkt jetzt vielleicht, dass Liebe gleichbedeutend mit Schmerz ist. Auch wenn das auf der bewussten Ebene unlogisch erscheinen mag, auf der anders-als-bewussten Ebene macht das Sinn. Die wichtigste Aufgabe des Anders-als-Bewusstsein ist es, den Körper zu schützen und zu erhalten. Im Fall dieses missbrauchten Menschen sabotiert das Anders-als-Bewusstsein ständig Liebesbeziehungen, um körperlichen Missbrauch zu vermeiden.

3) Das, was vertraut ist.

Die letzte Aufgabe des retikulären Aktivierungssystems ist es, Sie wissen zu lassen, ob etwas vertraut und bekannt ist. Bei der KVE (Kreative Visualisierung und Entspannung) nennen wir diese Funktion den kritischen Faktor. Wie schon früher erwähnt, ist der kritische Faktor ein Teil Ihres Geistes, der höchst skeptisch ist und Informationen ausschließt, weil sie fremd sind – im Vergleich zu dem, was er kennt.

In der Erfolgsdokumentation „What the Bleep Do We Know" wurde gezeigt, wie Native Americans wahrscheinlich die herankommenden Schiffe der Kolonialarmee nicht sehen konnten, weil sie in ihrem Bewusstsein das Konzept von Schiffen dieser Größe nicht hatten. Für sie waren diese Schiffe schlichtweg nicht da. Es gibt zusätzliche Forschungsergebnisse, die zeigen, dass es bestimmte Farben gibt, die heute weit verbreitet sind und zu Beginn unserer Zeitrechnung von Menschen nicht gesehen wurden. Wenn das stimmt, was könnte da am Horizont Ihres Lebens sein, dass Ihre einschränkenden Überzeugungen Sie nicht sehen lassen?

Die Neigung des retikulären Aktivierungssystems danach zu suchen, was vertraut ist, kann eine Rolle bei der Entwicklung von Abhängigkeiten von Alkohol oder anderen Drogen spielen. Wenn Menschen beginnen zu trinken, dann funktioniert die selbstregulierende Wirkung des Alkohols eine Zeit lang sehr gut. Unglücklicherweise für den Alkoholiker, die Alkoholikerin, die nichts ahnen, beginnt das retikuläre Aktivierungssystem ein Programm zu schreiben, das besagt, dass der betrunkene Zustand „normal" ist. Das Gefühl des Betrunkenseins wird vertraut und so bewirkt das retikuläre Aktivierungssystem ein Verlangen nach Alkohol. Es kann sogar so weit gehen, dass es den bewussten Verstand so konditioniert, dass er oder sie glauben, ohne Alkohol nicht mehr auskommen zu können.

Bitte seien Sie sich bewusst, dass all dies auf einer „Meta-Ebene" geschieht – das ist eine Ebene weit über der bewussten Ebene. Das Anders-als-Bewusstsein weiß nur, was ihm gesagt wurde und es verhält sich entsprechend – ähnlich wie ein Computer. Dieser Teil von Ihnen kann mit einem gut ausgebildeten Regierungsmitarbeiter verglichen werden, der konditioniert ist zu glauben: „Das haben wir immer schon so gemacht, also machen wir es auch weiterhin so."

Während diese drei Eigenschaften des retikulären Aktivierungssystems nützlich sind, wenn Ihr Überleben davon abhängt, können Sie zu einem Problem werden, wenn Sie diesen Teil Ihres Gehirns mit Gewohnheiten programmiert haben, die kontraproduktiv zu Ihren Zielen sind – wie nach der Kühlschranktür greifen, auch wenn Sie nicht hungrig sind oder eine Zigarette zu rauchen, nur weil jemand anders eine raucht. Noch schlimmer ist es, wenn Sie Ihren Geist wegen vergangener Erfahrungen darauf konditioniert haben, so negativ zu sein, dass Sie sich selbst nicht mit einer Siegesmentalität vorstellen können.

Können Sie Ihr Gedächtnis in jedem Alter verbessern?

Ja! Es ist möglich, Ihr Gedächtnis mit jedem Alter zu verbessern. Es wurde bewiesen, dass das physische Gehirn viel mehr dazu in der Lage ist sich zu regenerieren, als früher gedacht wurde und die Beweise zeigen jetzt, dass es sich sogar selbst reparieren kann. Dieses Konzept heißt „Plastizität". Das ist die intuitive Fähigkeit des Gehirns sich selbst umzubilden und sogar seine Komplexität im Laufe des Lebens zu steigern.

In einer der Ausgaben des „Discover Magazin" sagt der Neurowissenschaftler Dr. Michael Merzenich, dass Sie Ihren Geist abstimmen und Gedächtnisverlust abwehren können. Er sagt, dass alles, was dazu nötig ist, ist sich Zeit zu nehmen, um mit seinem mentalen Trainingsstudio – Dr. Merzenichs Computerprogramm - das Gehirn anzuregen und aktiv zu halten. Das heißt, wir können in jedem Alter Neues lernen. Da ich selbst auf technische Gadgets stehe, freue ich mich darauf, Dr. Merzenichs Software zu erproben. Während ich das schreibe, ist sie allerdings noch in der Testphase. In der Zwischenzeit bin ich überzeugt, dass Sie Ihre eigene mentale Fitness genauso aufbauen können wie Albert Einstein und andere große Erfinder und Erfinderinnen in der Vergangenheit – mit KVE. Genau darum geht es bei allen Gedankenexperimenten in diesem Buch.

Ich glaube, wir können unser Gehirn auch trainieren nicht nur unsere kognitiven Fähigkeiten zu verbessern sondern auch unsere emotionalen Zustände zu verbessern, indem wir mit unseren Erinnerungen arbeiten und damit, wie unser Gehirn Informationen speichert. Der Schlüssel liegt darin, zu wissen, wie gute Erinnerungen abzuspeichern sind und wie schlechte. Im nächsten Gedankenexperiment erforschen wir, wie wir negative Erfahrungen besiegen und wie eine Siegerin und wie ein Sieger denken.

Gedankenexperiment: Compulsion Blowout

Schritt 1: Wählen Sie einen Zwang aus Ihrer Liste.

Überlegen Sie sich, wie nützlich es wäre, wenn Sie sich wie einen Computer neu programmieren könnten. Das bedeutet, dass Sie Ihre Vertrautheitszone verlassen. Denken Sie daran:

Wenn Ihr derzeit bestes Denken Ihnen geholfen hätte, wäre dieses Problem oder dieser negative Gedanke kein Problem mehr. Sie hätten diese Situation leicht gelöst. Wir arbeiten also mit dem retikulären Aktivierungssystem, um Ihnen zu helfen, ein neues Denken zu erschaffen und sich mit Veränderungen wohlzufühlen.

Schritt 2: Erlangen Sie Klarheit über den Zweck.

Ich denke Napoleon Hill, Autor von „Denke und werde reich" und der Großvater der Bewegung für positives Denken, erklärt diesen Schritt am besten. Er wird so zitiert: „Es gibt eine Qualität, die Sie besitzen müssen, um zu gewinnen – und das ist die Klarheit über den Zweck, das Wissen, was Sie wollen und das brennende Verlangen das Gewollte zu besitzen."

Mit diesem Gedanken fragen Sie sich: Was genau wollen Sie von der Veränderung, die Sie machen? Anders gesagt, was genau ist der Nutzen, den Sie gewinnen, sobald Sie diesen Zwang los sind? Und wie können Sie das jetzt in ein brennendes Verlangen dieses Ziel zu erreichen umsetzen?

Schritt 3: Denken Sie an Ihren negativen Auslöser.

Was ist der negative Gedanke, die negative Einstellung oder Erfahrung, die Ihren Zwang bewirkt oder Sie davon abhält, Ihr Ziel zu erreichen? Diese Übung funktioniert am besten, wenn Sie wirklich über die negative Erfahrung als Auslöser denken, der sie daran hindert wie ein Sieger, wie eine Siegerin zu denken.

Schritt 4: Machen Sie einen Rahmen um das Bild.

Ich lade Sie ein, mich in die Schauspielschule zu begleiten. Spielen Sie Ihre Rolle, strecken Sie Ihre Hände aus, als ob Sie einen vorgestellten Bilderrahmen halten. Halten Sie ihn gerade vor Ihnen fest. Innerhalb des Rahmens könnte die Zigarette sein, die Sie rauchen wollten, die Kekse, die Sie essen wollten, das starke Bedürfnis, den Teller leer zu essen, das Sie spürten oder was auch immer für Sie üblicherweise der Auslöser ist.

Stellen Sie sich eine unsichtbare Kraft hinter Ihnen vor, die das Bild aus Ihrer Reichweite zieht. Nutzen Sie Ihre Vorstellungskraft, um das Ziehen richtig zu spüren, so als ob Ihre Arme mit machtvollen Gummibändern verbunden sind, die das Bild hinter Sie ziehen. Halten Sie weiter fest, in dem Wissen, dass diese Kraft, die nach hinten zieht von Ihrem brennenden Verlangen genährt wird, das Bild hinter Sie zu bringen.

Schritt 5: Spüren Sie das brennende Verlangen in sich.

Spüren Sie, wie sich die Spannung aufbaut. Stellen Sie sich vor, wie sehr Sie sich wünschen, dass es hinter Ihnen ist. Bauen Sie die Spannung weiter auf.

Schritt 6: Spüren Sie, wie sich die Spannung noch weiter aufbaut.

Stellen Sie sich eine unsichtbare Kraft vor, die 100, 200 Meter hinter Ihnen ist. Je mehr sich die Spannung aufbaut, desto größer wird Ihr Verlangen. Sobald die Spannung sich bis zu dem Punkt aufbaut, wo Sie ihr nicht mehr widerstehen können, lassen Sie los und bewegen Ihre Hände schnell an Ihrem Kopf vorbei. Manche Menschen finden es hilfreich dabei gleichzeitig ein „Wuuusch" Geräusch zu machen.

Schritt 7: Lassen Sie das Bild los.

Das Bild rauscht so schnell und leicht an Ihnen vorbei, dass alle Bilder, Geräusche und Gefühle über das Ereignis so weit hinter Ihnen liegen, dass Sie aus Ihrem Inneren gelöscht, aus Ihren Gedanken verschwunden und aus Ihrer Wahrnehmung gelöscht sind. Werden Sie sich der Ruhe gewahr, die entstanden ist, weil der alte negative Auslöser aus Ihrer Wahrnehmung gelöscht ist. Saugen Sie dieses ruhige und friedvolle Gefühl auf und verweilen Sie bei dem Ergebnis.

Jetzt machen wir noch einen Future Pace in Ihre Zukunft, die Sie sich wünschen. Wenn es zum Beispiel Ihr Ziel ist, natürlich schlank zu sein, stellen Sie sich selbst vor einem Spiegel vor, in einem Jahr von heute – und Sie haben es geschafft. Ihre Schultern sind zurückgerollt, Ihr Kinn angehoben und Sie lächeln. Sie haben Ihr natürliches und ideales Gewicht – gesund, ganz und vollständig. Wenn es Ihr Ziel ist, Ihr Leben schuldenfrei zu organisieren, stellen Sie sich vor, wie Sie mit Ihrem Vermögensberater zusammensitzen und lächeln. Sie lächeln, weil Sie das Geld haben, um die Dinge zu tun, die Sie brauchen und tun wollen. Sie haben Ihre Rechnungen bezahlt und sind frei, um Ihr nächstes finanzielles Ziel zu erreichen. Was auch immer Ihr Ziel ist, stellen Sie sich einfach vor, wie es sein wird, sobald Sie es geschafft haben – und dann leben Sie es mit der Macht Ihrer Vorstellungskraft voll aus.

Wie ich zu Beginn des Kapitels erwähnt hatte, wird diese Technik Compulsion Blowout genannt, weil sie am besten mit Dingen funktioniert, zu denen Sie sich gezwungen fühlen – diese Dinge, die Sie wirklich nicht tun wollen oder von denen Sie wissen, dass Sie sie nicht tun sollten, aber festgestellt hatten, dass Sie sie dennoch taten.

Wie alle Gedankenexperimente dürfen Sie das durch Üben verstärken. Der Compulsion Blowout funktioniert am besten, wenn Sie diese Visualisierungsübung mindestens dreimal am Tag wiederholen, bis der alte negative Auslöser wenig oder gar keine Reaktion in Ihrem Leben auslöst.

Können Sie eine dieser beiden Fragen beantworten?

1. Was wäre, wenn Sie vergessen sich an die negativen Auslöser zu erinnern und einfach beginnen, wie ein Sieger zu denken, wie eine Siegerin?

2. Was wäre, wenn Sie sich erinnern alle negativen Auslöser zu vergessen und einfach beginnen, wie ein Sieger zu denken, wie eine Siegerin?

Sie sehen, es ist egal – wenn Sie nur das Ergebnis bekommen, das Sie sich wünschen. Das retikuläre Aktivierungssystem kann genauso gut funktionieren, um Ihnen eine „selektive Erinnerung" zu geben, wie ein „selektives Vergessen". Selektives Vergessen bedeutet einfach, dass Sie auswählen können, was Sie vergessen. Wenn meine Frau es mit den negativen Erinnerungen an die Krankheit Ihrer Schwester tun konnte, gibt es da einen Grund, warum Sie das mit ungewollten Gewohnheiten oder Verhalten nicht können sollten? Stellen Sie sich vor, wie nützlich es wäre, wenn Sie Ihre schlechten Gewohnheiten einfach vergessen. Nun, genau das verstärken wir mit dem nächsten Gedankenexperiment „Denke wie ein Sieger, denke wie eine Siegerin".

Stellen Sie sich vor, wie Sie das mächtige retikuläre Aktivierungssystem als friedliche Waffe gegen negative Gedanken, Einstellungen und Überzeugungen verwenden. Dann stellen Sie sich vor, wie alle möglichen wunderbaren, positiven Gedanken diesen Platz in Ihrem Inneren ausfüllen, der früher von dem Negativen besetzt war. Lassen Sie es zu, dass Sie in Ihrem Inneren das Ergebnis träumen – wie sich Ihr Leben verändert … und wie einfach es auf einmal ist, Ihr Ziel zu erreichen. Achten Sie darauf, wie glücklich Sie sind … wie gut Sie andere Menschen behandeln … und wie Sie jeden Tag besser und besser werden.

Und jetzt: Machen Sie sich bereit, dieses Leben Ihrer Träume zu leben!

Gedankenexperiment: Denken wie ein Sieger, denken wie eine Siegerin

Um das beste Ergebnis zu erzielen, nehmen Sie den folgenden Text mit Ihrer eigenen Stimme auf, sprechen Sie langsam und nehmen sich die Zeit jeder einzelnen Anweisung zu folgen.

Beginnen Sie jetzt und schließen Sie Ihre Augen. Nehmen Sie einen tiefen Atemzug und richten Sie Ihre Aufmerksamkeit darauf, wie Sie sich an den Raum erinnern, in den Sie gerade hineingeblickt haben, bevor Sie Ihre Augen geschlossen haben. Erinnern Sie sich an die Farben im Raum, die Möbel und lassen Sie es dabei zu, dass Ihr Körper locker wird, weich und völlig entspannt.

Nehmen Sie sich jetzt einen Moment, um auf die Geräu-sche im Raum zu achten. Lassen Sie sich von den Geräuschen tiefer und tiefer nach innen führen, wo Sie zu Ihrem inneren Fotozentrum gehen. An diesem Platz, an diesem Ort, zwischen dem Tick und dem Tack der Uhr, können Sie neue Wege lernen, Informationen zu speichern – Informationen über Ihre Vergangenheit, Gegenwart und Zukunft.

In Ihrem Ort, an Ihrem Platz stellen Sie sich vor, wie genau vor Ihnen ein Bilderrahmen ist. Strecken Sie Ihre Arme nach vorne aus und halten Sie den Bilderrahmen vor sich fest. Stellen Sie sich vor, wie die Spannung sich aufbaut, indem Sie sich ein mächtiges Gummiband vorstellen, das sich von dem Bilderrahmen bis zu einem Punkt etwa 100, 200 Meter hinter Ihnen spannt. Spüren Sie, wie sich die Spannung aufbaut, stellen Sie sich den Druck vor.
Platzieren Sie jetzt etwas in diesen Bilderrahmen, das zu tun Sie sich gezwungen fühlten. Etwas, das Sie taten, obwohl Sie es nicht tun wollten.

Mit diesem Bild im Kopf lassen Sie Ihr Verlangen wachsen, es hinter sich zu lassen. Stellen Sie sich wirklich die Spannung von dem riesigen Gummiband vor, das an dem Bild zerrt und versucht, es hinter Sie zu reißen. Sobald Sie spüren, dass die Spannung so groß geworden ist, dass Sie das Bild nicht mehr halten können, lassen Sie den Bilderrahmen los. Spüren Sie, wie schnell es an Ihnen vorbei nach hinten fliegt – verschwunden aus Ihrem Inneren ... verschwunden aus Ihren Gedanken ... verschwunden aus Ihrer Wahrnehmung. Sie lassen es los.

Achten Sie darauf, wie sich Ihr Körper anfühlt. Dann machen Sie einen tiefen Atemzug, atmen mit einem Seufzer wieder aus und lassen sich in eine noch tiefere Entspannung gleiten.
Stellen Sie sich jetzt drei Gelegenheiten vor, wo Sie das alte Verhalten antreffen könnten und bemerken Sie dabei, wie sich schon die Spannung aufbaut, noch ehe das Bild richtig entsteht und das Bild schnell hinter Sie reißt.

Von hier aus machen Sie einen mentalen Urlaub. Nehmen Sie sich ein paar Minuten, um die Reise zu genießen und sobald Sie bereit sind, kehren Sie von Ihrem inneren Fotozentrum zurück in diesen Raum.

„Eine Idee, ein Plan oder Zweck kann durch wiederholte Gedanken in Ihr Inneres platziert werden."
*- **Napoleon Hill.***

KAPITEL ZEHN

DER UHU-EFFEKT

Der Uhu-Effekt

Ich habe einen Freund, der mir einmal über einen Buchstabierwettbewerb erzählte, an dem er in seiner Kindheit unfreiwillig teilnahm. Angesichts der Tatsache, dass Buchstabieren nicht seine größte Stärke war, war er dankbar bereits früh im Bewerb ausgeschieden zu sein. Es wurde jedoch von allen Schülern und Schülerinnen verlangt, dass sie still saßen und den übergebliebenen Teilnehmer und Teilnehmerinnen zuschauten. Mein Freund sagt, er hätte sich zu Tode gelangweilt, bis ein Junge gefragt wurde, wie er Kleber buchstabiere und darauf antwortete: U-H-U. Die Erwachsenen im Raum und einige der Kinder begannen zu lachen. Mein Freund war verwirrt. Er verstand den Witz nicht. Stimmte das nicht? Dann hörte er den Werbeslogan in seinem Kopf und ihm wurde klar, dass der Junge nach dem Werbeslogan buchstabiert hatte – und nicht das Wort Kleber.

Die von uns, die in den 60er- und 70er-Jahren aufwuchsen, lernten zuerst über die Werbung lesen. Unsere Einführung ins Buchstabieren geschah durch die Fernsehwerbung. Wir konnten vielleicht noch keine zwei ganzen Sätze aneinander reihen, aber U-H-U konnten wir buchstabieren und wir wussten, dass Mr. P-R-O-P-P-E-R alles sauber macht. Diese Werbeslogans kamen uns ganz leicht über die Lippen, bevor wir noch das Geringste über das Alphabet wussten. Heute sind diese frühen Buchstabierlektionen genau so in uns verankert wie das ABC.

Warum ist das wichtig für Sie und was ist der Uhu-Effekt? Der Effekt ist ein Vorgang in unserem Inneren, der Informationen verbindet. Ihr Geist ist ständig dabei, Ihre Umgebung bewusst und unbewusst zu durchsuchen, um den besten, schnellsten und effizientesten Weg zu finden, um Ihnen Informationen aus der Außenwelt zu verschaffen. Die Marketingabteilung verknüpfte einfach ihr Produkt mit dem Wort Kleber. Mr. Propper wurde mit Sauberkeit verknüpft. Ich habe noch ein anderes Beispiel. Während eines unserer Familienurlaube flehte uns mein Sohn Alex an doch mit ihm zu einer Gokart-Bahn zu gehen. Er hatte auch seine Schwester Cheree für seinen Plan begeistert. Cynthia und ich stimmten schließlich zu, dass die beiden alt genug seien, um mit Gokarts zu fahren. Das ist jedoch der Punkt, wo unsere Übereinstimmung in der Geschichte endet. Hier, wie wir beide uns „lebhaft" an das Ereignis erinnern:

Patrick: *Nachdem wir fünf Dollar für jedes Kind bezahlt hatten, standen Cynthia und ich am Rand und sahen zu. Wir waren in Arizona, bei strahlend blauem Himmel. Als erster fuhr Alex und absolvierte die Einführungsrunde ohne Probleme. Cheree hatte etwas mehr Schwierigkeiten. Aus irgendeinem unbekannten Grund kam sie mit Vollgas vom Start weg und krachte in der ersten Kurve in die Bande. Das Vorderrad löste sich von ihrem Gokart und rollte über die Strecke. Cheree stieg weinend aus dem Gokart und ging zu uns herüber. Der Bahnangestellte gab ihr die fünf Dollar zurück und sagte ihr, sie solle wiederkommen, wenn sie etwas größer wäre.*

Cynthia: *Wir waren gerade auf einer Reise quer durch Kanada, als sich der Gokart-Vorfall ereignete. Bevor wir die Reise begannen, hatte sich Patrick verpflichtet ein Training mit einer Gruppe von Therapeuten und Therapeutinnen in British Colombia abzuhalten. Während Patrick das Training abhielt, fuhr ich mit den Kindern zu einer Gokart-Bahn, um sie zu beschäftigen. Ich zahlte die fünf Dollar für uns drei für die Fahrt. Alex fuhr im ersten Wagen, Cheree kam dahinter und ich fuhr am Schluss. Alex fuhr los und kam leicht um die Kurve. Ich erinnere mich, wie ich in dem kleinen Gokart saß, die Knie in der Höhe und mir dachte, dass aus Alex einmal ein guter Fahrer würde. Cheree fuhr als Nächste los – mit Vollgas – und krachte gegen die Bande. Das Vorderrad löste sich und rollte über die Fahrbahn. Sie drehte sich mit Tränen in den Augen zu mir um. Ich sprang aus meinem Gokart und lief zu ihr. Als ich bei ihr ankam, war auch schon die Aufsicht bei uns und gab Cheree ihre fünf Dollar zurück und sagte zu ihr: „Da hast du, heb dir das auf, bis du etwas größer bist." Am Abend, als wir Patrick wieder trafen, erzählte ich ihm die Geschichte. Cheree war die Einzige, die sie nicht lustig fand.*

Wie kann das sein, dass Cynthia und ich dermaßen unterschiedliche Erinnerungen an das gleiche Ereignis haben? Ich erinnere mich an Arizona, sie an Kanada. Ich erinnere mich, wie ich neben ihr stand und sie, wie sie selbst im Gokart hinter Cheree saß. Und was wirklich seltsam ist, sie besteht darauf, dass ich nicht einmal da war! Das ist der Moment, wo die Meinungsverschiedenheit immer beginnt.

„Wie kann es sein, dass ich mich erinnere, am Rand zu ste-

MIT VOLLGAS ZU GLÜCK UND ERFOLG

hen und das ganze Geschehen zu beobachten, wenn ich gar nicht dort war?" frage ich sie.

„Ich glaube, du hast die Geschichte einfach so oft erzählt, dass du deine eigene Version in deinem Kopf gestaltet hast." antwortet sie.

„Niemals," sage ich, „ich *erinnere* mich daran, wie ich dort war – und du bist genau neben mir gestanden!."

„Und ich *erinnere* mich, dass du nicht da warst und ich im Gokart hinter Cheree saß!"

Und so geht es weiter …

Die meisten Paare, die lange zusammen sind, haben zumindest eine ähnliche Geschichte. Familientreffen sind auch hervorragende Gelegenheiten für solche Meinungsverschiedenheiten, wenn Kindheitsgeschichten aus den Perspektiven der unterschiedlichen Personen erzählt werden. Ich glaube, das geschieht, weil wir alle unsere Erinnerungen auf der Grundlage von Verbindungen zu unseren vergangenen Erfahrungen, Überzeugungen und Werten abspeichern. Daher gibt es keine zwei Menschen, die eine Erinnerung gleich ablegen. Der Schlüssel dafür ist die *Wiederholung* – und die Werbefachleute wissen das sehr gut. Sie wissen, dass je öfter Sie eine Botschaft hören, desto wahrscheinlicher ist es, dass Sie sich die Botschaft merken und an sie glauben. Die gute Nachricht ist, dass die Weisheit „Je öfter du es hörst, desto mehr glaubst du daran." nicht nur für die Werbung gilt, sondern auch für positive Affirmationen. Ich könnte auch sagen: Erinnerungen sind formbar, also ändern wir sie so, dass sie uns nützen.

In diesem Kapitel erforschen wir, wie Sie durch den Uhu-Effekt Verhalten und Erfahrungen so gut verbunden haben, dass sie sich zu schwer überwindbaren Gewohnheiten verwandelt haben. Dann lehre ich Sie, wie Sie Ressourcenzustände wieder miteinander verbinden, die Ihnen helfen, ihre größten Ziele zu visualisieren und zu erreichen.

Sind Sie eine emotionale Geisel?

Einer der größten deutschsprachigen Dichter des 20. Jahrhunderts, Rainer Maria Rilke, sagte einmal: „Alle Gefühle, die dich erhöhen, sind rein; jedes Gefühl, das nur eine Seite deines Seins erfasst und dich verzerrt, ist unrein."

In diesem Abschnitt lernen Sie, wie Sie miteinander im Streit liegende Teile Ihres Inneren, die Ihren persönlichen Erfolg vielleicht sabotieren, versöhnen. Anders gesagt, Sie kommen mit den *unreinen Gefühlen* zurecht, die Sie möglicherweise behindert haben. Ich erkläre das gleich ausführlicher in Einzelheiten. Als Erstes möchte ich die Macht der Absicht besprechen. Ich habe über die Jahre Tausenden von Menschen geholfen, ihr Leben zu verbessern, indem sie gelernt haben, ihren Geist zu benutzen. In dieser Zeit wurde mir klar, dass alle Verhalten eine ihnen zu Grunde liegende positive Absicht haben.

Für viele mag das ein Konzept sein, das schwer zu begreifen ist. Wie kann rauchen eine positive Seite haben, wenn es so schädlich ist? Wie kann zu viel essen positiv sein, wenn es zu Gewichtszunahme und Gesundheitsproblemen führt? Wie kann Aufschieberitis positiv sein, wenn sie Sie davon abhält, Ihr Leben voll auszukosten? Ich sage nicht, dass die Verhalten unbedingt positiv sind. Ich sage, dass hinter dem Verhalten eine wahre und positive Absicht für die Person liegt, die es ausführt.

Eine Person, die zum Beispiel auf einen anderen Fahrer wütend wird, wenn sie geschnitten wird, ärgert sich nicht, damit er oder sie einen ganzen Wasserfall an schädlichen Neurochemikalien und Hormonen in seinem Körper freisetzt. Vermutlich leitet er oder sie ein Gefühl der Angst aus seinem oder ihrem Körper ab und tut das, indem er oder sie wütend wird. Wütend werden ist kein positives Verhalten, und es ist vielleicht das einzige Verhalten, das die Person in diesem Moment kennt. Mit kreativer Visualisierung lernt die Person mit der Situation umzugehen, statt automatisch auf sie zu reagieren.

In dem Beispiel mit der Wut im Straßenverkehr gibt es einen Teil der Person, die befürchtet von dem anderen Fahrer verletzt zu werden und darauf mit einem Wutanfall reagiert. Es gibt jedoch auch einen Teil dieser Person, der einen besseren Weg kennt mit dieser Situation umzugehen. Das ist der Moment, wo das Konzept des *Überbrücken des Spalts* wichtig ist. Das Entscheidende für diese Technik ist es, ein neues Verhalten zu lernen, das genauso unmittelbar und passend ist – ohne die negative Wirkung.

Was ist der Spalt und wie überbrücken Sie ihn?

Bei Idealgewichtsklienten und -klientinnen höre ich Menschen oft sagen, dass, obwohl sie fest entschlossen sind ihr Idealgewicht zu erreichen, da noch ein Teil in ihnen ist, der ein starkes Verlangen nach bestimmter Nahrung hat. Da ist ein Teil, der immer noch Schokolade, Eis, Cola will, der um zehn Uhr abends noch schnell eine Packung Chips verspeisen will – und dann gibt es den anderen Teil, der es besser weiß.

Diese andauernde Auseinandersetzung kann sich anfühlen, wie einen Engel auf der einen Schulter sitzen zu haben und einen Teufel auf der anderen. Ich zeige Ihnen, wie diese beiden Teile eine *positive Absicht* haben. Der Teil von Ihnen, der Schokolade genießt, versucht nicht, Sie dick zu machen. Er sucht einfach nach Belohnung. Und der Teil von Ihnen, der natürlich schlank sein will, will Ihnen den Genuss, den Sie beim Schokolade essen haben, nicht vorenthalten. Er weiß einfach keinen anderen Weg, um diese Art von Genuss zu bekommen. Daher ist das Aufbauen von Wahlmöglichkeiten der Zweck hinter dem Überbrücken des Spalts.

Das folgende Beispiel ist eine Übung, die eine Klientin machte, um die positive Absicht hinter einem negativen Verhalten zu entdecken. Am Ende des Kapitels haben Sie die Gelegenheit dieses Gedankenexperiment selbst zu machen.

Beispiel Gedankenexperiment: Finden Sie das Muster Ihrer positiven Absicht

Schritt 1: Das Problem enthüllen

Was ist Ihr negatives Verhalten?
Antwort: Snacks essen.
Bei welchen Gelegenheiten haben Sie das Problem?
Antwort: Zwischen den Mahlzeiten.
Welchen unangenehmen Zustand hat das unproduktive Verhalten erzeugt?
Antwort: Übergewicht und Unwohlsein.
Welche Tatsache in der Außenwelt beweist Ihnen, dass es für

Sie nicht nützlich ist, sich so zu verhalten?

Antwort: Ich habe in den letzten zehn Jahren 25 Kilo zugenommen.

Schritt 2: Welcher Teil ist verantwortlich?

Antwort: Der Teil von mir, der sich anfühlt, als bräuchte er mehr Energie.

Schritt 3: Sie finden andere Wege, um die positive Absicht mit anderen Verhalten zu erfüllen.

Was wäre, wenn Sie Ihre positive Absicht auf anderen Wegen erfüllen könnten?

Antwort: Ich verliere Gewicht und habe mehr Energie.

Was wäre der andere Weg?

Antwort: Gesünder essen, mehr energiereiche Nahrung zu den Mahlzeiten, Bewegung und Sport, meine kreativen Visua-lisier-ungsprozesse anwenden.

Wann wäre das am Nützlichsten?

Antwort: Jeden Tag.

Woran werden Sie erkennen, dass das eine positive Gewohnheit ist?

Antwort: Ich habe mehr Energie und bin leichter.

Wann beginnen Sie damit?

Antwort: Heute.

Gibt es einen Nachteil an Ihrem neuen Verhalten?

Antwort: Nur, dass ich die unmittelbare Belohnung des Snacks-Essen verliere.

Lassen Sie uns mit diesen neuen Informationen, die zugrunde liegende positive Absicht erforschen.

Wie ich schon früher erwähnte, ist es wichtig anzunehmen, dass beide Teile eine *positive Absicht* haben. Obwohl das Kon-zept schwer zu begreifen sein kann, sind alle negativen Verhalten von einer *positiven Absicht* motiviert. Ein Mensch auf Diät mag zum Beispiel eine unkluge Wahl beim Essen treffen, weil er oder sie fürchtet, diese Speise *nie wieder* essen zu können. Das ist eine Verlustangst. Diese Person könnte sagen: „Ich esse dieses Stück Torte jetzt, weil ich am Montag beginne eine Diät zu machen und dann keine Torte mehr essen kann." Das Problem ist, dass er oder sie diese Diät gar nicht beginnt, wenn es Montag wird.

Mein Ziel ist es, Sie dazu zu bringen, Ihre innere Einstellung anzupassen, den Teil von Ihnen mächtig und stark zu machen, der natürlich schlank sein und mehr Kontrolle haben will; und dabei auch den Teil von Ihnen zu würdigen, der andere Bedürfnisse hat. Das geschieht, indem Sie auf eine *höhere Ebene* gehen.

Einstein sagte, dass Sie ein Problem nicht auf der Ebene lösen, auf der es entstanden ist; Sie müssen auf eine *höhere Ebene wechseln*, wo es die Lösung gibt. Dann mit der Lösung im Kopf können Sie mit allen Antworten, die Sie brauchen, in den Problemzustand zurückkehren. So wird Ihnen KVE helfen, den *Spalt zu überbrücken*.

Verwenden wir weiter das Beispiel der Frau, die gerne zwischendurch Snacks isst. Sie sagte, dass es ihre *positive Absicht* war, mehr Energie zu haben. Sie erkannte auch an, dass ihr das Essen von gesünderer Nahrung und energiereicherer Kost mehr Energie geben wird. In der Vergangenheit war sie den Weg des geringsten Widerstands gegangen; sie weiß, der einfachste Weg Energie zu entfachen ist zwischen den Mahlzeiten zu essen. Auch wenn das Ergebnis negativ ist, das ist die Entscheidung der Menschen, die zwischendurch Snacks essen. Warum? Weil sich das Anders-als-Bewusstsein nur für die zugrunde liegende positive Absicht interessiert. Daher wählt es den Weg des geringsten Wi-derstand und bewirkt als Verhalten das Essen zwischen den Mahlzeiten, weil es eine oft geprobte Gewohnheit ist.

Das Anders-als-Bewusstsein wird so lange weiter das Bedürfnis nach Snacken entstehen lassen, bis ein neues Verhalten, das genauso unmittelbar und passend ist, für einen längeren Zeitraum verwendet wird, um das alte Verhalten zu ersetzen. Hier kommt die KVE ins Spiel. Wenn wir in einem entspannten Zustand sind und kreative Visualisierung verwenden, um neue Muster zu schaffen, sind wir nicht von der Zeit abhängig – es geht nur um die Abfolge und die Erfahrung. Sobald die Abfolge und die Erfahrung überzeugend sind, berücksichtigt das Anders-als-Bewusstsein dieses neue Verhalten als Weg des geringsten Widerstands und erschafft es mühelos.

Während des Gedankenexperiments werde ich Sie auffordern Ihre Hände im Schoß zu öffnen. Sie tun das unerwünschte
Verhalten in eine Hand. In die andere Hand tun Sie das neue, passen-
dere Verhalten. Ich werde Sie dann einladen zu erkennen, dass auf
einer tieferen, bedeutungsvolleren Ebene die beiden verschiedenen
Teile in Wirklichkeit danach streben das Gleiche zu erreichen.

Einige von Ihnen werden dabei tatsächlich spüren, wie die
beiden Hände zueinander gezogen werden, andere machen das rein
mental. Egal wie, es konditioniert Ihr Anders-als-Bewusstsein darauf, eine Strategie zu entwickeln, die beiden zueinander zu bringen.
Auf diese Art und Weise, genauso wie beim Uhu-Effekt, werden Sie
nicht in der Lage sein, das negative Verhalten zu denken oder zu tun,
ohne auch zu wissen, dass da ein mächtigerer positiver Weg existiert, um Ihr Ziel zu erreichen oder die positive Absicht zu erfüllen.

Wie bauen wir also die Brücke?

Wenn unsere Beispielklientin den KVE-Prozess anwendet, wird sie ihre Hände in den Schoß legen. Sie wird aufgefordert
werden sich vorzustellen, dass die eine Hand das „Ich der Vergangenheit" darstellt – oder den Teil, der Spaß daran hatte unpassende
Nahrung und Snacks zu essen. Die andere Hand steht für das „Ich
der Zukunft". Das ist das neue, positive Verhalten (Der Teil, der
weiß, wie er natürlich schlank sein kann und zustimmt, dass ihr das
mehr Energie gibt.) Dann wird sie durch den Entspannungsprozess
geführt, wo diese beiden Teile lernen miteinander zu kommunizieren.

Wir wenden dabei ein Gesetz der Physik an, das besagt, dass
keine zwei Energien zur gleichen Zeit den gleichen Raum besetzen
können. Das gleiche Prinzip gilt auch für Gedanken, denn Gedanken sind mentale Energie. Wenn ich sage, dass Gedanken mehr sind
als Dinge, weil sie Dinge erschaffen können, dann gibt es eine wissenschaftliche Grundlage für dieses Kon-zept. Gedanken nehmen
mentalen Raum ein und sind aus Energie zusammengesetzt. Sie
beeinflussen das Feuern von Neuronen im Gehirn und das Freisetzen von Neuropeptiden und anderen Neurochemikalien. Gedanken
bewirken, dass Dinge geschehen.

Wir lassen diese beiden Teile von Ihnen so zusammenkommen, dass der Spalt zwischen dem sabotierenden Denken, das sagt: „Ich kann nicht glauben, dass ich das schon wieder getan habe!" und dem Teil, der sagt: „Hey, ich habe da drüben einen neuen Weg!" überbrückt wird.

Ich glaube, dass wir alle wissen, was zu tun ist, wir wissen nur nicht immer wie wir das auf unser Leben anwenden. Aufgrund von Stress treffen Menschen nicht immer die beste Wahl.

Wenn wir in einem mentalen Zustand von Stress sind, haben wir üblicherweise nicht Zugriff auf alle unsere Fähigkeiten. Menschen neigen dann dazu nur zu reagieren und nicht selbst ins Handeln zu kommen. Wenn wir andererseits trainieren mit Entspannung in die stressigen Situationen zu gehen, haben wir Zugriff auf alle unsere Ressourcen und können angemessen mit der Situation umgehen. Ein entspannter Geist findet leicht kreative Lösungen.

Ihre beste Art zu denken hat Sie zu diesem Moment gebracht. Es ist also offensichtlich, dass diese beste Art zu denken in seiner derzeitigen Form Ihnen nicht zum Erfolg verhelfen kann. Das ist der Grund, warum der Schlüssel zum Erfolg darin liegt, dass Sie beginnen auf eine neue Art zu denken. Wenn Sie zum Beispiel daran denken, einen Snack zu essen, dann denken Sie nicht einfach an die unmittelbare Belohnung. Sie denken an die langfristige Wirkung von Snacks und treffen so eine bessere Entscheidung.

Die meisten Menschen treffen Entscheidungen, die ihnen unmittelbare Belohnungen bringen, ohne die langfristigen Ergebnisse dieser Entscheidungen zu bedenken. Sie essen zum Beispiel zu viel (oder essen die falsche Art von Nahrungsmitteln) und wundern sich dann, warum sie übergewichtig sind. Durch KVE stelle ich Ihnen eine neue Art zu denken vor, die Ihnen erlaubt, ehrlich mit sich selbst zu sein und an die zukünftigen Auswirkungen Ihrer Handlungen zu denken. Sie nehmen die beiden Teile in Ihrem Inneren, die im Streit liegen – mit ihren positiven Absichten – und schweißen sie zusammen. Dann machen Sie einen Future-Pace, um das Ergebnis zu sehen. Das heißt, Sie nehmen, was Sie über sich selbst gelernt haben und projizieren es in die Zukunft. Sie beginnen über zukünftige Konzepte, Überzeugungen und Ereignisse so zu denken, als ob sie bereits geschehen wären.

Sobald das geschehen ist, sind Sie in der Lage, diese Zukunft als Erinnerung zu verwenden. Alles ist gut, das Erschaffen

Die Geschichte von Steve

Steve Francisco ist ein geborener Unternehmer, aber das war nicht immer so. Er entdeckte seinen unternehmerischen Geist vor einigen Jahren, als er mit einem Start-up-Unternehmen im Marketing und Vertrieb mit Sitz in Dallas, Texas, zu tun hatte. Während seines Engagements eröffnete die Firma 3.500 Filialen und verdiente in den ersten vier Jahren 500 Millionen Dollar an Verkäufen. Die Firma expandierte auch in mehrere Länder und laut Steve, „half sie einer Menge Menschen in der ganzen Welt." Während Steve allerdings für die Firma unterwegs war, begann er ein größeres Bedürfnis zu spüren. Er traf immer wieder auf Geschäftsleute, die nicht über das Wissen oder die finanziellen Mittel verfügten, um bei seinem Geschäft einzusteigen oder ihre eigenen Unternehmen weiter auszubauen, geschweige denn, sie zum Erblühen zu bringen. Diese Geschäftsleute brauchten Hilfe auf der Ebene des Unternehmertums.

Eines Nachts, während Steve in Singapur war, wachte er mitten in der Nacht mit dem Drang auf, seine Träume und Ziele aufzuschreiben. Eine Geschäftsidee formte sich in seinem Kopf und er spürte sein Herz hüpfen.

Früher an diesem Tag hatten lokale Geschäftsmänner, die fasziniert waren vom amerikanischen Geschäftsmodell, ihn stundenlang ausgefragt. Sie hatte alle Notizbücher und schrieben alles auf, was er sagte. Steve hatte für den nächsten Tag den Weiterflug gebucht. Er wusste, dass die Gruppe ihn den ganzen Abend lang reden lassen würde, wenn sie könnten. Um neun Uhr sagte er ihnen also endlich, dass er auf sein Zimmer müsse, um genug Schlaf zu bekommen. Steve ging an diesem Abend mit Gedanken über diese eifrigen Unternehmer und der Frage, wie er ihnen helfen könnte, schlafen. „Ich fiel in einen tiefen Schlaf und wachte etwa um drei Uhr morgens mit einer Vision auf, wie ich diesen Unternehmern helfen könnte." Steve sagt: „Ich nahm mir ein Blatt Papier von meinem Nachtkasten und füllte acht oder neuen Seiten – die Ideen flossen nur so aus meiner Feder."

Steve hatte die Idee, eine integrierte Businessplattform für Unternehmer zu entwickeln, um ihnen alles zu geben, was sie für ihren Erfolg brauchen. Er begann sich eine Unternehmer-Akademie auszumalen, die Businesskurse, Coaching, Visionstechniken, Gesundheit und Wellness und finanzielle Dienstleistungen beinhaltete. Es war sein Ziel einen One-Stop-Shop für Unternehmer aufzusetzen, wo sie die Fertigkeiten lernen konnten, die sie brauchten, um ihre Träume zu erfüllen.

Ab dieser Nacht stellte Steve alles andere zurück und begann sich auf seinen Traum zu fokussieren. Als er in die USA zurückkehrte, begann er über unternehmerischen Erfolg zu forschen. Er war schockiert zu erfahren, dass mehr als 90% aller Start-ups scheiterten. Es war offensichtlich, dass die existierenden Modelle, die Unternehmer verwendeten, nicht funktionierten. Neue Unternehmer hatten nicht die Ressourcen, das Wissen, das Geld, um ihre Träume bis zum Erfolg zu verfolgen.

Bevor Steve selbst Erfolg haben konnte, durfte er einige seiner Fertigkeiten für sich selbst einsetzen. Anders gesagt, Steve war an der Reihe, seinen Traum zu visualisieren. Er begann zu visualisieren: die Art von Einrichtung, die er gründet, die Art von Menschen, die er zusammenbringt und die Art von Programmen, die er anbietet. Er malte sich Menschen aus aller Welt vor, die sich seinem Programm anschließen und danach in die Welt hinausgehen und im Leben und als Unternehmer, als Unternehmerin Erfolg haben.

Als Steve begann, hatte er keine Ahnung davon, wie sein Traum sich realisieren würde, er wusste nur, dass er wahr wird. Im Jänner 2008 startete Steve, zusammen mit einer Gruppe von unternehmerischen Experten und Expertinnen, Sognari International. „Sognari bedeutet 'einen Traum haben,'" sagt Steve. „Ich glaube, dass Menschen heute mehr träumen müssen und aufhören, ihre Ziele zu verkleinern, um sie den Umständen anzupassen."
In einigen wenigen Monaten schlossen sich hunderte Menschen, die zu Unternehmern und Unternehmerinnen werden wollten dem Sognari-Programm an und machten es zu ihrer unternehmer-ischen Heimat; sie gewinnen Wissen, sind mit den richtigen Experten und Expertinnen zusammen, lernen die modernste Technologie kennen, lernen zu träumen und

kreativ zu visualisieren, was sie sich wünschen. Einige erwerben sogar Bachelor- oder Masterabschlüsse in Wirtschaft und Unternehmertum an einer Partner-Universität.

Steves Traum hatte sich erfüllt, als er in der Lage war, ein großes Bedürfnis zu erkennen und dann zuließ, dass sein kreativer Verstand eine Lösung fand. „Es begann alles in dieser Nacht in einem Hotelzimmer in Singapur, mit einem Block Papier, einem Stift und einem Traum," sagt Steve. „Danach habe ich einfach meinen Traum visualisiert, bis er Wirklichkeit wurde."

der Zukunft als Erinnerung passiert automatisch, da Ihr Geist nicht zwischen wirklich und vorgestellt unterscheiden kann. Sie erinnern sich leicht daran und treffen so bessere Essensentscheidungen in der Gegenwart.

Wie Sie sich außerhalb Ihrer Vertrautheitszone wohlfühlen

Vielleicht haben Sie schon bemerkt, dass es sich zunächst seltsam anfühlen kann, wenn Sie eine Veränderung durchführen oder sie auch nur versuchen. Ein perfektes Beispiel ist die Person, die einfach mit Rauchen aufhört und so unleidlich wird, dass sich ihre Familie wünscht, sie würde wieder rauchen. Dieses seltsame Gefühl beginnt schon mit dem Gedanken an die Veränderung. Ja, schon ein einfacher Gedanke kann bewirken, dass Sie sich immer unwohler fühlen. Untersuchungen des Gehirns haben immer wieder gezeigt, dass das Anders-als-Bewusstsein nicht zwischen wirklich und vorgestellt unterscheiden kann.

Ob Sie Stress und Anspannung in Ihrem Geist oder in der physischen Wirklichkeit erleben, die inneren Auswirkungen sind die gleichen. Wenn die Veränderung zu groß ist, kann Sie Ihre psychische und physische Gesundheit beeinflussen. Sie können Schlaflosigkeit, Verdauungsstörungen oder Müdigkeit erleben. Sie können mit Ungeduld, Gereiztheit oder Wut reagieren. Sie fühlen sich dann vielleicht wie auf einer emotionalen Achterbahn.

Ich weiß, ich habe diese Aussage schon in einem früheren Kapitel getroffen und sie ist es wert, wiederholt zu werden: „Sie bekommen im Leben das, was Sie proben, nicht das, was Sie beabsichtigen."

Sobald Sie mehr erreichen und das Leben Ihrer Träume leben wollen, müssen Sie Ihre Schwelle für Veränderung ausdehnen – und das machen Sie, indem Sie proben, was Sie wollen. Es gibt nur eine Konstante im Universum und das ist die Veränderung. Um irgendein neues Unternehmen erfolgreich zu gestalten, müssen Sie daran glauben, dass Sie mit jeder Situation zurechtkommen. Das machen Sie, indem Sie Ihre Erwartungen hochschrauben, sich größere Ziele setzen und KVE benutzen, um sich detaillierte Pläne zu machen diese zu erreichen. In der KVE proben Sie, was Sie sich für Ihr Leben wünschen. Sie beginnen damit, dass Sie sich selbst sehen und über sich als eine Person denken, die äußerst flexibel ist. Sie machen für sich ein neues Konzept von Veränderung und finden Wege, die Reise zu genießen.

Risiko ist der Schlüssel zu Spitzenleistungen im Leben

Jedesmal, wenn Sie eine hohe Vorstellung von sich selbst haben, bringen Sie gute Leistungen. Wenn Sie Ihr Privatleben genießen und es läuft gut, machen Sie keine drastischen Veränderungen. Wenn Sie aber zum Beispiel, Ihre Arbeit nicht genießen, machen Sie einen Schritt zurück und denken darüber nach, wie Sie Ihre Situation verbessern können. Seien Sie bereit das Risiko einzugehen, neue Projekte zu unterstützen oder sich in Ihrer Gemeinde zu engagieren. Das Geheimnis ist: Sie beginnen Ihre eigene Veränderung zu kontrollieren, um dem Leben direkt zu begegnen.

Immer wenn Sie sich unwohl dabei fühlen, eine Veränderung zu machen, bedeutet das, dass Sie in diesem Bereich eine schlechte Vorstellung von sich selbst haben. Wenn Sie sich bei einer Aktivität nicht wohl fühlen, vermeiden Sie die Tätigkeit vermutlich so viel wie möglich. Das ist ein wichtiger Bestandteil der Aufschieberitis. Verwenden Sie das Gedankenexperiment dieses Kapitels, um diese Tätigkeit in Ihrem Inneren so lange zu üben, bis Sie sich wohl damit fühlen. Stellen Sie sich vor und visualisieren Sie, dass Sie bereits sehr gut in dem sind, das Sie tun wollen. Schaffen Sie in sich das Gefühl von Erfolg und Erfüllung.

Gedankenexperiment: Finden Sie das Muster
Ihrer positiven Absicht

Nehmen Sie sich die Zeit, die folgenden Fragen zu überlegen. Es ist in Ordnung, wenn Sie sich zu diesem Zeitpunkt nicht sicher sind, wie Sie die Fragen beantworten sollen. Das Gedankenexperiment gibt Ihnen die Zeit, die Antworten zu überlegen. Nehmen Sie sich einige Momente, um zu entspannen, tief zu atmen und die Informationen vor dem kreativen Teil in Ihnen kommen zu lassen. Stellen Sie sich vor, wie Ihr Geist spezielle innere Boten oder Botinnen hat. Wenn ich den Begriff Teil verwende, beziehe ich mich auf den Teil Ihrer Persönlichkeit, der eine Tendenz oder ein gewohnheitsmäßiges Verhalten darstellt. Ihre Betrachtung dieser Teile hilft Ihnen im Gedankenexperiment, indem Sie den Spalt von der Sabotage zum Empowerment überbrücken.

Schritt 1: Das Problem enthüllen - Was ist Ihr negatives Verhalten oder Problem?

_____

Wann und wo haben Sie das Problem? _____

_____

Zu welchen unangenehmen Zuständen hat das unproduktive Verhalten geführt? _____
Welche Tatsache in der Außenwelt beweist Ihnen, dass es für Sie nicht nützlich ist, sich so zu verhalten?

_____

Schritt 2: Welcher Teil ist verantwortlich? ___
Stellen Sie sich den Teil vor, der für das unproduktive Verhalten verantwortlich ist. (Einige Menschen brauchen nur an die Gelegenheiten denken, in denen Sie das unerwünschte Verhalten gezeigt haben)

_____

Ich lade Sie wieder ein, so zu tun, als wären Sie in der Schauspielschule und spielten eine Rolle. Sie spielen den verantwortlichen Teil. Stellen Sie sich vor, was er von Ihnen erhalten will.

Was ist der Wert oder Vorteil davon, dass Sie dieses spezifische Verhalten haben? Fragen Sie den verantwortlichen Teil von Ihnen direkt: „Was wolltest du für mich erreichen, indem du dieses

Verhalten zeigst?" Ich könnte auch fragen: Was ist der Vorteil, den Sie davon erhalten, dass dieser Teil dieses Verhalten in Ihnen erzeugt? _____

_____

_____

Nehmen Sie sich so viel Zeit, wie Sie brauchen, um die Antworten des Teils zu erwägen.

Schritt 3: Gibt es andere Wege, um die positive Absicht mit neuen Verhalten zu erreichen?
Was wäre, wenn Sie Ihre positive Absicht auf andere Weise erreichen könnten?
Was wäre das? _____
Wann wäre das am nützlichsten?

_____   _____

Woran würden Sie erkennen, dass es eine positive Gewohnheit ist? _____
Wann beginnen Sie es zu verwenden?

__ _____

Gibt es einen Nachteil an dem neuen Verhalten?

_____   _____

Stellen Sie die „Was wäre, wenn ..." Frage solange, bis Sie zu der Kernüberzeugung, dem Kernwert kommen, der positiven Absicht. Sobald Sie eine Antwort haben, wandeln Sie diese in eine neue Frage um, bis Sie zu dem Kernwert kommen. Diese Kernwerte treiben die Art, wie Sie sich verhalten haben, an. Wenn Ihre Kernwerte erfüllt würden, dann wären Ihre Verhalten keine Probleme. Verhalten entwickeln sich nur zu Problemen, wenn sie nicht mit Ihren Kernwerten übereinstimmen.
Es gibt viele Beispiele für versteckte *positive Absichten*. Die besten Beispiele sind die, auf die Sie bei Ihrer inneren Untersuchung treffen.

Gedankenexperiment: Überbrücken Sie den Spalt

Um das beste Ergebnis zu erzielen, nehmen Sie den folgenden Text mit Ihrer eigenen Stimme auf, sprechen Sie langsam und nehmen sich die Zeit jeder einzelnen Anweisung zu folgen.

Beginnen Sie jetzt und schließen Sie Ihre Augen... Nehmen Sie einige tiefe Atemzüge, lassen Sie einfach los. Achten Sie mit jedem einzelnen Atemzug darauf, wie einfach es für Sie ist, loszulassen und mit dem Flow zu gehen.

(10 Sekunden Pause)

Nehmen Sie einen tiefen Atemzug und mit dem Ausatmen denken Sie an den Teil von Ihnen, der in der Vergangenheit darauf programmiert war, Dinge unpassend zu tun ... vielleicht war es der Teil von Ihnen, der gerne vor dem Schlafen gehen noch nascht ... oder derjenige, der dem Süßigkeitenautomat in der Arbeit nicht widerstehen konnte ... oder der Teil, der unbedingt eine Nach-speise braucht ... oder der Teil, der alles aufschiebt.

Nehmen Sie sich einen Moment und stellen Sie sich vor, wie Energie eine Ihrer Hände füllt. Stellen Sie sich diese Energie als Farbe vor. Lassen Sie diese Farbe die alten Verhalten darstellen. Spüren Sie, wie die Energie vom Kern Ihres Gehirns aus fließt, diese alten Verhalten löst, so dass eine positive Veränderung gemacht werden kann. Sobald Sie einen Ball aus mentaler Energie haben, nehmen Sie einen tiefen Atemzug und atmen wieder aus.

(10 Sekunden Pause)

Jetzt ist es Zeit, die andere Hand zu nehmen. Diese Hand stellt den Teil von Ihnen dar, der die Antworten hat, der Teil, der weiß, wie Ihre Probleme zu lösen sind. Der Teil, der weiß, wie Sie genug Wasser trinken ... wie Sie mäßig essen ... wie Sie nur zu den Mahlzeiten essen ... wie Sie Bewegung machen ... wie Sie ins Handeln kommen, statt aufzuschieben.

Nehmen Sie sich einen Augenblick und stellen sich vor, wie die Energie die andere Hand füllt. Stellen Sie sich diese Energie als Farbe vor und lassen Sie diese Farbe das neue, positive Verhalten darstellen. Spüren Sie, wie die Energie vom Kern Ihres Gehirns aus fließt, diese Ressourcen freisetzt, so dass eine dynamische Veränderung gemacht werden kann. Sobald Sie einen Ball aus mentaler Energie haben, nehmen Sie einen tiefen Atemzug und atmen wieder aus.

(10 Sekunden Pause)

Scannen Sie jetzt Ihren Körper. Lassen Sie sich gehen. Fühlen Sie, wie die Macht Ihres Geistes Ihre Kreativität freisetzt. Während

Sie sich auf Ihre Hände fokussieren, stellen Sie sich vor, dass das Gefühl, die Farbe und die Geräusche dieser beiden unterschiedlichen Teile von Ihnen zusammenkommen. Visualisieren Sie den Prozess, in dem diese Teile miteinander kommunizieren und lassen Sie es zu, dass Ihre beiden Hände zusammenkommen. Sie könnten das auch mental tun und sich vor Ihrem inneren Auge vorstellen, wie diese beiden verschiedenen Kräfte zusammenkommen.

Das kann sofort geschehen und es kann zu einem Zeitpunkt in der Zukunft passieren. Sie wissen, egal was geschieht: Sie machen das perfekt. Lassen Sie sich einfach durch den Prozess führen. Entscheidend ist: Sie glauben, dass diese beiden verschiedenen Teile von Ihnen zusammenkommen, um den Spalt zwischen der sabotierenden und der erfolgreichen Person in Ihnen zu überbrücken.

Nehmen Sie sich all die Zeit, die Sie brauchen, um sie zusammenzubringen und arbeiten dabei einen Plan auf der anders-als-bewussten Ebene aus, der Ihnen hilft mit den Ressourcen Erfolg zu haben, von denen Sie nicht wussten, dass Sie sie haben, ausgelöst von Erfahrungen, die Sie heute und in der Zukunft haben werden.

Egal, ob das physisch oder mental geschieht ... Die Hände kommen zusammen. Die beiden Farben mischen sich in dieser Visualisierung und schaffen einen neuen, mächtigen Anker. Einen Anker, der diese mentale Übereinkunft zur Zusammenarbeit auslöst. So lösen Sie die Probleme der Vergangenheit mit Lösungen, die Sie in der Gegenwart und in der Zukunft finden.

Nehmen Sie sich all die Zeit, die Sie brauchen, um sich vorzustellen, wie diese mächtige Beziehung jeden einzelnen Tag besser wird ... besser, besser und besser als am Tag davor.

Sobald Sie bereit sind, stellen Sie sich vor, wie sie in den nächsten 24 Stunden zusammenarbeiten werden ... während der nächsten Woche. Sobald Sie das alles zusammengestellt haben, indem Sie alle Ihre Fähigkeiten ausnützen, nehmen Sie sich einen Moment, um Ihren persönlichen Ort der Entspannung aufzusuchen und erlauben sich dann langsam in diesen Raum zurückzukehren.

KAPITEL
ELF

IHR LEBEN – EIN SCHAUSPIEL,
DAS ZU LEBEN SICH LOHNT

Sie zu motivieren eine aktive Rolle beim Erschaffen von Erfolg in Ihrem Leben zu spielen, ist das wichtigste Ziel dieses Buchs. Erfolg ist keine passive Tätigkeit. Sie dürfen ihn planen und sich darauf vorbereiten; Sie dürfen ihn erwarten. Mein Freund und Mentor, Jerry DeShazo, beginnt seine Coaching-Sitzungen oft mit der Frage: „Wenn Sie das Drehbuch Ihres Lebens schreiben würden, was genau würde dann jetzt passieren?"

Mit dieser Frage im Kopf machen wir uns daran, herauszufinden, wie Ihr Leben wäre, wenn nur Sie Ihr eigenes Drehbuch schreiben und dazu noch bestimmen, was herausgeschnitten wird und was in Ihrer Erinnerung gespeichert wird. Danach sprechen wir darüber, wie wir das geschehen lassen.

Der erste Schritt ist zu planen, wie ich gleich zu Anfang des Kapitels sagte. Dennis Waitley, ein Motivationsredner und Psychologe sagt über Planen Folgendes: „Erwarte das Beste, plane für das Schlimmste und bereite dich darauf vor, überrascht zu werden." Dr. Waitley beschreibt hier die Natur des Universums. Wir haben sehr wenig Kontrolle über das, was wir in der Außenwelt sehen, hören und erfahren. Daher fordert er uns auf, uns auf Überraschungen vorzubereiten.

Ob wir es mögen oder nicht, Kräfte außerhalb unseres Einflussbereichs beeinflussen auch die am besten ausgearbeiteten Pläne. Wie Sie mit diesen Herausforderungen umgehen, hat direkten Einfluss auf Ihr Scheitern oder Ihren Erfolg. Sie haben allerdings einen Vorteil, weil Sie dieses Buch lesen. Sie lernen, dass Sie durch kreative Visualisierung und Entspannung (KVE), grenzenlose Kontrolle über das 1,5 kg Universum haben, das zwischen Ihren Ohren existiert. In diesem inneren Raum sind Sie Königin oder König Ihres Reiches – Sie können auch der Hofnarr, die Hofnärrin sein, wenn Sie das auswählen. Meine Aufgabe ist es, Ihnen zu helfen, Ihren inneren Spielplatz zu nutzen, um Erfolg in der Außenwelt zu planen.

Alles, was Sie sehen, das von Menschen erschaffen wurde, war zuerst ein Gedanke im Kopf eines ressourcenvollen Erfinders, einer Erfinderin. Nachdem sie die Vision, den Gedanken oder den intuitiven Durchbruch hatten, musste er oder sie einen Plan ersinnen, um es von dem inneren Raum des Geistes in die Außenwelt zu bringen. Erfolg oder Scheitern eines Erfinders, einer Erfinderin liegt an ihrer oder seiner Fähigkeit, Gedanken in Dinge zu übersetzen. Für erfolgreiche Erfinderinnen und Erfinder ist Erfolg verpflichtend, Frustration optional.

Siegreiche Erfinder wie Edison und Einstein nutzten einen unbewussten Auslöser, um die Frustration zu überwinden, die dazu gehört, eine Idee zur Verwirklichung zu bringen. Vielleicht erklärt Ihr Plan nicht die Natur von Raum und Zeit so wie der von Einstein oder erfindet die Glühbirne wie Edisons, aber Ihr Plan folgt dem gleichen unsichtbaren Pfad vom Gedanken zum Ding. Um Erfolg zu haben, brauchen auch Sie die Unterstützung Ihres Anders-als-Bewusstsein, um Frustrationen zu zerstreuen und den Fokus zu behalten.

Der Schnittraum

Der wahre Test für einen Film ist das Endergebnis. Ein Film kann den besten Regisseur, erstklassige Schauspielerinnen und Schauspieler und tolle Kameraleute haben, aber den Unterschied zwischen einem Kassenschlager und einem Flop macht das aus, was weggeschnitten wird und was auf die Leinwand kommt. Ich habe die Hoffnung, Sie so zu trainieren, dass Sie die besten Entscheidungen darüber treffen, welche Szenen oder Erfahrungen Sie behalten und welche Sie einfach herausschneiden. Sie sind sowohl Hauptdarsteller oder Hauptdarstellerin im Durchbruch Ihres Lebens als auch Editor, Editorin des Endergebnis.

Sie erstellen Ihr persönliches Promotion-Video

Ich hatte vor kurzem die Ehre Bill Bartmann zu interviewen, der behauptet, ein Experte sowohl für Erfolg als auch für Scheitern zu sein. Bartmann lebte auf der Straße und wurde zum 25. reichsten Amerikaner. Er sagt, seine Mission ist es, mit der Welt zu teilen, wie Menschen Widrigkeiten überwinden: sich aufrappeln, sich abbürsten und weiter gehen.

Eine der Schlüsselmethoden, die er unterrichtet, beinhaltet das Zusammenstellen einer – wie er es nennt – Erfolgsrolle. Er sagt, wenn Sie eine aktuelle Erfolgsrolle unterhalten, wird es leicht sich auf das Positive zu fokussieren. Seine Botschaft ist einfach und doch mächtig. Kosten Sie die Erfolge aus und lernen Sie aus Ihren Fehlern.

Was Bill eine Erfolgsrolle nennt, nenne ich Ihr persönliches Promotion-Video. Ihr persönliches Promotion-Video ist wie ein Trailer zu einem Film, in dem all die besten Szenen in einem kurzen Videoclip verpackt werden, und das ist es, was Sie selbst verwenden, um sich selbst und anderen die neuen Verhalten, die Sie zeigen und die neue Art von Leben, die Sie führen, zu verkaufen. Indem Sie die Gedankenexperimente in diesem Kapitel machen, wissen Sie, was Sie in Ihrem Promotion-Video behalten und was Sie herausschneiden. Die Wahrheit ist, Sie *brauchten* jede Erfahrung, die Sie in Ihrem Leben hatten, um zu diesem Moment zu gelangen! Das bedeutet, dass jede Erfahrung im Leben wertvoll ist. Und um mehr aus Ihrem Leben zu machen, dürfen Sie sich darauf fokussieren, was Sie wollen und loslassen, was Sie nicht wollen. Was haben Sie also über die Geschichte Ihres Lebens ent-schieden? Wie erzählen Sie sie?

Obwohl Trailer für Filme nur zwei, drei Minuten lang sind, haben Sie ein zentrales Thema. Beginnen Sie von oben und denken über eine einzige mitreißende Idee, die das Leben definiert, das Sie sich entschieden haben zu leben. Denken Sie sich dieses Thema als den Polarstern, der Ihnen hilft durch die Stressauslöser des Lebens zu navigieren, so dass Sie nichts davon abhalten kann, Ihr persönliches Ziel zu erreichen.

Als Nächstes wollen Sie übliche Gedanken, Gefühle und Handlungen finden, die Ihnen in der Vergangenheit geholfen haben, erfolgreich zu sein. Ausgerüstet mit diesen Informationen können Sie mit Zielstrebigkeit auf Ihre zukünftigen Erfolge zuschreiten. Jeder Augenblick, den Sie leben, schenkt Ihnen die Möglichkeit, Ihr Promotion-Video weiterzuentwickeln. Behalten Sie im Kopf, dass Sie das zu sich anziehen, über das Sie nachdenken.

Indem Sie Ihr Promotion-Video regelmäßig aktualisieren,

verbringen Sie Ihr Leben in einem Zustand der *positiven Erwartung*. So wie eine gestresste Person ständig stressige Ereignisse erwartet, freuen Sie sich auf positive, Ihr Leben bereichernde Ereignisse. Und indem Ihr Anders-als-Bewusstsein richtig motiviert ist, werden Ihre Träume bald zur Wirklichkeit.

Neun einfache Schritte, um Ihren Geist auf Erfolg zu programmieren

Schritt 1: Schaffen Sie ein übergeordnetes Ziel für das kreative Visualisieren.

Seien Sie konkret. Ihr Geist liebt erreichbare und messbare Ergebnisse. Ihre Aufgabe ist es, sich ein Bild vom Endergebnis zu machen, hineinzusteigen und das Ergebnis wirklich zu erleben.
Vermeiden Sie es vage zu sein und zu sagen, ich möchte Gewicht verlieren oder ich möchte aufhören zu rauchen. Ihr Geist funktioniert besser mit ganz konkreten, greifbaren Zielen. Ersetzen Sie vage Behauptungen mit konkreten. Zum Beispiel: „Ich erreiche mein Idealgewicht von 65 kg.", oder: „Ich bin ab dem ersten Jänner rauchfrei."

Schritt 2: Beschließen Sie, dass Sie das Ziel für sich selbst – und nur für sich selbst erreichen.

Wenn das etwas ist, das Sie für Ihre Partnerin, Ihren Partner, Chef oder Chefin machen, könnten Ihre alten Selbst-Sabotagemechanismus das Steuer übernehmen. Sobald Sie bestimmt haben, dass das Ziel für Sie ist, wirken unsichtbare Kräfte, um herauszufinden, wie Sie dieses Ergebnis erhalten.

Schritt 3: Stellen Sie sicher, dass Ihr Plan im Rahmen des Planungsszenarios funktioniert.

Im Planungsszenario denken Sie über folgende fünf Fragen nach:

Was bringt mir die Erreichung dieses Ziels?
Wohin führt mich dieser Erfolg in der Zukunft?
Wann beginne ich diesen Plan in die Tat umzusetzen?
Mit wem teile ich meinen Erfolg?
Wie überprüfe ich, ob ich mit meinen Ergebnissen weiter auf

dem richtigen Weg bin?

Schritt 4: Machen Sie sich realistische Erwartungen.

Wenn Ihr Plan erfordert, dass Sie in der Lotterie gewinnen oder eine große Summe Geldes von einem Freund ausleihen, wird er sich vermutlich nie umsetzen lassen. Ihr Ziel ist es, Ihre Träume zu verwirklichen, nicht in einer Traumwelt zu leben.

Schritt 5: Seien Sie sich bewusst, dass Ihr Erreichen dieses Zieles Auswirkungen auf Ihre Umwelt hat.

Wir leben in einer Welt des gegenseitigen Respekts, der mit dem Gesetz von Ursache und Wirkung verknüpft ist. Was Sie tun, hat Auswirkungen auf andere. Menschen haben das starke Bedürfnis anderen zu nützen. Wenn Ihr Plan dieses Kriterium erfüllt, dann unterstützt Sie Ihr Anders-als-Bewusstsein.

Schritt 6: Seien Sie offen und ehrlich zu sich selbst über die Vor- und Nachteile dieser Errungenschaft.

Indem Sie einen Schritt zurückmachen und dissoziiert auf Ihren Plan schauen, entdecken Sie Fehler, von denen Sie sonst nie wüssten, dass sie existieren. Und Sie finden Problemlösungen, die Sie anders nie in Betracht gezogen hätten.

Schritt 7: Sobald Sie meinen früheren Rat befolgt haben und einen Mentor, eine Mentorin gefunden haben – lassen Sie ihren Plan von ihnen durchsehen.

Das fügt eine weitere Ebene der Dissoziierung hinzu und trennt das Ziel von Ihren Gefühlen.

Ihr Mentor, Ihre Mentorin kann Sie durch erfahrene Augen um Problemzonen herumsteuern. Er oder sie kann auf einschränkende Glaubenssätze in Ihrem inneren Dialog achten und eine Komforterweiterung bringen, die davon kommt, Ihre Idee von einem Experten, einer Expertin begutachten zu lassen.

Schritt 8: Seien Sie bereit, Ihre Vertrautheitszone zu verlassen.

Leigh Curl, ein ehemaliger erstklassiger Studentensportler und Teamarzt der Baltimore Ravens (American Football) sagte: „Die besten Mentoren sind Menschen in Ihrem Leben, die Sie gerade ein wenig aus Ihrer Vertrautheitszone schubsen."

Die Geschichte von Gail

Gail Larson hatte einen Traum. Sie wollte nach Los Angeles ziehen und eine Fernsehkarriere aufbauen. Sie glaubte allerdings nicht, dass das möglich sei – bis eine Freundin ihr beibrachte, ihre Ziele zu visualisieren. „Wenn du es siehst und du an deiner Vision festhältst, dann geschieht es für dich," sagte die Freundin.

Gail entschied, dass ein Versuch nicht schaden könnte. „Nur ein paar Minuten jeden Tag," sagte ihre Freundin, „und stell sicher, dass du konkret bist."
Als Gail es das erste Mal versuchte, lachte sie. Sie fühlte sich komisch dabei.

„Lach nicht," sagte ihre Freundin. „Dein Geist nimmt dich nur dann ernst, wenn du dich so benimmst, als ob dein Traum sich bereits erfüllt hat."

Jeden Tag nahm sich Gail ein paar Minuten, um sich selbst bei Paramount arbeitend zu sehen, wie sie auf Channel 4 auftritt und im ersten Jahr 100.000,-- Dollar verdient. Und mit jeder Visualisierung wurde es wirklicher und möglicher.

Im Juni 1986 zog sie nach Los Angeles. Die ersten beiden Wochen waren die furchtbarsten ihres Lebens. „Ich fahre nach Hause." sagte sie. „Nichts läuft hier gut für mich."
Jetzt war es an Ihrer Freundin zu lachen. „Zwei Wochen, Gail?", fragte sie, „Fang wieder an zu visualisieren."

In den nächsten zwei Wochen visualisierte Gail mehrmals am Tag die Erfüllung Ihres Traums. Dann läutete das Telefon und kalte Schauer liefen ihr den Rücken hinunter. Sie wurde wegen eines Castings zurückgerufen – und es war Paramount. Gail war zu der Zeit 26 und das Casting war für die Rolle einer 16-Jährigen in einer Show, die „Bronx Zoo" genannt wurde. Alle anderen Rollen waren vergeben, nur die Rolle der exzentrischen Highschoolschülerin war frei. Gail hatte so eine Rolle noch nie gespielt und fühlte sich seltsam dabei. Sie war auch noch nie vor einer Kamera gestanden. Als sie in der Studiotoilette stand und sich im Spiegel sah, erinnerte sie sich, dass das ihr Traum war. Obwohl sie noch nie einen Film gemacht hatte, wusste sie, dass sie es konnte – sie hatte es vor ihrem inneren Auge hunderte Male gesehen.

Es stellte sich heraus, dass Gail alles hatte, was sich der Regisseur für die Rolle wünschte. Er engagierte sie auf der Stelle. „Da war ich. In den Paramount Studios, vis-a-vis von Ed Asner ... Lou Grant ... es war so unwirklich," sagte Gail.

Nachdem der Film abgedreht war, flog Gail nach Hause zu ihren Eltern. Kaum stieg sie aus dem Flugzeug, durfte sie jedoch gleich wieder zurück nach Los Angeles fliegen. Paramount wollte sie für eine feste Rolle in einer Serie, die auf Channel 4 erscheinen würde – sie boten ihr für die erste Saison $ 100.000,- an. Alles, was sie visualisiert hatte, war wahr geworden.

Seither verwendet Gail weiterhin Visualisierungen, um ihre Ziele zu erreichen. Sie sagt zu dem Visualisierungsprozess oft „mein Wissen festhalten". Nach Gail gilt: Sobald Sie wissen, dass Sie etwas tun können, haben Sie bereits den halben Weg geschafft. Als Gail entschied, dass sie bereit war für eine ernsthafte Beziehung, begann sie sich selbst schon darin zu visualisieren. Sie visualisierte die Art von Mann, die sie kennenlernen wollte. Innerhalb von zwei Wochen lernte sie ihren Ehemann kennen; die beiden sind seit 23 Jahren glücklich verheiratet.

Gail lehrte auch ihre Töchter, ihre Ziele zu visualisieren. Ihre älteste Tochter verwendete kreative Visualisierung, um ihr Ziel, in das Fernsehjournalismusprogramm der USC (University of Southern California) aufgenommen zu werden, zu erreichen. Ihre jüngere Tochter Mattie, eine Mittelschülerin, visualisiert die erfolgreiche Teilnahme an jedem Wettbewerb. „Ab der Zeit, wo sie sieben oder acht Jahre alt war, hat Mattie die Geschichte in ihrem Kopf durchgespielt – sie geht in die Wettkampfstätte, wärmt sich auf und liefert dann eine perfekte Leistung ab," sagt Gail. Mattie geht jetzt zuversichtlich in ihre Wettkämpfe, weil sie sie bereits vor ihrem inneren Auge gesehen hat. Mattie verwendet heute KVE zusammen mit der Licht- und Tontechnologie. Ihr Ziel? Nichts weniger als eine Goldmedaille bei den Olympischen Spielen. Ich erwarte ganz fest, sie dort zu sehen, mit einer Medaille um ihren Hals und einem strahlenden Lächeln auf ihrem Gesicht.

Schritt 9: Wenden Sie das Gesetz der Nicht-Bindung an.
Ihre Aufgabe ist es, die Handlungen zu setzen, die es den inneren
unsichtbaren Kräften erlauben, den besten Weg für Sie zu finden, um
Ihr Ziel zu erreichen.

Wie programmieren Sie Erfolg?

Was könnten Sie erreichen, wenn Sie einen Computer hätten, der in der Lage ist, Daten aufzunehmen und dann, mit verblüffender Genauigkeit, das wahrscheinlichste Ergebnis jeder Entscheidung, die Sie treffen, zu programmieren. Was wäre, wenn Sie diese Ergebnisse nutzen könnten, um durch das Leben zu navigieren? Was, wenn ich Ihnen sage, dass Sie genauso einen Computer haben: das menschliche Gehirn. Das menschliche Gehirn ist ein hundert Milliarden Neurobit Prozessor, der in jedem Moment entweder für Sie oder gegen Sie arbeitet.

Wäre es nicht nett, wenn wir einfach einen Software-Techniker anheuern, ihm oder ihr die Ergebnisse, die wir uns wünschen, mitteilen, uns dann zurücklehnen und es geschehen lassen? Ein Software-Techniker ist ein Mann oder eine Frau mit dem Wissen und der Expertise, für einen ganz bestimmten Computer in einer ganz bestimmten Programmiersprache Schritt-für-Schritt Anweisungen aufzulisten. Das entspricht etwa einem Laien, der oder die konkrete Schritt-für-Schritt Anweisungen entwickelt, um Menschen, die noch nie zuvor gekocht haben, beizubringen, einen Schinken-Käse-Toast zu machen.

Zum Beispiel wäre der Code für die Software, um einen Schinken-Käse-Toast zu machen folgender:

Schinken (Anzahl der Blätter, wie dünn geschnitten und welche Sorte – roh, gekocht, ein Beinschinken, ein Toastschinken, ...)

Käse (Anzahl der Scheiben und welche Sorte, vorgeschnitten oder nicht, falls nein: Wie dick werden die Scheiben geschnitten)

Toastbroat (welche Sorte – weiß, Vollkorn, Roggen)
Frische Tomatenscheiben

Zugang zu einem Toaster (Plattengrill oder Elektrotoaster)
Butter (oder gerade nicht)
Ein Messer
Ein Teller

Sie müssen auch wissen, wie viele Menschen einen Toast essen wollen. Dann bräuchte Ihr Geist eine Schritt-für-Schritt Anweisung, wie lange der Toast getoastet wird, wie oft er dabei umzudrehen ist – oder auch nicht, wie die Tomate geschnitten und wie genau der Toast geschichtet wird.

Der Software-Techniker müsste auch wissen, welche Art von Messer, mit welchem Druck verwendet wird, um den Käse zu schneiden, wie die Toast in den Toaster eingelegt wird ... und so weiter. Was ist mit dem Teller? Oder der Temperatureinstellung des Toasters? Soll der Käse ganz schmelzen oder nicht?

An diesem Punkt würde unser Mensch mit dieser Herausforderung lieber zum Imbiss an der Ecke hinuntergehen und einen Schinken-Käse-Toast bestellen, gleich mit Ketchup dazu. Es steht ja schließlich so in der Speisekarte.

Denken Sie an KVE als Zeit, die Sie damit verbringen, Ihre inneren Speisepläne zu machen, damit Sie bestellen können, was Sie wollen, wann immer Sie wollen. Leben ist schließlich ein komplexerer Vorgang als die Zubereitung eines Toasts. Oft scheint es so, als ob wir schon ein bestimmtes Betriebssystem haben, sobald wir geboren werden. Wenn Sie so sind wie die meisten Menschen, dann können Sie ein Upgrade gut gebrauchen.

Was dürfen Sie tun, um ein Upgrade für Ihr mentales Programm durchzuführen? Wie werden Sie zum Software-Techniker Ihres eigenen Geistes? Sie dürfen außerhalb der Kiste denken wie Albert Einstein, der sagte: „Wer noch nie einen Fehler gemacht hat, hat noch nie etwas Neues ausprobiert."

Das Programmieren von Erfolg beinhaltet das Abwägen und Ändern der Rückmeldungen, die Sie erhalten. Als Software-Techniker des menschlichen Geistes dürfen Sie Ihre Grenzen kennen – und dann diese Grenzen so weit hinausschieben, dass Sie von ihnen lernen und an ihnen wachsen können.

Menschen verwechseln oft vergangene Erfolge oder Misserfolge mit Wissen und Weisheit. In Wirklichkeit ist allerdings nichts im Geist *wirklich*, bis das Anders-als-Bewusstsein ein Programm darum gebaut hat. Einige sehr erfolgreiche Menschen haben ein mentales Programm geschrieben, das es ihnen ermöglicht *schnell zu scheitern*. Es wird Sie vielleicht überraschen, dass irgendein Scheitern eine Ressource sein kann; und schnell zu scheitern ist wahrscheinlich eine der besten, die Sie haben können. Schnell scheitern heißt, dass Sie schnell lernen, wie es nicht geht und so ohne Zeit zu verschwenden herausfinden können, wie es geht. Ich habe Klienten und Klientinnen gekannt, die zehn Jahre lang, in 30 der 52 Wochen des Jahres, eine Diät begonnen haben. Diese Menschen konnten nicht vom schnellen Scheitern profitieren und so zu dem kommen, was für sie funktioniert – um dann dranzubleiben.

Menschen, die Entertainment als Erleuchtung betrachten, machen auch einen Fehler. Ich meine damit, dass einige Menschen nach dem Motto leben: „Es fühlt sich gut an, mach es!" Das ist nur selten eine effektive Politik. Der Weg des geringsten Widerstands ist nicht immer der beste Weg.

Menschen mit Aufschieberitis glauben oft fälschlich, dass Analyse gleichbedeutend mit Lernen sei. Wir alle haben Strategien für Erfolg und Scheitern. Sobald Sie ein passendes mentales Programm geschaffen haben, das die Für und Wider Ihrer Entscheidungen abwägt, dann halten Sie den Prozess des Lernens und Wachsens nicht mehr auf. Behalten Sie im Auge, dass zu viel Analyse zur Paralyse, zur Lähmung führt.

Viele Erwachsene glauben fälschlicherweise, dass Erziehung nur in den Klassenzimmern stattfindet. Nichts könnte weiter entfernt von der Wahrheit sein. Die erfolgreichsten Menschen, die ich kenne, betrachten das ganze *Leben* als ein einziges großes Klassenzimmer.

Indem Sie die Gedankenexperimente dieses Abschnitts anwenden, lernen Sie alles zu sich anzuziehen, was Sie für die Verwirklichung Ihrer Ziele brauchen. Das beginnt mit einer einfachen Frage: Was brauchen Sie heute, um Ihr tägliches Ziel zu erreichen? Dann dürfen Sie weitergehen und die Tatsachen einschätzen.

Brauchen Sie Hilfe von außen für dieses Ziel? Wenn ja, was haben Sie zu tun, um zu beginnen, auf das Ziel zuzugehen?

Vier Schritte, um ein Produzent, eine Produzentin zu werden und mehr Lernen in Ihr Leben zu bringen

1 Schreiben Sie die fünf wichtigsten Dinge auf, die Sie in Ihrem Leben gelernt haben. Wie haben Sie sie gelernt?

2 Beginnen Sie eine Erfolgsmappe zu führen und schreiben Sie jede Woche eine Schlüssel-Lernerfahrung auf. Was war das Wichtigste, das Sie gelernt haben?

3 Werden Sie Mentor, Mentorin für jemand anderen oder engagieren Sie sich in Ihrer Gemeinde. So schreiben Sie sich ins Klassenzimmer des Lebens ein.

4 Schauen Sie für eine Minute sich selbst im Spiegel an. Fragen Sie sich: „Wie fühle ich mich heute mit meiner Produktivität?"

Wie spielen Sie die Rolle des Produzenten, der Produzentin?

Stellen wir uns vor, Sie sind Top-Produzent, Top-Produzentin in Hollywood. Ihre erste Aufgabe ist es, das Projekt zu überprüfen, um zu bestimmen, ob es sich zu produzieren lohnt. Das Drehbuch, das Sie durchsehen, ist die Geschichte Ihres Lebens.

Also Herr Produzent, Frau Produzentin, ist es eine Geschichte, die es wert ist, erzählt zu werden? Würden Sie sie kaufen? Wenn nein, können Sie beschließen, sie umzuschreiben oder sie wegzuwerfen und eine neue zu schreiben. Wenn Ihnen die Geschichte gefällt, dann haben Sie natürlich die Freiheit, sie zu erweitern und zu verbessern – sie in eine richtige Erfolgsgeschichte zu entwickeln. Schließlich sind Sie die Produzentin, der Produzent, Sie tätigen die Investition – oder nicht.

Ihre nächste Aufgabe ist die Besetzung. Vielleicht haben Sie bisher Ihre Freunde, Freundinnen, Kolleginnen, Kollegen nicht als Rollen gesehen – sie sind es. Wenn Sie einen Schritt zurück machen und auf Ihr Leben schauen, dann sehen Sie das Schauspiel, das sich abspielt. Sie haben diese Rollen auf sehr bedeutungsvolle Weise engagiert. Hilft Ihnen Ihre derzeitige Besetzung erfolgreich zu sein oder behindert sie Sie? Wenn die Rollen in Ihrem Leben Sie nicht dabei unterstützen, das Leben zu leben, das Sie sich wünschen, können Sie sie umbesetzen oder neue Rollen einführen.

Als Produzentin, als Produzent arbeiten Sie auch mit dem Drehbuchautor, der Drehbuchautorin zusammen. Genau genommen arbeiten die großen Produzenten und Produzentinnen gerne mit mehreren Autorinnen und Autoren an einem Projekt, sodass Sie mehr als einen Blickwinkel haben. Da sich das auf Ihr Leben bezieht, möchte ich, dass Sie sich vorstellen, Sie hätten ein leeres Skript bekommen. Wie schreiben Sie Ihren Erfolg?

Wenn Sie die Antwort noch nicht haben, dann ist jetzt die Zeit für ein wenig In-sich-gehen und Finden. Sie müssen wissen, wohin Sie gehen wollen, bevor Sie die Reise beginnen.

Das Aufregendste, was Sie als Produzent, als Produzentin zu tun haben, ist die Talente zu finden und zu engagieren, die das Projekt mit Ihnen erarbeiten. Das ist der interessanteste Teil Ihres persönlichen Lebens und es ist ein aufregender Teil der Reise. Ihre Freunde, Freundinnen, Kolleginnen, Kollegen, Familienmitglieder und tausende anderer Menschen, die Sie im Laufe Ihres Lebens treffen sind hier als Nebendarsteller und -darstellerinnen in dem Schauspiel Ihres Erfolgs. Diese Ensemblemitglieder können manchmal als Lehrerinnen oder als Coaches erscheinen und zu anderen Zeiten als Kassierer, Steuerprüferinnen oder als Polizist, der neben Ihrem Wagen steht und Ihnen einen Strafzettel gibt. Das sind die Menschen, die Ihre Welt am Laufen halten. Ohne sie hätten Sie wenig Lernerfahrungen und kein Wachstum, keine Entwicklung.

Die Produzentin, der Produzent hat die oberste Autorität und Entscheidungsgewalt über das Projekt. Deshalb müssen Sie so genau wissen, was Sie wollen, damit Sie mit Freude und Engagement in diese Führungsrolle schlüpfen. Dann – genau so wie die führenden Produzenten und Produzentinnen in Hollywood – nehmen Sie nur Projekte an, wenn Sie die letzte Entscheidungsgewalt haben. Sie können dieses Buch als Ihren Coach nehmen, bis Sie sich selbst coachen können.

Der Hollywoodproduzent, die Hollywoodproduzentin hat auch die wichtige Rolle, dem Regisseur, der Regisseurin lästige Störenfriede vom Hals zu halten. Es kann sein, dass auch Sie Saboteure in Zaum halten müssen. In Ihrem Leben könnten das bestimmte Speisen, Getränke, Menschen oder Tätigkeiten sein.

Sie kontrollieren auch das Budget. Sie genehmigen die größeren Ausgaben und sind den Studiobossen gegenüber verantwortlich, wenn sich Probleme ergeben. Das heißt, Sie sind am Ende der Kette. Sie müssen eine Politik ohne Ausreden entwickeln. Sie haben niemanden, dem Sie die Schuld geben können außer Ihnen selbst, denn Sie haben das Projekt ausgewählt, die Besetzung und die Produktionsfirma. Natürlich bekommen Sie auch alle Anerkennung für Ihren Erfolg!

Wie stellen Sie sicher, dass Ihr Leben ein Schauspiel wird, das sich zu leben lohnt?

Mit Ihrem Wissen über kreative Visualisierung geht Ihre Rolle als Produzent, Produzentin weiter in der Postproduktion, beim Editieren, Vertonen, Marketing und Vertrieb. Das ist die Stelle, an der Sie das Reframing Ihres Lebens meistern.

Am Anfang meiner professionellen Karriere bekam ich erzählt, dass für das Universum zwei Regeln gibt.

1 Alles im Universum geschieht zur richtigen Zeit und in der richtigen Abfolge für alle Beteiligten. Und falls das Leben nicht so zu laufen scheint, dann wende Regel #2 an, die lautet:

2 Tue so, als würde Alles im Universum zur richtigen Zeit und in der richtigen Abfolge geschehen für alle Beteiligten.

Auch wenn Sie das nicht kaufen, es ist eine viel bessere Einstellung, als zu denken, dass die Welt es auf Sie abgesehen hat!

Das ist Ihre Gelegenheit die Kontrolle zu übernehmen und Planer, Programmiererin und ausführender Produzent, Produzentin für die positiven Veränderungen in Ihrem Leben zu sein!

Gedankenexperiment: Sie machen Ihr Leben zu einem Schauspiel, das zu leben sich lohnt

Um das beste Ergebnis zu erzielen, nehmen Sie den folgenden Text mit Ihrer eigenen Stimme auf, sprechen Sie langsam und nehmen sich die Zeit jeder einzelnen Anweisung zu folgen.

Beginnen Sie jetzt und schließen Sie Ihre Augen. Nehmen Sie einen tiefen Atemzug und atmen Sie mit einem Seufzen aus. Während sich Ihr Körper entspannt, erschaffen Sie ein übergeordnetes Ziel für Ihre Visualisierung. Seien Sie konkret. Ihr Geist liebt greifbare, messbare Ergebnisse.

Machen Sie sich ein Bild vom Endergebnis und steigen Sie hinein. Sehen Sie mental durch Ihre Augen, hören Sie mit Ihren Ohren und lassen Sie Ihr Bewusstsein jetzt dort sein. Lassen Sie zu, dass Sie konkret sind.

Machen Sie eine mentale Liste von all den Gründen, warum Sie dieses Ziel für sich, nur für sich erreichen wollen. Lassen Sie die Ansicht los, dass Sie es für Ihren Partner, Ihre Partnerin tun, ein Kind, den Boss. Lassen Sie es zu, dass die unsichtbaren Kräfte sich ans Werk machen, um herauszufinden, wie Sie zu dem Ergebnis kommen, das Sie sich wünschen.

Sehen Sie vor Ihrem inneren Auge, was das Erreichen dieses Ziels für Sie persönlich tun wird. Lassen Sie Ihre Vorstellungskraft eine Reise in die Zukunft machen. Werden Sie sich bewusst, wohin dieser Erfolg Sie in der Zukunft führen wird.

Mit dieser mentalen Timeline vor Augen achten Sie beim Entwickeln dieses Aktionsplans darauf, was Ihr erster Schritt ist. Lassen Sie Ihre Gedanken sich ausdehnen und beziehen Sie die anderen Menschen, die von dieser Veränderung betroffen sind, mit ein. Wie werden Sie Ihren Erfolg mit der Welt teilen?

Von hier aus bauen Sie in eine Traumsequenz die Fähigkeit ein, zu bestätigen, dass Sie mit Ihren Ergebnissen auf dem richtigen Weg bleiben. Jede Nacht, während Sie in den Schlaf gleiten, lässt Ihr Anders-als-Bewusstsein Ihren Tag Revue passieren. In dieser Revue messen Sie, ob Ihre Ergebnisse Sie näher zu Ihrem Ziel bringen;

falls eine Herausforderung auftreten sollte, dann träumen Sie von Lösungen – Lösungen, die Ihnen erlauben dieses und andere Ziele so leicht zu erreichen, wie Sie atmen, und so natürlich wie Ihr Herzschlag.

Achten Sie auf die Veränderungen, die Sie brauchen, um aus Ihrer Vertrautheitszone herauszutreten. Lassen Sie die unsichtbaren Kräfte in Ihrem Inneren das beste mögliche Ergebnis für Sie schaffen.

Mit diesem Gedankenexperiment im Kopf, ist es an der Zeit, alle diese Informationen zu Ihrem persönlichen Entspannungsplatz mitzunehmen. An diesem Ort können Sie an einem unberührtem Strand spazieren. Machen Sie das so realistisch wie möglich, indem Sie Ihre unglaubliche Vorstellungskraft nutzen. Stellen Sie sich vor, wie der Wind durch Ihre Haare bläst. Stellen Sie sich den Geruch des Salzes vor, während die goldenen Strahlen der Sonne Ihren Körper wärmen. Nehmen Sie sich an Ihrem mentalen Ort alle Zeit, die Sie brauchen – seien Sie in dem Raum zwischen dem Tick und dem Tack der Uhr. Dann, sobald Sie bereit sind, nehmen Sie drei tiefe Atemzüge und sagen zu sich: hellwach – hellwach, Sie fühlen sich gut und bei bester Gesundheit. Dann und nur dann kommen Sie vollständig in den Raum zurück.

„Indem Menschen ihre inneren Einstellungen verändern, können sie Aspekte im Außen ihres Lebens verändern."

- William James

KAPITEL
ZWÖLF

EINIGE ABSCHLIESSENDE GEDANKEN DARÜBER,
WIE KREATIVE VISUALISIERUNG UND ENTSPANNUNG
DIE WELT VERÄNDERN KANN.

In diesen Seiten haben Sie gelernt, wie Sie kreative Visualisierung und Entspannung nutzen, warum sie funktioniert und wie sie andere verwendet haben, um ihr Leben und die Welt zu verändern. Wenn die es können, können Sie das auch. Sie sind an der Reihe den Schritt nach vorne zu machen, Ihr Leben umzuformen und etwas in der Welt zu bewirken – eine Welt, die sehnsüchtig auf Ihre Hilfe wartet.

Indem Sie die Gedankenexperimente anwenden, die ich skizziert habe, haben Sie die Kontrolle über die unbewusste Programmierung übernommen, die Ihr Leben zu kontrollieren pflegte. Indem Sie diese Schritt-für-Schritt-Prozesse anwenden, haben Sie sich mit Techniken bewaffnet, die gesundes Denken und konstruktive Handlungen fördern. Sie schenken Ihnen Freiheit von negativen Gedanken, die Sie möglicherweise behindert haben. Sie sind auf der Überholspur in Richtung persönlicher Befriedigung unterwegs. Sie folgen nicht mehr länger der Masse, denn Sie sind mit Allem befähigt, was Sie brauchen, um mit Stress gut umzugehen, Ihr Denken upzugraden und sich selbst auf die nächste Ebene der persönlichen Evolution zu heben.

Ich möchte Sie noch warnen, dass, sobald Sie das Wissen aus diesem Buch umsetzen, viele Ihrer alten Überzeugungen, Einstellungen und Verhalten null und nichtig sind. Sobald Sie mit diesen revolutionären Konzepten bewaffnet sind, gibt es kein Zurück mehr. Sie haben den Schritt nach vorne gemacht und Ihre persönliche Verantwortung übernommen. Den Luxus, Familie, Freunde, Freundinnen, Kolleginnen, Kollegen für Ihre Situation verantwortlich zu machen, den haben Sie nicht mehr. Sie wissen, dass es Ihr bestes Denken ist, das Sie zu jedem Moment führt – einen Moment nach dem anderen. Die gute Nachricht ist, dass Sie mit den Informationen ausgerüstet sind, die Sie befreien und Ihnen ermöglichen Ihre Zukunft neu zu schreiben und jeden Tag voll auszukosten.

Außerdem gewinnen Sie – sobald Sie sich ein Ziel setzen und es erreichen – ein Gefühl von Macht. Diese unglaubliche Macht gibt Ihnen Kraft für noch größere Ziele und für die Annahme Ihres wahren Selbstbildes. In Wahrheit hatten Sie immer die Kontrolle – von dem Moment an, wo Sie das erste Mal Nahrung wieder ausgespuckt haben, die Sie von Ihren Eltern bekommen hatten; Sie wussten es nur nicht. Jetzt, da Sie sich die Macht des Geistes zunutze gemacht haben, ist alles möglich. Und Sie können dieses unglaubliche Gefühl genießen, jeden einzelnen Tag die Kontrolle über Ihr persönliches Schicksal zu haben.

Einer meiner Mentoren, Dr. Gil Gilly, erzählte mir, dass Sie nie etwas glauben sollten, das Sie lesen oder hören, bis Sie die Ideen in Ihrem eigenen Leben erprobt haben. Mit diesem Gedanken im Kopf empfehle ich Ihnen zum ersten Gedankenexperiment im Kapitel 3 zurückzugehen und zu beginnen, die Grundsätze anzuwenden – falls Sie das noch nicht getan haben. Jedes Gedankenexperiment baut auf das oder die vorhergehenden auf, sodass Sie – Schritt für Schritt – ein besseres Verständnis von sich selbst erlangen. Ich bin mir sicher, dass Sie zu dem Schluss kommen, dass Sie nur die Grenzen haben, für die Sie sich selbst entschließen. Alles, was Sie zu tun haben, ist, ehrlich zu sein zu sich selbst: Wo stehen Sie jetzt? Und bereit zu sein über alte, einschränkende Überzeugungen hinauszuwachsen und begeistert zu sein, eine neue Zukunft für sich selbst, Ihre Liebsten und die Welt anzunehmen.

Lassen Sie sich von der Einfachheit der Gedankenexperimente nicht täuschen. Sie sind mehr als nur Tagträume, sie sind die Fäden, die die richtigen unbewussten Gedanken weben, die Ihre Träume wahr werden lassen. Wenn Sie etwas auf der bewussten Ebene lesen, können Sie unbewusst Widerstand gegen das Handeln haben. Das liegt daran, dass Sie mit so vielen Informationen bombardiert werden, dass es nicht leicht ist, Fakten von Fiktion zu unterscheiden. Jedes Gedankenexperiment ist so entworfen, dass es Sie über die bewusste Ebene hinaus zu diesem inneren Raum führt, wo Sie Ihr Leben betrachten, Ihre Träume verfeinern und Ihre Lösungen in die Wirklichkeit bringen. Seien Sie sich gewahr, dass dieser Vorgang für manche leichter ist als für andere. Mit Übung können jedenfalls Alle die inneren Reiche der Vorstellungskraft meistern und Gedankenexperimente benutzen, um das Leben zu erschaffen, das Sie sich wünschen.

Verstehen Sie, dass etwas bewusst Lernen eine Sache ist und Üben auf der anders-als-bewussten Ebene etwas ganz anderes. Wenn Sie subjektives Lernen (aus einem Buch) mit experimentellem Lernen (durch Experimente), das Ihre Vorstellungskraft und

Kreativität nutzt, kombinieren, dann entwickeln Sie in Ihrem Inneren Programme, um die neuen Informationen im Alltag anzuwenden.

Betrachten Sie einmal den Fortschritt des Wissens in Ihrer Lebenszeit; ist er nicht erstaunlich? Wir können uns Gehirnchirurgie im Fernsehen ansehen oder wir können unser Gehirn mit Sitcoms betäuben. Wir können unsere Computer zum Glühen bringen und komplexe Gleichungen lösen oder wir können Stunden mit Surfen nach Gerüchten und trivialen Dingen verschwenden. Ja, die Technologie hat uns viel mehr Wahlmöglichkeiten gegeben als jemals zuvor. Es ist unsere Verantwortung, den Schritt nach vorne zu machen und diese Technologie zu verwenden, um die Welt zu verbessern. Ohne Zweifel werden sich Hardware und Software noch weiter entwickeln. Spieleplattformen werden immer le-bensechter. Ich glaube, dass wir uns eines Tages mit ein wenig Hilfe von einem „Mentalcoach" zurücklehnen, uns entspannen und Ereignisse in einer Art von lebensechter holografischer Therapie wieder erleben werden. Und dieser Tag ist näher, als wir glauben.

Um im Golf besser zu werden, würden wir uns nicht länger vorstellen, was Annika Sorenstam denkt. Mit der richtigen Technologie gehen wir einfach in der Zeit zurück und sind dabei, wie sie eines ihrer Turniere gewinnt. Wir sind dann in der Lage alles virtuell zu lernen, Klavier spielen, ein Flugzeug fliegen oder den Aufschlag beim Tennis perfektionieren. Mit dieser neuen Technologie kann ein 20-minütiger Traum sich anfühlen, als ob er Tage oder Wochen dauert.

Können Sie sich vorstellen, so leicht Zugang zum ganzen Wissen des Internet zu haben, wie sich zu erinnern, was Sie gestern Abend gegessen haben? Ohne dem Bedarf nach Auswendiglernen könnten die Schulen umgewandelt werden in Kurse, die sich um soziale Fähigkeiten und Verbesserungen des Planeten drehen. Sobald die Quantencomputer in Produktion gehen, verschwinden solche Themen wie Knappheit von Energie und anderen Ressourcen. Wer weiß, vielleicht sehen wir eines Tages wirklich „Holodecks", wie wir sie von Star Trek kennen oder holografische Wirklichkeiten, die in Klassenzimmern und in der Unterhaltungsindustrie verwendet werden.

Das klingt nach einer ziemlich tollen Zukunft, nicht wahr?

Und ich habe nur ein paar Punkte von dem, was möglich ist, berührt. Aber diese Zukunft ist nur möglich, wenn wir heute beginnen und Veränderungen machen – einen Tag nach dem anderen, eine Entscheidung nach der anderen.

Und so half ein Fabrikarbeiter und hoffnungsloser Alkoholiker aus Battle Creek, Michigan, die Welt zu verändern. *Mit einer einfachen Entscheidung*. Er entschied sich an einem Entspannungskurs teilzunehmen und dann umzusetzen, was er gelernt hatte. Er überwand nicht nur seinen Alkoholismus, sondern lehrte die Techniken auch seinen Kindern. Und einige seiner Kinder lehren seitdem anderen Menschen diese erstaunliche mentale Technologie. Dieser hoffnungslose Fabrikarbeiter war mein Vater und mit dieser einen, einfachen Entscheidung sich selbst zu helfen, hat er mehr als eine Million Menschen beeinflusst, die mit dieser mentalen Technologie in Berührung kamen.

Jede und jeder Einzelne von Ihnen hat dieses Potential. Indem Sie lernen sich zu entspannen und Ihre innere Macht zu gebrauchen, beeinflussen Sie Ihre Familie, Freunde und Freundinnen, die wiederum deren Familien und Freundeskreis beeinflussen und so weiter …

Ich habe herausgefunden, dass der beste Weg, um das Leben anderer zu verändern, ist mich selbst zu verändern. Es ist eine natürliche Entwicklung, dass die Menschen, die Sie lieben, auch das haben wollen, was Sie haben. Es ist einfach, wenn Sie klein beginnen, wie mein Vater, und dann Ihre mentalen Muskeln aufbauen, indem Sie allmähliche, andauernde Veränderungen in Ihrem Leben durchführen. Schon bald werden Sie zum Mentor, zur Mentorin von einem anderen Menschen. Wenn Sie diese Aufgabe mit ganzem Herzen ausüben, dann wir diese Person selbst wieder zum Mentor oder Mentorin von wieder einem anderen Menschen. Denken Sie sich das wie das Spiel „Six Degrees of Ke-vin Bacon". In diesem einfachen Spiel, das auf der Idee gründet, dass die Welt letzlich klein ist, müssen die Teilnehmerinnen und Teilnehmer irgendeinen Schauspieler oder Schauspielerin durch deren Filmrollen mit Kevin Bacon in Verbindung bringen. Die Annahme ist, dass kein Schauspieler, keine Schauspielerin mehr als 6 Schritte von Kevin Bacon entfernt ist. Viele Menschen glauben, dass das für die ganze Welt gilt. Genau

genommen ist der Name des Spiels „Six Degrees of Kevin Bacon"
ein Wortspiel mit dem Begriff „Six Degrees of Separation", der aus
der Theorie stammt, die die Welt als kleinen Ort sieht (Small World
Theory).

Führen wir dieses Konzept einen Schritt weiter. Was wäre,
wenn Sie jede mit Stress überladene Person, die Sie kennen (vermutlich sind das so gut wie alle Menschen, die Sie kennen) lehren,
die KVE-Techniken aus diesem Buch anzuwenden? Und was wäre,
wenn diese Menschen sie wiederum mit den mit Stress überladenen
Personen, die sie kennen, teilen? In weniger als sieben Generationen
von Netzwerken wären alle Menschen im Land – und vielleicht der
Welt – nicht nur befreit von ihrem überladenen Leben, sondern auch
befähigt unseren wertvollen Planeten in eine Welt umzuwandeln, in
der wir es alle lieben zu leben.

Es wurde gesagt, dass der Geist einfach ist und der Mensch
komplex. Ich habe die Hoffnung, dass diese einfachen und doch
komplexen Ideen die Art, wie Sie über sich selbst und die Zukunft der Menschheit denken, umwandeln. Ich hoffe, dass Sie, Ihre
Familie, Ihre Freundinnen und Freunde mit mir als Co-Erschaffer
und Co-Erschafferinnen aufstehen für Gesundheit, Reichtum und
Überfluss. Wenn Wissen Macht ist, dann lassen Sie uns den Reichtum, mit dem wir in diesem Informationszeitalter überflutet werden,
teilen und lassen Sie uns nicht mehr zufrieden sein mit dem, was
uns gesagt wird, das wir denken sollen, sondern nach neuen und
besseren Wegen des Denkens streben.

Am Abend, sobald Sie Ihre Augen schließen und in den
Schlaf gleiten, behalten Sie im Kopf, dass der großartigste Computer der Welt – Ihr menschliches Gehirn – schon die Lösungen zu
allen Problemen ausarbeitet, auf die Sie treffen könnten und Ihnen
hilft, den Traum, der in Ihnen wohnt, zu erwecken. Und vielleicht,
nur vielleicht ist das genau der Traum, auf den die Welt gewartet hat.

*„Halten Sie sich fern von Menschen, die Ihre Ambitionen
schmälern wollen. Kleinliche Menschen versuchen das immer
wieder – die wahrlich großartigen Menschen geben Ihnen immer
das Gefühl, dass Sie auch großartig werden können."*

-Mark Twain

KAPITEL DREIZEHN

Zusätzliche Ressourcen

Zusätzliche Ressourcen

1. Isaacson Walter, „Einstein, His Life and Universe (Simon & Schuster, New York NY 2007

2. Kessler RC, Chiu WT, Demler O, Walters EE. „Prevalence, severity, and comorbidity of twelve-month DSM-IV disorders in the National Comorbidity Survey Replication" (NCS-R), Archives of General Psychiatry, 2005 Jun;62 (6):617-27.

3. Schoen, Marc, Ph.D. „When Relaxation is Hazardous to Your Health: Why We Get Sick After the STRESS is Over, and What You Can Do Now to Protect Your HEALTH", (Mind Body Health Books, Calabasas, CA 2001)

4. Facts and Statistics, APA Help Center, http://www.apa.org/pubs/index.aspx

5. Di Salvo, Carmelo Anthony, „Organizational Stress and What to Do About It", Northstar Leadership Group, Leadership Renewal Seminar (2007)

6. Nadler, Beverly, „Vibrational Harmony, Why We Don't Get What We Want and How We Can" (Trafford Publishing 2001)

7. Oster, Gerald, „Auditory Beats in the Brain" (Scientific American, 1973)

8. Cvetkovic, D and Cosic, I, „The Induced Rhythmic Oscillations of Neural Activity in the Human Brain" (Proceeding 417)

9. Cady, Dr. Roger K. and Shealy, Dr. Norman, „Neurochemical Responses to Cranial Electrical Stimulation and Photo-Stimulation via Brain Wave Synchronization" (Study performed by the Shealy Institute of Comprehensive Health Care, Springfield, Missouri, 1990, 11 pp.)

10. Blaylock, Russell, MD, „Excitotoxins: The Taste that Kills" (Health Press, Santa Fe, NM 1997)

11. Merzenich, Michael, Ph.D."Video Games vs the Aging Brain", (Discover Magazine, May 21, 2007)

Pimp your Brain mit kreativer Visualisierung und Entspannung
QDreams - Quantenträume

Tragen Sie nur Ihr Gehirn oder benutzen Sie es schon?

Haben Sie nicht auch schon daran gedacht Ihr Gehirn besser und besser zu nutzen?

Dr. Patrick Porter ist Erfinder der kreativen Visualisierung und Entspannung (KVE) mit Licht- und Tontechnologie!
Mit dieser Licht- und Tontechnologie behandeln Sie Ihr Gehirn „Mit Vollgas zu Glück und Erfolg" gehirngerecht!

Durch die einmalige Kombination zwischen Lichtimpulsen, binauralen Beats, Musik und den gesprochenen Trancetexten werden beide Gehirnhälften angesprochen und synchronisiert - so erreichen Sie ganz schnell ganz tiefe Entspannungszustände und dieses Entspannen geschieht direkt auf der körperlichen Ebene, ohne bewusstes Zutun. Nachhaltige Veränderung gelingt mit dieser Unterstützung schnell und leicht.

Sie schließen die Augen, lehnen sich angenehm zurück und hören zu. Sie lassen Ihre Fantasie spielen und es fallen Ihnen Lösungen ein!

Dr. Richard Bandler, Dr. Patrick Porter und weitere Experti_nnen der Persönlichkeitsentwicklungen bieten Ihnen über 700 KVE-Sitzungen zu vielfältigen Themen wie: Gesundheit, Idealgewicht, rauchfrei leben, Verkauf, Sport, Motivation, Reichtum, Erfolg …
Und es kommen laufend neue KVEs hinzu!

Freuen Sie sich jetzt schon über die vielen positiven Rückmeldungen, die Sie in Ihrem reichen, fröhlichen und leichten Leben erfahren!

Wir selbst verwenden QDreams täglich und sind begeistert!

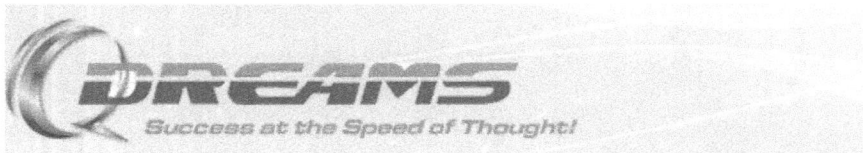

Testen Sie die QDreams 5 Tage kostenfrei!
Und Sie sind begeistert!
www.pimpyourbrain.com

Das QDreams Affiliate programm

Sind Sie schon dabei? Gut, dass Sie jetzt Ihre Chance nützen!

Die Selfness-Industrie wächst rasant und beständig – von Krise keine Spur.

Seien Sie unter den ersten Nutzer_innen und Anbieter_innen von Wellness für den Geist im deutschsprachigen Raum, indem Sie Teil vom QDreams-Team werden – der unbestrittenen Spitze im Bereich der Persönlichkeitsentwicklung.

Es gibt kein anderes Unternehmen, das ähnlich viele Angebote zur Persönlichkeitsentwicklung hat.

Denken Sie an Ihre Kund_innen und Ihren Bekanntenkreis – Wie viele Menschen wünschen sich Ihr Idealgewicht? Wie viele Menschen wünschen sich eine glückliche Beziehung? Wie viele Menschen haben Angst vor öffentlichen Auftritten? Wie viele Menschen leiden unter chronischem Stress, Anspannung und Angst? Wie viele Menschen verkaufen in der einen oder anderen Form? Wie viele Menschen haben Angst vor dem Zahnarzt? Wie viele Menschen leiden unter Schlaflosigkeit?

QDreams bietet Antworten auf all diese Fragen, Lösungen für all diese Probleme und noch mehr:

- *Idealgewicht*
- *chronische Schmerzen managen*
- *exzellente Gesundheit*
- *Reichtumsbewusstsein*
- *exzellent Leben*
- *gesundes Herz*
- *Freiheit von Alkohol und Sucht*
- *rauchfrei Leben*
- *stressfreie Geburt*
- *Menopause angenehm erleben*
- *dutzende weitere Themen*

Sogar Kinder profitieren von den Schnelllernprogrammen und eigenen Kinderprogrammen. Wir könnten sagen: fast alle Menschen können von QDreams profitieren – das kann eine wahre Goldader für Sie sein!

Vertiefen und verbessern Sie Ihre Erfahrungen mit QDreams mit den tragbaren ZenFrames!

ZenFrames arbeitet mit den exklusiven neuro-sensorischen Algorhythmen (NSA) von QDreams zusammen. Diese intensiv erforschte Technologie schafft eine perfekte Synchronisation mit den bestehenden Tonfrequenzen von QDreams für eine fantastische Reise zu Gehirnwellen Entrainment und meditativer Entspannung. Die blitzenden Lichtmuster trainieren das Gehirn im besten Modus für Visualisierungen, Kreativität und Achtsamkeit zu arbeiten. Sie sind eine Form des Gehirnwellen Entrainments, das die zuhörende Person in ein mentales Kraftwerk verwandeln kann, mit der richtigen Einstellung um alles zu erreichen.

Die Kombination von ZenFrames mit QDreams-NSA führt Ihr Gehirn in den perfekten Zustand der links/recht Harmonisierung und der Gehirnwellenaktivität. Es ist eine Licht- und Tonshow, die Sie lieben werden!

Falls Sie bereit sind Ihr Leben von Grund auf zu verändern, sind ZenFrames das Richtige für Sie!

Ihr ZenFrames werden komplett geliefert und sind sofort einsatzbereit. Es gibt keine Software, die Sie zu installieren hätten und nichts, das Sie herunterladen müssten. Sie stecken einfach Ihr ZenFrames-Gerät an, spielen eine beliebige Qdreams-Audiositzung und schon sind Sie bereit für die großen Träume!

Greifen Sie jetzt zu! Nutzen Sie diese einmalige Gelgenheit!

Achtung: ZenFrames brauchen eine NSA-kodierte Audiodatei, um zu funktionieren. ZenFrames sind entwickelt um in Kombination mit dem monatlichen Abonnement der MindLibrary von QDreams zu arbeiten.

www.pimpyourbrain.com

wonderful-academy
Neuro-Linguistisches Programmieren
mit der wonderful-academy

Sie hatten Stress, Ärger, Enttäuschung und Anspannung? Sie fühlten sich überfordert, unterfordert?

Mit den Ausbildungen, Seminaren und Coachings der wonderful-academy lernen Sie auf vielen unterschiedlichen Ebenen, bewusst und anders-als-bewusst, die Verantwortung für Ihre Gefühle, für Ihre Entscheidungen, für Ihr Leben zu überneh-men.

Unser angewandtes NLP – emotional erfolgreich - Programm ergänzt sich ideal mit den kreativen Visualisierungs- und Entspannungstechniken, die Sie in „Mit Vollgas zu Glück und Erfolg" kennengelernt haben.

Während wir feedback-orientiert arbeiten, gehen wir individuell auf unsere Teilnehmer_innen ein und helfen ihnen emotional erfolgreich zu sein.

Mit Chris Pape und Tom Oberbichler arbeitet in der wonderful-academy ein erfolg-reiches NLP-Trainer_innenpaar mit Ihnen!

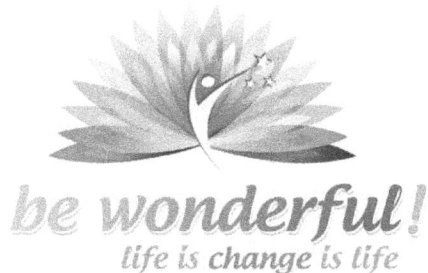
be wonderful!
life is change is life

Damit wir alle in unserer wunderbaren Welt glücklich leben!
be wonderful!
Tom Oberbichler & Chris Pape
www.wonderful-academy.at

NLP-Practitioner Ausbildung in Wien

Die Ausbildung zum NLP-Practitioner nach den Richtlinien der Society of NLP - Dr. Richard Bandler bei der wonderful-academy in Wien!

Ihr beruflicher und privater Erfolg mit NLP! Als NLP-Practitioner bemerken Sie, wie sehr sich Ihre persönlichen Beziehungen, Ihr beruflicher Erfolg und Ihr persönliches Wohlergehen gesteigert haben.

Ein wichtiger Schwerpunkt in den Seminaren der wonderful-academy ist der Umgang mit Sprache (das L für Linguistik in NLP), wir arbeiten aktiv mit den Neuronalen Verschaltungen im Gehirn (das N für Neuro in NLP) und erreichen so ein verändertes, erfolgreicheres Verhalten (das P für Programmieren in NLP).

Was genau der Erfolg für Sie ist, das bestimmen nur Sie selbst. Sie stellen fest, was alles für Sie möglich geworden ist, weil Sie die Kontrolle und Verantwortung über Ihre eigenen Gefühle übernommen haben.

NLP - individuell und feedback-orientiert

Wir arbeiten bei unseren Trainings sehr stark feedback-orientiert. Das bedeutet: wir unterstützen unsere TeilnehmerInnen bei Ihrer individuellen Entwicklung.

Das Modell von NLP eignet sich auch hervorragend für die Setzung und Erreichung von Ihren Zielen in allen Lebensbereichen. Kommunizieren – in jeder Beziehung und in jedem Bereich – tun Sie als NLP-Practitioner auf einer neuen, höheren Ebene.

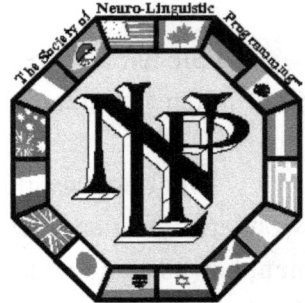

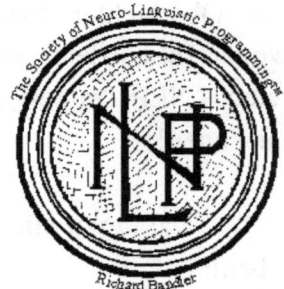

Tom Oberbichler & Chris Pape

www.nlp-practitioner-wien.com

www.ingramcontent.com/pod-product-compliance
Lightning Source LLC
Chambersburg PA
CBHW031502270326
41930CB00006B/208